EAT SMARTER

吃得更聰明

運用食物的力量促進新陳代謝、提升腦力與改變人生的飲食聖經

Shawn Stevenson
尚恩・史蒂文森

周佳欣——譯

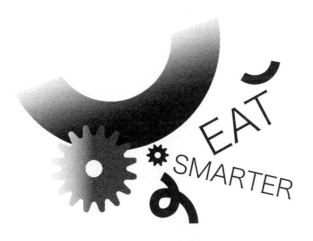

我要將這本書獻給我的妻子安·史蒂文森（Anne Stevenson）。要不是因為妳的關係，這本書是不會有這樣的影響力。謝謝妳讓我擁有源源不絕的靈感。與妳一起過的生活是我的精神糧食！

目錄

作者序

如果讀者拿字典翻查挑食的人的定義，大概會看到四歲的我手握著魚條的照片。我記得在許多日子裡，我會一面坐在電視機前看著電視節目《卡通快報》（*Cartoon Express*），一面忙著把魚條沾上滿滿的番茄醬往嘴裡送。對我來說，食物只不過是個輸送系統，好讓我可以盡情地把很多番茄醬送入體內。我很喜歡隨時隨地可以吃到自己最愛的食物，而我身處於一個讓自己這麼做但沒有人管的完美狀態。

祖母的家是位於美國密蘇里州的聖路易斯，而我最早的記憶就是在那裡生活（和吃東西）的經歷。那是個幸福平靜的神奇地方。每一天，祖母都會幫我準備好一個不鏽鋼便當盒（我很肯定這個東西現在會被歸類為二級致命武器），而那個便當外頭裝飾著我最愛的卡通人物。便當盒通常裝著的是三明治（請只用白吐司夾肉和起司）、洋芋片、水果軟糖捲，還有一瓶裝滿了超甜蜜汁的水果賓治（fruit punch）的保溫瓶。我想起來就開心，記得自己會帶午餐到校，通常會留著一半不吃，然後在回家路上逗留，跟我的小表弟坎迪一起野餐。我們會躲在灌木叢後的小天地，坐著吃喝和談論生活。想也知道，說的都是孩子們的傻事。

當我跟祖父母在家的時候，我每天的餐點通常都會有某種「肉」，而這些肉通常都是做成塊狀，還會有薯條（這是我的重要蔬食）、三明治、洋芋片、罐裝玉米、罐裝青豌豆，以及偶爾被偷渡夾帶的新鮮青花菜。早餐則是各式各樣的麥片、柳橙汁、雞蛋，和（或）西式香腸。其中還會摻雜著幾樣速食店的餐點，讓我每一週輪換著吃。這些就是我吃的東西。

許多人都是吃速食長大的，但是那真的就是我的生活寫照。我連生日派對都是在麥當勞舉行，而那對我來說可是美夢成真啊。我愛死了麥當勞，不管是食物（一成不變的味道）、快樂兒童餐的玩具，還是兒童遊樂區，我全都愛！唯一讓我感到有些毛骨悚然的是麥當勞團隊所演出的看起來不太像的人物，包括了麥當勞叔叔（不妨想像一下恐怖電影《牠》（*IT*）的小丑，只是操刀化妝的是個很糟的化妝師）、漢堡神偷（Hamburglar，果真是個罪犯）、奶昔大哥（Grimace，他是個超級大胖子且顯然有慢性疼痛，所以才會叫這個名字），以及大麥克漢堡警長（Officer Big Mac，頭部是個貨真價實的巨型漢堡）。雖然他們都很古怪，但是他們是我的家人。我從很小就著迷於我們的關係，而隨著年紀漸長，這個關係就變得更強烈。

讀者現在心裡可能會這麼想：「怎麼可能會有好的爸媽或看護者讓你這麼吃？」但是事情是這樣的……我們祖父母是很好的看護者。事實上，我認為他們是最棒的。他們讓我認識到教育的重要，並陪我度過了美好的時光，那些假日和特別日子實在令人難忘，而且即使我顯得與眾不同，他們還是一直在我身邊且以我為榮。

我之所以說自己與眾不同，那是因為我是個與兩位年長的白人祖父母住在一起的混血小孩。在那個年代，像我們這樣的情況絕對是很罕見的。然而，我跟他們一同外出時，我頂著一頭鬈鬈的非洲式髮型，就像是沾了焦糖的拇指般而顯得非常突兀，可是他們從來不會讓我覺得自己是個外人。要等到他們不再照顧我的許久之後，我才意識到自己的與眾不同。至於這一點，我很快就會加以說明。

如同許多人的父母和祖父母，我的祖母也想讓我覺得自己是個特別的人，而她就是透過食物來傳達這一點。從許多方面來說，食物是愛的表現而不光是我們吃下的東西。食物可以是服務的行動、接受禮物、體現美好的時光、給予肯定言詞的管道，而且最重要的就是很少事物能夠像食物一樣觸碰到我們的身心。如果讀過《愛之語》（*The 5 Love Languages*），讀者可能很熟悉這個看法。身為人類的我們對愛的交流和接收有五種基本方式：體貼行動、給予／接受禮物、珍貴時光、肯定的言語，以及身體的接觸。食物剛好可以觸動感官而契合這五種類型，而這正是食物之所以是宇宙中最強大事物的緣故。

我的祖母用食物來傳達她對我的愛，她想要讓我快樂，因而總是為我準備她知道我會喜歡的食物。不管是她親自下廚做出來的、從微波爐剛微波好的，或者是直接從速食店的紙袋中拿出來的，那些食物都充滿了正面能量。此外，就像是許多父母和看護者一樣，她不過是想要確保孩子有吃東西，別無他想！因為我已經是個瘦到皮包骨的小孩，所以用任何必要手段來讓我攝入那些卡路里是絕對正確的做法。你肯定不會想看到自己照護的孩子逐漸消瘦！

再加上食品製造商的出色行銷，他們傳達的訊息會讓父母相信給發育中的小孩這些食物是正確的選擇。這樣的食物會增加維生素和礦物質，讓小朋友得到所需的一切營養。此外，如果要有額外保障的話，那就讓小孩吃幾顆摩登原始人牌（Flintstones）的兒童維生素咀嚼片。雖然這不過是被美化的糖果罷了，但是它至少可以讓一些小孩不會罹患壞血病。

現在來談一下真的很奇怪的事情，那就是我的祖父母過著與附近許多鄰居不一樣的生活。我的祖母照料著自己的菜園（儘管我從不吃她收成的東西），還有一個美味地窖儲放著自己做的罐裝食物，不只如此，她有一次居然還用雪做出了冰淇淋。我知道有句至理名言說千萬別吃黃掉的雪，可是她做的香草冰淇淋實在是太好吃了。我在此要表達的是，她是以比較健康的方式來對待事物，而且我的祖父也是如此，多年以來都是自己狩獵和採集食物。不過，生活節奏的改變和高度加工食品的便利性，終究也讓他們不得不低頭。

四處遷移

當我坐在兒童桌一邊蠶食魚條、一邊看電視卡通時，我知道祖父偶爾會從廚房不悅地看著我。他大概是在想著我為何可以吃著我想要的東西，但是祖母卻要他吃不一樣的食物。

事情是這樣的，自從他第一次心臟病發作之後，醫師就建議他要改變飲食。首先要去掉的東西就是奶油，現在已經換成了植物油塗醬。想必會健康一點，畢竟名稱裡有植物兩個字！此外，廣告也說它對人體比較好。廣告裡有兩雙手（但是沒有臉），各自有著男性和女性的聲音。兩雙手一面互相調情，一面把部分氫化植物油塗醬抹在麵包上。我從來沒有看過雙手調情過，但我知道等自己長大以後，我想要的絕對是雙手會調情的一段關係。

祖父後來出現了更多健康問題，包括了第二次心臟病發作，還動了心臟直視手術，再加上大城市的生活步調，這一切都不再是祖父心中的鄉村老男孩能夠承受的，祖父母因此決定要移居到家鄉附近，同樣在密蘇里州的皮德蒙特鎮（Piedmont），離家鄉好幾個小時的路程。那就意味著當我上完小學二年級之後，我就要搬去聖路易斯的另一區，開始全天候與父母親住在一起的日子。

我的父母親希望我能有更好的生活，才會送我去跟祖父母一起住了幾年的時間。在那個時候，我的父母親真的是經濟拮据，加上還要養育我的小弟和小妹，把我留在身邊，那就表示要多餵一張嘴，但是我們都做了調整並找出了可行之道。

到新的小學上三年級，那對我來說全然是個文化震撼。一眨眼之間，我從走路到郊區鄰里的學校上課，變成了要搭校車到內城貧民區的學校就學。我必須要說的是我很愛搭校車，因為我有更多的時間可以跟朋友一起瞎鬧取樂。可是新學校真的讓我愛死的是裡頭的食物。

現在不再有祖母幫我準備的午餐，我可以用神奇的紅色餐券去領自己的午餐。我隸屬於專為低收入家庭所規畫的「免費午餐計畫」，但是手裡拿著小紅票讓我覺得自己很富有！

我可以點披薩或雞塊、果汁或牛奶、一個大小普通的蘋果或看來美味的水果杯，而且沒有人會管我吃的是什麼。

我很快就全面適應了新學校，只有一件事我拒絕改變，那就是我在家裡吃東西的方式。我記得母親會告訴我，要是我沒有吃完那些青豌豆的話，就不准離開廚房的餐桌。「哦，媽媽，妳知道嗎？我願意整晚坐在這裡。妳願意嗎？」

我終究耗盡了父母親的耐性，精疲力竭的他們只能讓步，讓我繼續吃我想吃的東西。但是我現在能挑食的食物少了好多。我的父母親為了支付帳單而長時間工作，而且我們也收到食物券來補足實際所需。每當食物券寄來的時候，感覺就像是聖誕節到了一樣。我們會在家裡囤積我愛吃的一些東西，像是罐裝義大利小方餃（ravioli）、拉麵麵條，以及沒有品牌的麥片。我們吃的不是家樂氏的香果圈（Froot Loops），而是吃不知名的水果圈（Fruit Rings）；吃的不是西式爆米香（Rice Krispies），而是脆米香（Crispy Rice）；我也不是吃麥片圈（Cheerios），而是吃烤麥圈（Toasty O's）。但是那對我來說一點也不重要，因為我會加入很多糖，多到後來都沉在碗底，看起來就像是又濕又白的沙子。

唯一的問題就是生活費總會用罄，但是通常還要好多天才到月底。食物券的聖誕節霎來即去，而我們一家人之後就被迫要勒緊褲腰帶過日子。不過，這也為我帶來了童年時期中最特別的一些食物時刻。

讀者是否可以想像，就是當你打開冰箱瞪著往裡頭瞧了一陣子，彷彿你真的很想吃的東西會變魔術般地出現了？喔，我說的就是像這樣的日子。然而，那也是很難得的時刻，我的父親會下廚為我們做午餐。他是個貨真價實的專業主廚和非凡的廚師。只是因為他的工時很長，總是在為別人料理食物，因此可以理解他在家的時候很少會煮菜。然而，就在這樣的特別日子，只需要一些厚片土司（Texas Toast）、一些冰櫃裡冷藏著的祖父所做的鹿肉香腸、一些政府配發的起司，以及一罐便宜的義大利麵醬……我的父親就可以做出披薩！

政府配發的起司肯定不會像卡夫牌（Kraft）起司片一樣融化。然而，在這樣的日子裡，政府配發的起司似乎融化得恰到好處。父親做的披薩吃起來肯定不像一般的披薩。但是那不是重點，重點是這是我們共有的經驗。擁有我們喜歡的食物、大家一起享用，以及看著他無中生有，那真的是讓我多年後還記憶猶新的經驗。

情勢如何急轉直下

我自在的飲食習慣就這麼延續到了中學，而一切似乎也照著計畫進行。我的成績優異，不只是學生諮詢委員會的成員，也是學生運動員的獲獎人，而且我甚至還獲選為合格的首批學生之一，可以一邊在中學上課，一邊選修大學學分。雖然課業方面的事情對我來說是遊刃有餘，但是跑步才是我內心真正專注的東西。

我入學時原本是跑得最快的大一新生運動員。可是等到大二的時候，事情就開始不對勁了。我所能給的最好的描述就是，情況似乎就像是我的身體在跟我作對。我跑起來開始變慢了，而且不覺得自己能像從前一樣活動自如。後來一切就進入瀕臨危急的關頭，發生在我有一天在跑道上練習兩百公尺計時賽的時候。

我在起跑架預備起跑，我的教練拿著碼表站在終點線。砰！槍響之後，我奮力要快速跑過彎道，心臟狂跳不已、血脈賁張、雙眼專注往前看。就在我跑過彎道進入直線跑道時，身體稍微左傾了一些，等到我要挺直身做最後一百公尺衝刺之際，我聽到了另一聲「砰！」的聲響，只是這一次的聲音是從我的體內傳來。我的髖部骨折了。

在那一刻之前，我從來不曾受過傷，因此不知道到底剛剛發生了什麼。當下真的很痛，但是我感到更多的卻是困惑。我的雙腿無法隨心所欲地移動，只能一拐一拐地走。教練告訴我需要去照X光和超音波。

我去看了醫師，他說看起來是我的髖部脫了位，連帶拉傷了肌肉和部分骼骨。「啊，沒有什麼大不了的！吃一些消炎藥，使用拐杖，偶爾來做個療程，很快就會恢復到完好如新了。」那似乎就是他對我狀況的態度，所以我的態度也跟他一樣。但卻沒有人停下來提問：怎麼一個十五歲的孩子只是跑個步就髖部骨折呢？要等到五年以後，我對此才會有答案。

我後來大概又受了六次傷，參與大學體育運動的夢想幻滅了，我在二十歲的時候才終於被診斷出有退化性骨骼病變和椎間盤病變。

因為我的腿部（再度）疼痛，醫師就送我去做了脊椎的磁振造影（MRI）。他把MRI

掃描片固定好讓我觀看，向我指出我有兩節椎間盤突出（位於腰椎第四節〔L4〕和第五節與薦椎之間〔L5/S1〕），而那就是我的腿會這麼疼痛的原因，因為從椎間盤附近連接到下方腿部的坐骨神經受到了擠壓。終於知道哪裡出了問題，這讓我精神為之一振，馬上就問醫師：「那麼我們要怎麼治療呢？」

他從MRI掃描片向後退了一步，轉頭看著我說，椎間盤突出是嚴重退化的結果。他說自己實際上從來沒有看過這種狀況會發生在像我這麼年輕的人身上。他還告訴我這是醫不好的。我第一個反應就是眼前這個傢伙的診療鏡一定是戴得太緊了。我接著想到：「他當初怎麼會想要把診療鏡戴在頭上？這是西元兩千年，可是這個傢伙看起來就像是剛從兔寶寶（Bugs Bunny）卡通走出來的人物。我想說的是，醫師，不會吧？情況不可能那麼糟的。除了有點腿疼，我覺得都很好，我怎麼可能會醫不好，不會吧？」

我又問他一次：「我能做什麼來改善這樣的狀況嗎？」接下來又問了他一個問題，直到今天，我還是百思不解自己為什麼會那麼問。我問的問題根本沒有依據。我甚至也沒有理由去理解到自己的問題有什麼重要性。但是我還是開口問他：「這跟我吃的東西有關係嗎？我是不是應該要改變一下飲食？」

他聽到我的問題後，隨即側頭帶著一半不耐煩、一半憐憫的神情看著我。我清清楚楚記得他接下來說的話：「這跟你吃的東西一點關係都沒有。」他斷然說道：「事情有時候就是這樣發生了。我很遺憾這發生在你身上。我知道你才二十歲，可是你有的是八十歲的人的脊椎。我們會讓你服用一些藥物來幫助你控制疼痛。不過，孩子，我很抱歉，你必須要學著接受這件事。」

我沮喪地離開了醫師的診間，感覺氣餒到了極點。我試著接受剛才發生的事情，並且想要理解到底發生了什麼。我完全沒有料到最大的考驗還在後頭，簡直讓我措手不及。

從深淵谷底談起

在接下來的兩年，我的疼痛從有點麻煩的狀況，變成了讓人疲憊無力的慢性痛楚。雖然我服用了一大堆不同的藥，但是似乎都不管用。坐骨神經痛實在是太可怕了。每一次，當我坐下或躺著要站起來時，我會感覺到自己彷彿是受到了電擊。一陣強大的劇痛下竄直劈我的腿部，強烈到我會全身抽搐，不僅讓我疼痛難耐且萬分尷尬。由於這只會發生在要站起來的時候，我因此潛意識地情願盡量坐著不動。

我的日子有九五％的時間都是坐著或躺著，吃著我摯愛的所謂「典型大學飲食」（Typical University Food〔T.U.F.〕Diet），而這樣的強力組合絕對不會讓人維持性感的身材。我們姑且就說我變得全身鬆軟，真的很蓬鬆。我最終在這兩年間增加了十八公斤的體重。雖然我之前一直是家裡的瘦子，但是我的肥胖基因以復仇的姿態發揮了作用。

體重過重且有慢性疼痛的我真的很迷惘，而我的大學課業也在苟延殘喘的階段。我原本把學分都修滿了，但是現在幾乎連一堂課都上不完。一想到要提起精神去上課，還要忍受他人異樣眼光的困窘，實在讓我心理上無法承受。因此，我大半天的時光都是坐在狹小大學公寓的沙發上打電玩和看電視。這麼做的好處是我變得超會玩電玩，而壞處就是我的狀況可說是每況愈下。

我繼續不斷求助不同的醫師。遺憾的是，所有的醫師的說法都一樣：這個狀況是醫不好的。我很遺憾你這麼年輕就得了這種病。這些藥會讓你比較不會疼痛。

我感到無比失落。我最大的折磨就發生在晚上睡覺的時候，因為疼痛會讓我痛到醒來，我還得要服用其他藥物。然而那根本不算是真的入睡，因為我從來不曾感覺自己真的睡得很好。要讓自己離開被窩起床就像是在打仗，而且每天大部分的時間都處於無法擺脫的腦霧（brain fog）狀態。我需要幫助，而且是立即的協助，因為我整個人快要撐不住了。不過，情勢好轉的曙光總以最不可預期的方式降臨，而這就讓我必須從頭再次談起我的故事。

當頭棒喝

當我與健康奮戰的整個期間，祖母不時會打電話來看看我好不好。我通常就只是漠視她的關心，告訴她一切安好。但是一切其實都很糟，她打從心底也知道是怎麼回事。

她卻從不放棄我，而她的堅持讓我有了畢生難忘的經驗。有天晚上，我手裡拿著藥瓶坐在床邊，準備好要吞下一些希望有助入眠的藥丸。我瞪著藥瓶看了一會兒，腦海中卻猛然出現了祖母的面容。儘管那些立意良好的醫師都不認為我有好轉的可能，但是她從不放棄。從我年紀很小的時候開始，她讓我覺得自己在這一生會有特別的作為。我現在卻只是因為處境艱難就想要認輸。

我才理解到這不只是攸關我的希望和夢想的存亡，而我若不自己站起來的話，我所犧牲的還有我的祖母和其他家人的希望和夢想。他們把希望和夢想都寄託在我身上。我首次領悟到是我把自己的力量拱手讓人。

雖然我的醫師是為了我的最佳利益著想，但是經驗這一切的並不是他們，因此我有多大的能耐並不是他們說了就算。在這整個期間，我欠缺的就是好好教育自己。我完全不清楚自己的身體發生了什麼事，可是我無時無刻都跟我的身體共存！簡直就像是有一噸的磚頭砸到我那般瘋狂，我忽然醒悟到，我竟然把照護自己健康的責任交到了別人手上。是的，他們可以是珍貴的支持力量，可是我的生活方式和我要如何照顧自己，全都操之在我。就是在那個時刻，一切都改變了。

我在那時決定要用盡全力去了解人類健康保健的領域。在我就讀的大學課堂上，我學習了疾病的許多知識，但是卻很少討論到人要如何才能維持活力和健康。塞給我們就是再普通不過的典型說法：健康的飲食和運動，可是就像是在撒哈拉沙漠卻只穿著砂紙胸貼，至於細節說明頂多只能說是聊勝於無。

美國加州大學洛杉磯分校的傳奇籃球教練約翰．伍登（John Wooden）曾說道：「不積跬步，無以致千里；不積小流，無以成江海。」我致力要揭露的就是細節。我沉迷於要理解構成人體的複雜細胞群體。我詢問著這樣的重要問題：如果我的骨骼和脊椎正在退化（失去細胞），到底那些細胞實際上是由什麼所構成？我身上的過多體重又是什麼組成的？我可以做些什麼來積極改變這些細胞正在運作的一切呢？

我當時並沒有理解到這些問題其實就是答案。就人體解剖的層面來看，人體大腦的特定區域會受到問題的驅動。事實上，問題會觸發所謂本能深思（instinctive elaboration）的心理反射。當人的大腦收到了一個問題，會立刻進入尋找答案的狀態（不論人們是否有意識地覺察到這一點）。大腦就是會想要找出問題的答案（人可以對此善加利用——我們之後會進一步說明！）。不過，詢問正確的問題是這一切的基礎，如此就能指引我們達到自己想要的境界。

當我詢問：「是什麼構成了我的骨骼和脊椎？」那就會促使我開始探索先前自認熟悉但其實只有粗淺認識的領域。進一步探究，你會發現骨骼的構成是來自於個人攝取的營養，但是為人所悉的卻只有受到行銷推動而被突顯的一種營養素。如果我問你什麼是強健骨骼所需的營養素，你大概會像我一樣極有自信地回答：「鈣！」但是我卻發現，骨骼的形成需要諸如鎂、磷、維生素D和鉀等其他關鍵營養素的持續供給。連 omega-3 必需脂肪酸也經證實可以增進骨質密度，特別是對於髖部！

從得來速窗口買來的飲食中，我幾乎攝取不到這些營養素。我從小養成的飲食習慣嚴重傷害著我的骨骼。如果沒有原料的話，我的身體怎麼可能再生那些組織呢？具韌性的人體會自我修復，只是要是欠缺了正確的原料，身體的構造就會解體，而這就是發生在我身上的情況。

不只是如此而已，新興研究已經顯示了，糖吃得太多是造成骨骼退化的重大因素。我與食物的關係從小時候開始就離不開糖。我們一起度過了好時光和壞時光，但是糖卻射冷箭背叛了我，彷彿是電視影集《冰與火之歌：權力遊戲》（*Game of Thrones*）的一段細胞情節般。雖然最初診斷我的醫師認為改變飲食不會有任何作用，但是我吃的東西絕對很有關係。我真的想不到還有什麼能夠比飲食來得重要。

人體的每個細胞都是吃下的食物所構成的，而更令人驚訝的是我們所吃的東西控制了人體細胞大部分會採取的行動。表觀遺傳學（epigenetics）是在最前沿快速發展的全新科學領域，我首次認識它是從世界知名的細胞生物學家布魯斯．立普頓博士（Dr. Bruce Lipton）的演講，讓當下的我大為驚嘆。英文字首「epi」意思是指「在上方」（above），表觀遺傳學因而是關於遺傳控制之上的細胞功能研究。我受到引導而相信了自己不過是某些壞基因的受害者，而我的健康問題「就是這樣發生了」。然而，事實上是我引發了幾個表觀遺傳因素的功能，使得DNA（去氧核糖核酸）「列印」出來的我是個品質不佳的版本。

我們都有與健康有關的基因（涉及了諸如最佳的血球功能、腦部健康髓磷脂〔myelin〕

的製造，以及適當的骨質密度），但是我們也有與我們認為與疾病相關的基因（包括：異常的腦細胞、失調的血糖，以及受到壓抑的免疫系統功能）。我從與立普頓博士的對話中學習到，無論是我們的環境、生活型態因素，甚至是飲食，這些都控制了我們會在每個時刻如何傳達自己的基因。營養基因組學（nutrigenomics）和基因營養學（nutrigenetics）是現在正蓬勃發展的科學領域，而這兩個領域都顯示了我們所吃的每一口食物是如何影響到每個體內細胞的功能。力量不僅是操之在我們手中，同時也來自於我們用刀叉攝取的食物。

結果勝於雄辯

從我坐在床沿下定決心的那一刻起，我的人生就完全改觀了。當我採取更聰明的飲食，力圖改變部分生活型態之後，結果是不到幾個月就甩掉了快九公斤的多餘體重、不需藥物就能睡得更香甜、精力大幅提升，並且疼痛消失了（這對當時的我是最重要的一點）。

不到一年的時間，我做了一些新的檢驗，結果顯示我的骨質密度恢復正常，兩節突出的椎間盤已經回歸正位。就在那個曾經一度退化的部位，使得我的椎間盤看起來宛若兩片亂切的酥脆波隆那香腸（這是奇怪的比喻，但是真的是這樣），但是現在看著掃描片，光線卻能夠完美穿透那個部位。我的內心不禁為之一振，帶著自信昂首離開診間，決心要展開新的任務。

這個轉變激起了我更大的熱情，想要幫助其他與我有相同處境的人。我把所有大學修習的課業全都改為學習健康和保健，並且開始在接下來的十年與好幾千人一起努力。容我在此恭敬地改寫民權運動領袖馬丁・路德・金恩博士（Dr. Martin Luther King Jr.）的一段話：我沒有看到整座樓梯，但是我踏出了第一步。接下來的每一步都會帶來新的事物和更大的影響。從臨床和企業工作、出版暢銷書籍、在一些重大的場合演講、再到推出了第一名的健康Podcast。這對我來說是個美妙的歷程，而一切的開端就是我在多年以前獨自坐在黑暗中所面對的艱鉅挑戰。我根本無從預知，那些挑戰的出現會迫使我呈現出自己最好的一面。我衷心感謝當時我的祖母能夠對我耳提面命。

正因如此，我現在想要給予讀者相同的提醒。不論你經歷了什麼，也不管事情在過去是如何發展，今天是你展開人生的嶄新時刻。你擁有改變生命無與倫比的力量，而食物的力量是幫助你改變的最佳工具。在本書中，你會發現食物是如何影響生活的各種層面，而這將會永遠改變你的人生。你會了解到食物是如何影響到人體組成、人際關係、認知健康等諸多面向。然而，至關重要的是，你將學習到食物會如何以你從來不曾經驗的方式來發揮作用。這是讓你成為最好的自己的一個新方式，也是更聰明的方式。你已準備啟程，而你該做的就是踏出第一步。

尚恩・史蒂文森

導言

吃飽了才有力氣幹活。

美國著名美食作家M．F．K．費雪（M.F.K. Fisher）

食物很複雜。

食物是宇宙中最有價值且多元的事物之一。食物是人類的健康或疾病狀態的關鍵控制器。食物是陪襯出人生最重要時刻的社交點綴。食物是創造出大腦而讓人們得以擁有思考、感受和情緒的建構組件。食物是構成我們的身體和我們看到鏡子裡回看我們的那個自己。食物不只是食物而已；食物是造就我們之所以會如此的東西。

但是食物也是簡單到難以置信。你只需把它放入嘴裡、咀嚼，然後你的身體就會處理其他的細緻環節。正是因為食物有著簡單的一面，以至於我們有時會忽略了食物有多麼神奇。儘管如此，就算我們不清楚細節，食物就是能在我們身上發揮作用、改變我們，並且確實形塑著我們的生活。

事實上，食物一直是人類史上一切文明的基礎。我們都會前往和停留在有食物的地方。

我們隨著食物成長，食物到頭來也造就了我們。大多數專家都會贊同，正是因為人類擁有取得和食用某些食物的能力，才會發展出這個星球上最複雜強大的大腦。既然我們對祖先心懷感激，難道我們不應該也對他們所選擇食用的食物致上更高的謝意嗎？

過去數世紀以來，人們食用和嘗試了無數食物，藉此找出什麼是對人體最好的食物。說實在話，人類已經嘗試吃遍了所有東西，不管是樹上的果實、蝙蝠糞便、玉蜀黍莖或街頭塗鴉粉筆，只要你能說出口的，人類大概都試吃過了。我的小妹吃過彈珠，而我甚至看過魔術師大衛．布萊恩（David Blaine）吃過一次玻璃。除了布萊恩先生的神奇消化道，今日人們吃的東西極度仰賴祖先摸索而出的經驗。人類的祖先找出了有益健康的食物、藥物、毒物，以及慶典與儀式的必備食物。他們揭露了食物具有與我們人類溝通的特別語言，至於那個語言就是所謂的味道（flavor）。

讀者會在《吃得更聰明》這本書裡發現許多事物，其中之一就是味道是如何成為我們在各種食物中發現的營養的實質標識。讀者也會了解到我們與食物的溝通是如何被挾持，以及該如何暢通彼此的溝通，以便讓我們與食物再次達到一致的美味狀態。讀者會發現美味正是其中最重要的部分。

問題是許多人都養成了一種觀念，那就是美味可口的食物本質上對人體是不好的。我從前在吃東西時也會這麼想：「這實在是太好吃了……不太可能對我來說是好東西！」是的，說實在話，有些食物可能真是如此。然而，倘若有貨真價實的健康食物，不僅可以讓你更精實、思考更敏捷、更有活力，還能讓你遠離疾病，但是品嚐起來真的回味無窮呢？如果說歡愉正是足以發揮作用的飲食所欠缺的一種配料呢？我在健康和保健領域將近二十年的經驗就證實了這一點，那就是歡愉能夠引導我們多數人常保健康，只是我們往往被教導的卻是要受苦才能得到夢寐以求的身材與健康。不過，你只需要有條理地思考一下，受苦並不等同於健康，兩者其實是完全不相干的東西。若是有人告訴你受苦等於健康，那個人大概是餓壞了才會那麼說。

我們被教導的另一件事就是相信了食物不過是人體的燃料。「為活而吃，不要為了吃而活！」每當你聽到有人這麼說的時候，你最好是禮貌地藉口推託趕緊逃開。食物不僅是人體的燃料；人又不是車子！我的名字不是閃電麥坤（Lightning McQueen，譯注：意指迪士尼動畫電影《汽車總動員》〔*Cars*〕的主角之一）。食物確實提供了燃料，但是也注定是要讓人享受的東西。

你是否想過為什麼食物實際上會這麼好吃呢？喔，簡單來說，食物這麼好吃，就會勾起人的食慾。加工食品製造商倒真的利用了人們想要滿足口腹之慾的內在驅力。不過，人類在整個演進過程之中始終有著享用美食的習性。這實在是天賜的大禮，讀者從本書中會學到該如何提升對食物的鑑賞力、重啟食慾，並且徹底改變自己的食物經驗。

事實上，我是個不再以傳統意義來看待食物的營養師。人們通常會想到健康的食物和飲食，一般都是在減重的情境之下。人們已經受到制約，只會從這樣的角度來看待食物。這是個天大的錯誤。在正確的時間食用正確的食物有助於減輕體重，話是這麼說沒錯，不過，想要讓體重不再上身，並且在過程中感到愉悅，那麼我們就必須要改變食物的意義。人們需要有吃健康食物的更多理由。他們需要更強的動機。這是維持任何一種飲食的唯一方法，而我們不該再忽視了！

我們吃下的東西不僅會影響我們的體重，也會影響到我們的專注力、與他人溝通的能力，甚至攸關我們賺取所得多寡的能力。我們的食物選擇會影響到睡眠品質、人體防禦疾病的能力，以及皮膚和外觀的狀態；甚至控制我們的壽命會有多長。沒有任何單一事物可以像食物一樣影響到我們生活這麼多的層面。現在該是我們尊重食物聲譽的時刻了，而從《吃得更聰明》這本書學得的一切，將會為你的生活各個層面帶來最令人讚嘆的轉變。

《吃得更聰明》分成了三大部分；每個部分都會針對食物影響到的生活層面來加以探索，再給予讀者最有效且經過臨床實證的策略，藉此幫助讀者充分利用從中學習到的事物。

在第一部分，我們會深入探討有關食物與減脂的科學。大多數的計畫都是採取聚焦卡路里的方法來幫助人們減脂，但是這可以說是完全沒有抓到要領。決定人體實際上會如何處理攝入的卡路里，涉及了幾個顛覆傳統想法的因素。正是基於這樣的原因，就算兩個體重相同的人採行了同樣限制卡路里的飲食，結果卻可能是一個人難以減掉脂肪，而另一人則是輕鬆達成。這並不是那個無法減脂的人出了什麼毛病；他們只不過是從未得知事情的原委。

我在大學的課程中，學到的是目光極為短淺的體脂肪敘述。內容就只是這樣：當人攝入了過多的卡路里，人的脂肪就會增加。但是實情不會像是大象和吉娃娃比坐蹺蹺板一般，只是一面倒的失衡狀況。再次申明，有幾個因素控制了人體會如何處理攝取的卡路里。我們會一一深度討論這些因素，而其中最重要的因素，就是構成人體腸道的細菌（又稱微生物群系〔microbiome〕）的健康狀態。

最近刊載於《細胞》（*Cell*）期刊的一項研究發現，老鼠體內有種特定類型的腸道細菌（確切來說是指艾克曼嗜黏蛋白菌〔A. muciniphila〕，簡稱 Akk 菌），事實上會阻礙腸子吸收從食物攝取來的許多卡路里。這是一項具開創性的重要研究，而人類研究也揭露了同樣的事情。以色列魏茲曼科學研究院（Weizmann Institute of Science）進行的研究證實了，體重過重和（或）具胰島素抗性（insulin resistant）的人體更常見到某些特定的腸道細菌。生活型態的改變（如讀者會從本書學到聰明改善飲食的方法）能讓與健康體重相關的腸道細菌恢復正常。事實上，把這些人類的「肥胖細菌」移植到老鼠身上，老鼠的體重會增加、血糖會提高，並且出現更多的體脂肪，但是取樣自人體的正常細菌則不會有同樣的結果。這項新研究將會讓我們更清楚卡路里的全貌。

在本書的這個部分，我們也會揭露主要的因素是如何以你意想不到的方式控制著人體新陳代謝。傳統的減重計畫往往不夠重視特定的燃燒脂肪和囤積脂肪的人體激素。我們不僅會深度探索每種激素，也會揭露特定的食物和營養素如何影響著這些激素的作用。

此外，我們也會拆解出三個能夠保證你長期減脂的一貫（但被忽視）特質，不管你選擇哪一種飲食都不打緊。這個部分會幫助你成為減脂的終極大師，但是這不過是開端而已，我們之後會快速晉升至另一個層次。這是本書內容最多的部分，因為對於你在之後會發掘很棒的事物，這個部分奠定了認識的基礎！

讀者在第二部分會了解到，飲食其實與人的生產力、創造力，甚至是記憶力都有關聯。吃得更聰明的極大部分就是側重在讓我們的腦力達到巔峰。雖然人的大腦只占了大約二％的人體整體重量，但是實際上卻會消耗人所攝取的二〇％至二五％的卡路里！所以說我們的飲食自然而然會影響大腦的表現。

例如，當你問這樣的問題：「到底是什麼組成了腦細胞呢？」此時有種相當重要（但被誤解）的營養素就會現身：omega-3 脂肪酸。你從飲食中攝取的 omega-3 脂肪酸是極少數真的會直接進入腦部的營養素之一。就人體而言，腦部就像是城市中最高檔的俱樂部，站在門口擋客放行的是如同動作巨星巨石強森（Dwayne〔The Rock〕Johnson）般的高大保鑣，二話不說就先踹踢不請自來的營養素，接著再毒打一頓。Omega-3 脂肪酸則是受到歡迎而被放行，甚至在穿越血腦障壁（blood-brain barrier）時還會被那個大塊頭擁抱。這是因為 omega-3 脂肪酸是讓所有的大腦細胞維持完整的主要成分。欠缺了 omega-3 脂肪酸，大腦細胞就無法彼此溝通，而那樣就真的太糟糕了。

富含油脂的魚類是廣為人知的 omega-3 脂肪酸的極佳來源，只是這些魚類（如鯖魚、沙丁魚和鮭魚）真的會讓人變得更聰明嗎？刊載於《神經學》（*Neurology*）期刊的一份新近研究發現，事實上，每週至少吃一頓海鮮餐的成年人，在認知技能測驗中都會有較好的表現。所謂更聰明的飲食和感受，絕對是指要納入一些優質 omega-3 脂肪酸的來源。本書會帶領讀者仔細認識那些來源究竟是什麼，此外，就算讀者是純素者、素食者，或者是連看漫威電影《水行俠》（*Aquaman*）都會乾嘔的超討厭魚類的人，都能從書中了解該如何適當獲取所需的 omega-3 脂肪酸。

本書的這個部分會探討大腦與食物關聯的迷人研究，包括了經過同儕審查的證據，了解哪些食物和營養素真的能提高諸如工作記憶（working memory）和專注力等事情，增進解決問題的能力，並且確實產生或殺死腦細胞。如果你打算有個運作良好的大腦的話，這個部分將會讓你大開眼界。

讀者在這個部分也會了解到，自己吃的食物會如何直接影響到人際關係的健康和幸福。不過不僅如此，我們還會探索飲食的社會本質，以及與他人共食會如何對個人的整體健康帶來極大好處——包括了紓解壓力、促進消化，以及選擇食用更健康的食物。

讀者會從書中獲得的最大啟示是食物會如何影響人的情緒穩定。「飢怒」（hangry，此為「hungry」〔飢餓〕和「angry」〔憤怒〕組成的英文字詞）是科學家現在嚴肅對待的一種現象（儘管這可能看似滑稽）。每當血糖降低，人體的自然反應就是分泌出壓力激素皮質醇（cortisol）和腎上腺素來讓血糖回升。而讓人驚訝的是這些激素也會使人極為暴躁。一般人可以不露聲色地從煩躁變得滿腹牢騷，或者是變得簡直就像是卡通怪物史瑞克（Shrek）一樣，所有的人因而都極有可能會把脾氣發洩在心愛的人或無辜的旁觀者身上，而某些食物（或者是缺乏某些食物）通常是造成這種情況的罪魁禍首。

舉例來說，美國俄亥俄州立大學針對婚姻配偶所做的一份研究就發現，實驗參與者的血糖愈低，對於伴侶就會更有怒氣和更富攻擊性。令人吃驚的真相是，好幾百萬的人每天在生活中惹出了不必要的麻煩事，都是因為在家裡、工作崗位上、肯定還有困在車潮中出現的非理性「飢怒」反應。這個部分有個章節會幫助讀者了解，吃得更聰明可以如何協助安撫內在的怪物，讓自己耐著性子，和平快樂地度過一天。

如果讀者讀過我的前一部著作《睡得更聰明》（*Sleep Smarter*），那就會知道睡眠品質對大腦表現、情緒狀態，甚至是身體組成的巨大影響。對於食物對睡眠有多大的影響，讀者將會大為驚訝！遺憾的是，睡眠剝奪（sleep deprivation）已是當今世界的流行性問題，這並不是在誇大其詞。本書的這個部分會側重在你該如何補充一些營養物質來大幅改善睡眠（連帶也會增進健康）。其中的細節包含了令人驚訝的新資料，顯示了一覺好眠的關鍵就在於良好的腸道健康。美國加州理工學院的研究人員發現，在睡眠相關的激素和神經遞質（neurotransmitters）分泌方面，腸道的某些細菌也扮演著吃重的角色。藉由選擇聰明的飲食和生活型態來改善和保護腸道健康，將能顯著提高睡眠品質。此外，我們也務必每天攝取足夠的良好睡眠營養素，這個部分會告訴讀者該怎麼做。

吃得更聰明並不只是跟你吃了什麼有關而已，這是因為進食時間也會對你的外表、感受和表現有極大的影響。在第三部分，我們會檢視進餐時間、壓力性吃零食（stress-snacking）、斷食（fasting）等方面的最新科學研究。我們會就事實來釐清迷思，並且說明攸關這些主題的所有最新科學研究。

現在有大量的極佳研究都表明了，不同形式的斷食對我們的大腦、身體和整體健康都有良好作用。例如，國際肥胖研究學會（The International Association for the Study of Obesity）出版的研究就指出，相較於每日限制卡路里的攝取，偶爾進行聰明的斷食更能有效維持人體的肌肉量。肌肉是燃燒人體脂肪的組織，但是我們也會因為限制卡路里的傳統飲食而失去很多肌肉。失去了寶貴的精實肌肉組織，人的新陳代謝就會急遽惡化（這就是人很容易復胖的主要原因之一！）。與其隨意地減少卡路里攝取量，其實只需改變進食的時間，你就可能取得自己期盼的重大進展。本書這個部分的重點是要讓你了解這是不正確的做法。

這個部分也會介紹「S.M.A.R.T. 方法」，針對的是受壓力驅動的飲食模式和直覺性飲食（intuitive eating）的一種處理過程。根據美國心理學會（American Psychological Association），大約三分之一的成人都表示，生活的壓力是他們選擇吃不健康食物的原因。讀者閱讀完前兩個部分，會了解到自己攝取的食物對情緒的良好狀態和心理健康的影響巨大。然而，生活是複雜的，而我們的情緒既活躍又強大！食物會影響人的情緒狀態，但是人的情緒狀態也會深刻影響到自身所選擇食用的食物。這個部分含括了吃得更聰明的兩個重要面向：以健康的方式來管理我們的情緒和正念（mindfulness）。讀者會學習到簡單的工具，幫助自己去辨識出情緒性飲食模式、重新建構情緒提示（emotional cues），以及讓自己覺得有能力選擇食物而能夠一輩子持續更聰明的飲食。

在本書的尾聲，讀者會取得一份「吃得更聰明三十天計畫」（Eat Smarter 30-Day Program）。這個章節將所有最為相關的資訊彙整到一份可實行的計畫之中。「吃得更聰明三十天計畫」包含了每天的時間表、我本人和明星主廚所提供的美味食譜，以及讓整個過程饒富樂趣且能持久進行的額外訣竅。

只需三十天，這份身體和大腦的改造計畫就能產生令人瞠目結舌的一些成果。透過我們專屬的「吃得更聰明群組」（Eat Smarter Group，網址：eatsmarterbook.com/community），讀者可以分享自己的故事，利用專家支持和問責制（accountability），以及持續採行更聰明的飲食。《吃得更聰明》不只是一本書；它其實是一場運動！隨著受到驗證的計畫、持續的支持，還有一群一心一意要得到真正夢寐以求的健康、人際關係和成功的人們，其成果早已遠遠超越了紙頁而延伸到了真實生活。

在此之前的其他飲食計畫讓人認為食物不過是營養素的匯集，但是食物並非只是如此。食物是將人們聯繫在一起的複雜實體，形塑了我們的身體、我們的社群和我們的世界。我們所吃的每一口食物都會開展出一連串讀者將會發掘到的不尋常事件。因此，就讓我們開始專心享受閱讀《吃得更聰明》的樂趣吧！

第一部

為減脂而吃

第一章

建立關聯

我對食物過敏；每次只要吃東西就會長出脂肪。

珍妮佛．格林．鄧肯（Jennifer Greene Duncan）

食物和脂肪有著耐人尋味的關係。事實上，我們甚至可以說它們是哥倆好。不知到底是經過了多少年的演化，我們的體脂肪現在能夠把我們吃下的東西囤積起來加以保管。這實在是體脂肪非常擅長的事。

體脂肪最關心的就是要讓你繼續存活。因此，試著要剷除脂肪就好比是要從飛機往下跳，不管你身上有沒有降落傘，你的脂肪就會為了要留在原地而對抗你。就算它可能同意鬆手往下跳，可是這若是不必要的動作，為什麼要冒這個險呢？

為了有效減脂，我們有時必須能像湯姆．克魯斯一樣完成一些瘋狂的特技。不過，克魯斯先生之所會這麼成功，部分原因是他鑽研了要解決的問題，做好了準備才現身執行。學習有關體脂肪的一切資訊，會讓你進行的不再是不可能的任務，而是能夠直接毀滅脂肪。

因此，請繫好安全帶並裝出最酷的動作明星的表情，讓我們開始準備成為減脂科學的大師。

必要的環節

儘管有這麼多的飲食和減脂計畫，可是相當荒謬的是，這些計畫都不曾教導人們人體到底是如何燃燒脂肪來做為燃料。只告訴人們要消耗掉比自己攝取的卡路里還要多的卡路里，就像是不能放鬆盡興地看 Netflix 一樣有所欠缺。真相是你的新陳代謝宛如是你個人獨有的指紋。代謝指紋是由數個關鍵元素所組成，決定了人體與所攝取食物之間的互動方式，而這不僅僅是管理卡路里而已，故而你有權了解這方面的事情。確實如此，你大概會對現在即將發掘的資訊大感震驚，但是一旦了解了這些運作的元素之後，你就有能力讓身體展現前所未有的轉變。

首先要明白的是體脂肪其實是種器官，就如同我們的心臟、腎臟、大腦和胰臟。做為器官的體脂肪，主要目標就是要防止我們過早死亡。脂肪確實很關心我們（我們很快就會進一步說明這一點），只是有時的確會有些纏人。

雖然脂肪是種器官，但是大多數的人往往只把脂肪視為細胞、組織，或者是遍布全身讓人不快樂的小液滴。事實上，脂肪是極為複雜的東西，不只會延伸和溝通全身的系統、釋放自身的激素，以及給予和接收來自其他細胞和器官的訊息，同時也擔任著如人體中央銀行般的角色，管理著過多的營養和提供所需的資源。

我們的生命在許多方面都要仰賴體脂肪。事實上，真的將人體細胞聚集在一起的就是脂肪！人體細胞需要脂肪才能夠產生和維持所有的細胞膜，如此一來才能讓細胞擁有結構和彼此溝通的能力。缺少了脂肪，人體細胞就會完全分崩離析，而使得人像是一大罐潑灑在地上的無脂湯汁。

大腦細胞尤其需要脂肪。就如同人體的其他細胞，腦細胞會交談，而且交談速度極快。髓磷脂（myelin）是包覆腦部神經纖維的脂肪物質，使得神經纖維能以閃電般的速度傳送和接收細胞之間的電訊溝通。髓磷脂只是與脂肪相依的腦部結構之一，大約八〇%都是脂肪！諷刺的是我們總是把脂肪想成是很壞的東西，因為要是沒有脂肪，我們事實上根本無法思考。

脂肪使得人體能夠吸收和利用脂溶性必需營養素（essential fat-soluble nutrients），如維生素D和維生素A（兩者都與長壽有關）。脂肪促進了性激素的功能；人體需要脂肪，才能免於氣候變化的影響和調節體溫；脂肪甚至對於管理免疫系統有所作用。

我希望讀者開始不再視脂肪為敵。不管是在我們的腰部囤積精力，或者是幫助我們傳遞大腦的訊息，體脂肪都有其該完成的份內之事。但是讓人意想不到的是，脂肪主要是回應我們傳達給它的訊息。沒錯，脂肪確實可以聆聽，只是在大多數的時候，就像是亞當．山德勒的喜劇電影般，我們盡是胡亂地叫喊一通。脂肪不只聽得到，也會回話，但是我們也需要知道自己要跟哪一種脂肪交談。

不同類型的脂肪

我們在理解脂肪上還有一個問題，就是我們往往會將其視為一種極為無趣的東西。以宏觀層面來看，我們有許多不同類型的脂肪細胞群。舉例來說，我們已經簡短談及的髓磷脂就是腦部的一種脂肪細胞群。不過，就我們的意圖和目的而言，我們接下來所側重的是與人體組成直接相關的脂肪細胞群。

細胞脂肪群的關鍵角色就是脂肪細胞本身。脂肪細胞之所以稱為脂肪細胞，不外乎是因為它們具有儲藏（想必讀者猜得到的）脂肪的驚人能力。事實上，脂肪細胞的體積可以從原本的大小膨脹到一千倍以上！脂肪可以推開其他的細胞含有物，讓裡頭擠得比在科切拉音樂藝術節（Coachella）聽女歌手碧昂絲演唱的群眾還要水洩不通。

人體的脂肪細胞（在英文又稱 adipocytes，或者是脂質〔lipids〕）的主要成分是囤積的三酸甘油脂（triglycerides）微小脂包（每個脂包都包含了附著於單一甘油分子的三個脂肪酸分子）。我們務必要了解，人體脂肪細胞確實會在不同群體中結合，一起完成某些功能。當我們以減脂為目標時，我們談論的細胞脂肪群就是所謂的皮下脂肪。

皮下脂肪是位於皮膚之下且遍布人體的脂肪群。不論是腋下、胸部或屁股，這些部位的脂肪都是皮下脂肪。這類的脂肪有幾個重要功能，包括了儲存額外的熱量、跌倒和受到撞擊時可當作肌肉和骨骼的墊背、調節體溫，以及做為皮膚與肌肉之間的神經和血管的通道。

儲藏皮下脂肪的能力是一種演化而來的優勢，讓人類得以儲存精力，以便於日後食物短缺時使用。關於更聰明的飲食，最重要的就是要理解到一件事，那就是人類天生就擁有將額外的精力儲存為脂肪的能力。儘管我們現在生活在食物豐足的時代，但是體內的基因依舊是根據古老的設定來運作，會極度專注在預備面對下一場飢荒的來臨。我們的身體總是執意要儲備卡路里，以應不時之需或者是喪屍末日（zombie apocalypse）的到來。脂肪細胞是人體內的末日準備者，持續地準備面對可能降臨的最壞情況（不論我們認為它們的行徑有多怪異）。

脂肪細胞有個大問題，那就是我們現在身邊其實一年到頭都有食物，可是它們卻老是擔憂著未曾降臨的飢荒。我們稍後會解析該如何釐清溝通，好讓脂肪細胞知道丟掉一些囤積物並不要緊。不過，我們首先必須要知道其他的脂肪群是在何處，因為它們對這一切也具有關鍵性作用。

內臟脂肪是深藏於我們的軀幹內部、器官四周和腹肌之下的脂肪群。每當我們想到腹部垂掛的額外體重時，我們通常在說的就是內臟脂肪（也稱為網膜脂肪〔omentum fat〕）。沒錯，我們的腹部也有皮下脂肪（就是那圈我們捏得到的東西），但是內臟脂肪才會讓我們的腹部凸出來，我們很難抓得到，而且摸起來也相當堅實。內臟脂肪是內臟的世界摔角娛樂（WWE）摔角選手，不斷地對肝臟壓制鎖喉，把胰臟過肩摔，還會用四型鎖腿（figure-4 leg lock）對付腸子。研究已經清楚指出內臟脂肪的囤積可能危害極大，因為研究發現，內臟脂肪要比其他類型的脂肪更容易導致糖尿病和胰島素抗性，而最近刊載於《美國心臟病協會期刊》（*Journal of the American Heart Association*）的一項研究也證實，身上有過多內臟脂肪會提高罹患心臟病的風險。

一般來說，內臟脂肪是人體最後儲存攝入的過多卡路里的地方。不過，有某些因素會使得內臟脂肪掌控住人體的運轉而宣稱：「現在輪到我來當脂肪隊長了。」我們之後會詳述脂肪餵養自身的方式，但是讓我們先來說明被埋沒的一種脂肪類型，那就是肌內脂肪。

肌內脂肪是很有趣的脂肪類型，因為我們往往把肌肉和脂肪視為兩種獨立的組織，並在許多方面各不相干。然而，肌內脂肪實際上會被肌肉用來做為所在部位的能量，以便完成基本動作和適度活動等事情。儘管肌內脂肪擔任的是肌肉得力助手的角色，但是就連這種看似有用的脂肪也可能會出現如伴舞舞者般的症狀而想要搶主角的風頭。美國波士頓大學醫學院的研究人員已證實，肌內脂肪的顯著增加會適度降低胰島素敏感性（insulin sensitivity）。

想要知道肌內脂肪看起來是什麼模樣嗎？想一下牛排上如大理石紋般的油花，它看起來正是那個樣子。肌內脂肪遍布在所有的人體主肌群。過多的肌內脂肪會造成外觀「圓胖的肌肉」，但是只要處於平衡的狀態，就是有助於健康和人體組成的友善脂肪。話雖如此，但是我們接下來要了解的才是更令人讚佩且對人有益的脂肪類型。

由於棕色脂肪對新陳代謝的影響重大，故而是現今眾多研究的研究對象。我們已經了解到不同類型的脂肪會對人體產生不同的作用。前文提到的三種脂肪群（皮下脂肪、內臟脂肪和肌內脂肪）都是儲存能量的脂肪群（全都屬於所謂的白色脂肪組織〔white adipose tissue〕）。棕色脂肪（又稱棕色脂肪組織〔brown adipose tissue〕）則不是儲存脂肪的脂肪群……其實際的責任是燃燒脂肪！

棕色脂肪（主要可見於頸部、鎖骨、上背部和脊柱附近）的功能恰恰與白色脂肪組織完全相反。棕色脂肪為了產生熱能而消耗能量，而要完成這項工作，在某種程度上是透過名為產熱素（thermogenin）的一種特殊蛋白質。當我們還是嬰兒時，體內的棕色脂肪含量會高出許多，以便讓我們不至於失溫。然而，當人年紀漸長之後，這種脂肪的含量會下降很多。

棕色脂肪之所以會出現有別於其他脂肪的棕色，那是拜高濃度的粒線體（mitochondria）之所賜，因為這些粒線體是新陳代謝的發電廠，可以在細胞內創造能量。維持適量的棕色脂肪是讓新陳代謝旺盛的關鍵成分。澳洲加文醫學研究所（Garvan Institute of Medical Research）所發表的一份研究就發現，棕色脂肪一旦啟動之後，五十公克的棕色脂肪可以在一天內額外消耗三百卡路里的能量！至於我們會有多少棕色脂肪，以及棕色脂肪會如何發揮作用，則受到了幾個因素的影響，而我們所攝取的食物對此有饒富興味的效力。我們很快就會在下文說明，但是在此之前，我們需要先談論一種作用模稜兩可的脂肪類型。

「如果白色脂肪可以變成棕色的話，那會如何呢？」米色脂肪（beige fat）就是這個問題的答案。米色脂肪的迷人之處就在於其似乎具有變通性，可以發揮像是白色脂肪或棕色脂肪的作用。根據美國喬治亞州立大學科學家的研究，米色脂肪幾乎跟棕色脂肪一樣，具備對抗肥胖的強大潛能（會消耗燃料，而不是儲存燃料）。不過，從基因方面來看，米色脂肪與棕色脂肪是截然不同的東西。棕色脂肪細胞是源自於也會生產肌肉細胞的幹細胞前驅物（stem cell precursors），而米色脂肪則是形成於米色細胞前驅物中的殘留白色脂肪細胞。

某些生活型態因素似乎會影響到白色脂肪細胞群內的細胞「棕變」（browning）。不論這聽起來多像是美國實境節目《澤西海岸》（*Jersey Shore*）給人的印象，這實際上是個很酷的方式，讓人體得以轉變代謝指紋，不再只是遵循控制卡路里的俗套建議。

入口的食物如何成為眼中所見的脂肪（整體觀點）

我們現在已經知道各種脂肪群的基礎知識，接下來就要來談談脂肪細胞起初是如何形成和成長。首先必須知道的一件事就是，人的一生會維持相對恆定的人體脂肪細胞的數目。你盡可以減少攝取卡路里、運動或是迫使脂肪細胞屈服，但是那並不代表脂肪細胞會就此不見。你很可能遺傳了固定數目的脂肪細胞，而「發胖」主要是指把更多的東西塞入了這些脂肪細胞之中。科學界普遍認為成年人無法直接消除脂肪細胞或創造出新的脂肪細胞，但是情況絕非僅止於此。

雖然我們擁有的脂肪細胞的數目會維持相對恆定，但是我們的脂肪細胞始終會不斷凋亡和新生。脂肪細胞並不會因為我們吃了太多的食物而生產出來，也不會因為我們節食就死光光，它們其實不過是互相替換。根據卡羅林斯卡學院的細胞與分子生物學系（Department of Cell and Molecular Biology at Karolinska Institutet）刊載於《自然》（*Nature*）科學期刊的一份報告，脂肪細胞平均每年的替換率約為八．四%，每八點三年就會有一半的全身脂肪細胞遭到淘汰。我們可以不分青紅皂白地「殺死」脂肪細胞其實是錯誤的看法。當脂肪細胞決定凋亡時，它們只不過是被相抵消除……但是攫取脂肪的進退維谷情況則是例外。

這個規則的例外情況是在我們開始貿然發胖的時候，我們的基因此時會不按常規行事。卡羅林斯卡學院的科學家發現，每當人們明顯變得過胖時，他們每年會比身材精實的人製造出大約兩倍的新脂肪細胞。不過，科學家同時也發現，肥胖人的脂肪細胞死亡率也會倍增而讓細胞數目維持平衡。

其中真正讓人感到驚訝的是這樣的一種情況：即使科學家所研究的過胖對象減去了極多體重，那些人體內的脂肪細胞的總數仍會維持不變，可是個別脂肪細胞的大小卻會縮小許多。美國耶魯大學的研究人員認為，這可能是人們減重之後卻很難不讓脂肪再度上身的原因之一。那些極度飢餓的脂肪細胞依舊存在體內，而它們已經習慣要保有許多能量。幸好有《吃得更聰明》這本書，讀者會學習到如何重新訓練那些脂肪細胞，甚至還可以讓一些脂肪細胞永久退場。

因此讓我們扼要重述重點：當我們以傳統的意義來談論「燃燒脂肪」時，我們真正涉及的是燃燒脂肪細胞的內含物，而不是脂肪細胞本身。但是脂肪細胞到底在一開始是如何被塞滿的呢？這就是我們接下來要說明的問題。

如何開啟一個脂肪銀行帳戶

我與生物化學博士席薇亞・塔拉（Sylvia Tara, PhD）交談的時候，她鼓勵我們把人體使用燃料的情況當成是在用錢一樣。如同貨幣是在經濟制度的交易中為人所用，人體的每次交易也需要用到能量。當你吃了食物，你宛如手邊有了立即可用的葡萄糖現金，在血流中讓人可以輕易取得，只要你願意，便可迅速使用。現在出現了這樣的情況，血流中有著過多的葡萄糖現金是不安全或不聰明的，因此過多的部分現金就存入了體內的活期帳戶，也就是肌肉和肝臟中的肝醣。若有需要，你仍然可以相對快速取得，只需花點時間寫張支票（就像是雜貨店裡排在你前面的老人家一樣）。因為你現在手頭有現金，而且活期帳戶都存滿了錢，妥善保管一些能量來作為存款證明是個好主意。你的食物貨幣正是在此時以脂肪的方式儲存起來，而脂肪可以保有許多能量以備不時之需，當你真的需要時就可以從那裡提取，只不過得要費點勁兒才能取得。

從脂肪提取能量做為燃料使用的過程通常是指解脂作用（lipolysis），至於體內以脂肪形式來儲存能量的過程則是稱為脂質生成（lipogenesis，其中「lipo」指的就是「脂肪」〔fat〕，「genesis」則是「產生」〔creation〕之意）。請記得，當攝取了額外的能量，人一般來說並不會製造出新的脂肪細胞，而是把既有的脂肪細胞塞滿更多的能量現金，以備有需要時，好讓身體能夠提取。但是我們需要了解一個最根本的原則：人體使用燃料是有層級順序的。身體會先提取葡萄糖、接著是肝醣，之後才會主動分解體內儲存的脂肪來當作燃料使用。我們會說明該如何促使人體更快地（就像是從首選的儲蓄帳戶）提取脂肪，而更棒的是要讓讀者知道如何在真的不需要的時候停止儲存脂肪。我們接下來要逐一說明所有這些能量貨幣到底是從何而來。

我可以商借卡路里嗎？

一般來說，卡路里是我們用來描述不同食物能量價值的貨幣。卡路里是受到社會認可而被我們用來當作交易工具，可是它到底從何而來？

義大利文藝復興時期畫家達文西絕對不曾這麼說：「請遞給我那些低卡路里的餅乾，好讓我畫完蒙娜麗莎的詭異笑容。我實在是餓昏了……我真希望她可以自己微笑！我實在是等不及有人發明自拍！」達文西不可能談到卡路里，因為就像自拍一樣，當時還沒有發明出所謂的卡路里。

在一八〇〇年代出現卡路里之前，人們在不知道卡路里的情況下也一直都過得很好。事實上，根本沒有人想過要想出方法來測量食物的能量。人們最初發明卡路里的時候，是要用於物理和工程的測量工具，完全跟營養科學沒有關係。

至於發明卡路里的人到底是誰，那就有一點爭議了。有些參考資料說是法國人法夫爾（P.A. Favre）和西爾柏曼（J.T. Silbermann），兩人於一八五二年發明了卡路里；有些資料則將此歸功於德國醫師尤利烏斯・邁爾（Julius Mayer），他在一八四八年發表的一份研究中實際發明了卡路里。不過，談及卡路里最早期的紀錄可以回溯到法國化學家尼古拉・克萊蒙（Nicholas Clement），他早在一八一九年的講稿中就定義了這個名詞。

至於卡路里會成為營養科學的樞軸，主要是來自於美國化學家威爾伯・阿特沃特（Wilbur Atwater）在一八八七年左右的成果。奠基於此，露露・杭特・彼特絲醫師（Lulu Hunt Peters）於一九一八年出版了早期的營養暢銷書《飲食與健康：卡路里的關鍵》（*Diet and Health, with the Key to the Calories*），卡路里逐漸成為受歡迎的語彙。彼得絲醫師的這本著作極為暢銷，賣出了超過兩百萬冊，使得美國社會對食物的觀念有了重大改變。在該書中，彼得絲醫師鼓勵大眾開始根據卡路里來思考食物。她斷言：「從今以後，你所吃的是食物的卡路里。你不會再說自己吃了一片麵包或一份派餅，而是會說一百卡路里的麵包，（或）三百五十卡路里的派餅。」把食物化為數字的轉變已經開始發生，儘管不同食物之間的質量差異在當時還沒有真正區分出來。在她的系統之下，身高與她相同的個人可以盡情享用食物，只要每天能將飲食嚴格控制在一千兩百卡路里即可。

值得注意的是，彼得絲醫師此時也開始四處向大眾灌輸道德與食物之間的關聯。在著作中，她把無法維持體重等同於需要矯正的人格缺陷。懲罰和罪惡現在成為了用於食物方面的兩個詞彙。因為這大約也發生第一次世界大戰時期，故而食物配給是日常共通之事。書中暗示了積極地限制卡路里是愛國主義的表現。她聲明：「就我們的飢餓感受所帶來的每一陣痛苦，我們會有雙重的喜悅，因為我們知道自己減輕了一些孩童承受的極大痛苦，同時明瞭了每一陣痛苦代表著自己減去了一磅的體重。」她的節食計畫可以幫助我們表達愛國心、幫助飢餓的小孩，並且同時提升自我。那是我所聽過非常棒的酷朋（Groupon）團購生意。無論結果是好是壞，彼得絲醫師確實是這方面的先驅，而她的作品靈感則是來自於自己不斷地與體重問題纏鬥的經驗。

燃燒東西獲取能量

我們因此現在普遍接受了以卡路里來做為測量食物能量的單位。不過，你是否曾停下腳步來思考到底卡路里有多麼準確呢？

以科學詞語來說，卡路里是能量的單位，就如同公尺是距離的單位一樣。一卡路里是讓一公克的水升高攝氏一度所需的熱量。為了測量食物的熱量，製造商使用的是稱為彈卡計

（bomb calorimeter）的設備。測量時，要把食物來源放入密封的容器，然後再把該容器放入另一個注滿水的容器。接下來，會以電能燃燒食物到完全焚化，待燒完之後再測量水溫，了解溫度增高了幾度（從而得知需要供給多少卡路里）。

即使你可能胖得像顆炸彈，但是你絕對不會是彈卡計。食物的熱量在人體內燃燒的方式，那肯定與把食物放在容器中加熱一些水的方式極為不同。這種測量法的主要問題就是彈卡計測量的是產品內的所有可得卡路里，但是即便是最典型的食物也有無法消化的成分（如纖維），通常無法在人體消化道中燃燒。就這個部分而言，就可能會導致食物熱量的估計失準。而這只不過是我們還會談論的幾個問題中較輕微的因素而已。

由於彈卡計的使用特性很乏味，再加上日益要求食物要有熱量營養的標示（一九九〇年的《營養標示與教育法》（The Nutrition Labeling and Education Act）推波助瀾的結果），食品公司大多轉用艾特瓦特系統（Atwater System），以這種比較簡單的方法來測量卡路里。食品製造商現在都能只做些簡單的算數來計算出要標示在標籤上的卡路里。特別要記得的是每公克的蛋白質含有四卡路里、每公克的碳水化合物含有四卡路里，以及每公克的脂肪含有九卡路里（顯然除了這三樣東西，其他都不重要），至於食物標籤上的卡路里的算法就如同以下所示：

話說你有一瓶罐裝蔬果昔（smoothie），內含十公克的蛋白質、二十五公克的碳水化合物，以及七公克的脂肪。加總蛋白質（十×四卡路里＝四十卡路里）、碳水化合物（二十五

×四卡路里＝一百卡路里）和脂肪（七×九卡路里＝六十三卡路里）之後，標籤標示的總熱量即是兩百零三卡路里。食物的熱量標示就是這樣計算出來的，而且僅此而已，以至於許多節食者都對這樣的粗略估計信心不足——但是現在的情況已非如此。

卡路里：比表面看到的更複雜

說到我們把卡路里當成天選的營養管理領袖來膜拜的現象，但是只要我們用心去看，就會發現其中有著一些無法忽視的破綻。

直接了當地說，大多數的卡路里計算之所以失準，原因乃在於其計算都是依據平均值的系統，而這樣的系統完全忽視了消化的複雜度。誠如本章先前所述，每個人都有自己完全獨有的代謝指紋，而且地球上每個人的食物與身體的互動方式都與眾不同。這實在很酷，但是也相當令人困惑。因此，就讓我們把這些關於卡路里特性的因素攤開來檢視，如此一來就可以讓自己從今以後能在與卡路里的關係中獲得更多的力量。

基本的能量交換

我們都認同的一個現實是，只要我們吃了食物，我們就攝取了新的卡路里。不過，我們卻忽略了另一個事實，那就是為了要從剛攝取的食物提取出新的卡路里，我們實際上要消耗大量的卡路里。

消化食物需要耗費能量。人需要消耗體內的卡路里才能夠咀嚼、吞嚥、分泌胃酸和消化酶（digestive enzymes），攪動食物來讓食物通過消化道，動員小腸中的細胞使其開始吸收食物的營養素，把營養素運送到全身上下有需要的地方，以及排泄出所有身體的代謝廢物。這些都是要消耗能量而不完全明顯的事情，但是人所吃的食物本身的類型，就是決定人最終會獲得多少淨卡路里值的主因。

一般都同意蛋白質需要動用最多能量才能消化，消化蛋白質大約就要耗掉其總卡路里的二〇％到三〇％。碳水化合物的卡路里則約有五％到一〇％會用來消化其本身，至於用來消化脂肪的熱量則通常介於〇％到三％的範圍。在此重申，我們務必要了解人體需要消耗卡路里才能吸收卡路里，這就是所謂的食物熱效應。

讓我們以一個簡單的例子為例，就說你吃下了一百卡路里的蛋白質。你的身體（當下）就需要其中二〇％到三〇％的卡路里，才能消化吸收這份蛋白質。實際上，你攝入了一百卡路里，卻只會得到七十到八十卡路里。消化蛋白質可能比消化脂肪要多使用十倍到二十倍的能量，這是因為人體的酶必須拆解緊緊纏繞才能構成蛋白質的胺基酸（amino acids），但是食物標籤並不會說明這部分的耗能。

各式不同的食物、巨量營養素（macronutrients）和纖維（同樣也要使用卡路里來處理）

的組合，都會影響到人要消耗多少能量來消化餐點，以及人實際上可以獲得多少淨卡路里值。

消化力和消化效率

我們需要口腔和腸胃裡的消化酶，把複雜的食物分子分解成比較簡單的結構體（如胺基酸和脂肪酸），以便讓它們經由血流到達全身的組織。如果你的消化酶分泌效率不彰，不論是太多或過少，這本身就會影響到你能從食物中吸收到多少營養素和卡路里。例如，如果你找來兩個人，一人會分泌乳糖酶（lactase，這是分解乳糖所需的酶），而另一人則不會分泌，然後分別給兩個人一碗冰淇淋，結果是其中一人有辦法從中汲取更多能量，而另一人大概已經跑廁所了，不是要放屁，就是還有更激烈的反應（寧可保險行事，也不要事後後悔莫及）。

只因你無法消化更多食物裡的營養素和卡路里，那並不必然表示是件好事。虛弱的消化力會擾亂你的健康，也會讓你周遭的人聞到氣味而受不了。我們想要強健的消化機能，其中的另一個因素就是胃酸的分泌。想要把食物分解成更容易消化的成分，胃酸可謂至關重要。此外，胃酸也能幫助諸如維生素B_{12}和鎂等營養素的吸收（而維生素B_{12}和鎂是維持新陳代謝的必需營養素）。在傳統的卡路里的討論裡，胃酸並不會得到應有的尊重，但是胃酸絕對起著相當大的作用，就如同你所吃的食物類型一樣。

食物本身的類型

有些食物就是比其他食物更容易消化；有些食物就是會比其他食物提供更多的卡路里。讓我們檢視近來刊載於《食物與營養研究》（*Food & Nutrition Research*）期刊的一份研究，該研究比較了卡路里含量相同的一頓「原型食物」（whole foods）餐點與一頓加工食物餐點，想藉此找出兩者對人體吸收卡路里所造成的差異。研究人員隨機分配給健康的受試者三明治，他們可能拿到雜糧麵包夾切達乾酪（cheddar cheese，此視為原型食物），也可能是白麵包夾加工起司製品（視為加工食品）。研究結果讓他們大吃一驚。

他們在研究結束之後發現，與食用原型食物三明治相較，食用加工食品三明治會讓人在餐後少消耗一半的卡路里！這兩種餐點含有幾乎相同的蛋白質、碳水化合物、脂肪和卡路里，可是食物是否經過高度加工，卻會對卡路里的儲存或消耗的多寡造成巨大的差異。

我們在這個部分還要考量一件事，就是有些食物實際上會抗拒被人體消化。讓我們以一些藍莓的窘況為例。地球上的每個生物主要是受到延長所屬物種的生命所驅動。這樣的驅動力確實存在於每個生命形式的基因裡，不論是人類、斑馬，或者甚至是藍莓，這都是主要的驅動力。藍莓需要撒佈種子來孕育出下一代，而這就要靠動物（像是人類）把它們吃到肚子裡，而它們的種子會在人體內玩起過山車的小遊戲，試著要從人體的另一端完好無缺地排出（最好是能夠降落在某塊土壤上）。生物學家羅伯・鄧恩（Rob Dunn）做了這樣的說明：這是我們「與自己吃的食物所進行的一種拔河比賽」。有些時候，我們攝取食物的卡路里就是無法被消化。而情況還是一樣，這並不會顯示在卡路里的計算等式之中。

堅果是另外一種通常不遵循傳統卡路里度量的食物，在一份簡稱為〈艾特瓦系統預測因素之間的差異〉（Discrepancy Between the Atwater Factor Predicted）經同儕評閱的研究中就強調了這一點。這份由美國農業部的珍妮特・A・諾沃特尼（Janet A. Novotny）及其同仁所進行的研究發現，一般人食用了杏仁，他們只會從每一分量獲得一百二十九卡路里，而不是標籤上所標示的一百七十卡路里。

卡路里似乎像堅果一樣讓人難以理解，但是你從本書學習到的任何資訊，你都能夠用於造福自己。

準備食物的方式

我們現在了解某些食物會比其他食物更容易消化，但是食物準備的方式其實也會大幅影響我們從中吸收的卡路里多寡。我在本書導言中提到，大多數專家都會斷言，正是因為人類擁有獲得和食用某些食物的能力，人類才有辦法發展出地球上最複雜強大的大腦。迄今，由於我們有能力烹調那些食物，從中取得了卡路里，我們才能進化成為今日的模樣。

即使是單一的植物類別，植物細胞壁的耐久性都會因其年齡、生長環境，以及是否烹煮過而有所不同。以菠菜為例，較老的菠菜葉往往比較年輕的葉子有著更為結實的細胞壁，而就一般而言，當我們食用的植物細胞壁愈薄弱，我們從中實際提取的卡路里就會愈多。

因此，如果你烹煮了菠菜，葉子的細胞壁（其鎖藏了卡路里）就會比較容易分解。煮過的菠菜自然而然會比未煮過的菠菜提供更多的卡路里給人體，一點也不會少。此外，每當你在現實世界中烹煮菠菜，菠菜似乎會神奇地從一大堆變成盤中一丁點兒的分量。烹煮顯然是個能夠提高你攝取的絕對分量的簡單方式。

美國哈佛大學人類演化生物學系（Department of Human Evolutionary Biology at Harvard University）的研究人員證實，烹煮富含澱粉的食物的過程會大幅提高從食物所獲得的卡路里密度（caloric density），甚至連肉類也是如此。因此，讀者現在知道了，不管你烹煮食物的方式是烘烤、水煮、微波、燒烤，或甚至是澆酒火燒（flambéing），都會改變食物的結構、化學特性和提供的卡路里。這從多方面來看絕非是件壞事（恭喜你那大而美麗的腦部從中得到了好處）。然而，這不過是計算等式所遺漏的卡路里矛盾的另一面向，而我們還有一個主要領域需要檢視。

人體微生物群系的構成

我在《吃得更聰明》的導言提到《細胞》期刊所刊載的一項極佳研究，揭露了老鼠身上有某種特定類型的腸道細菌，實際上會阻礙腸子吸收所吃入食物的卡路里。魏茨曼科學研究院的資料和最近的人類研究也都證實了，特定的腸道細菌更常見於體重過重的人身上。令人訝異的是，移植這些人類的「肥胖細菌」到老鼠身上，會造成老鼠的體重增加、血糖升高，以及體脂肪增加！

一提到對於體內新陳代謝的了解，你的微生物群系誠然是最後的疆界。最新的資訊正以目不暇給的速度出現，而我們在往後的歲月中肯定還會接觸到更多。

刊載於《國際肥胖期刊》（*International Journal of Obesity*）的研究表明了，在體重較不易增加和能量代謝改善等方面，與這直接相關的其實是腸道細菌的高度多樣性，而與卡路里的攝入和其他因素無關。這個例子也說明了何以兩個人攝取了相同的熱量，但是卻只有一個人增加了脂肪。

微生物群系的多樣性深深影響了我們會從食物中吸收多少卡路里。同樣要留意的是，某些細菌會更易於吸收食物中的碳水化合物／糖類的卡路里，而不是其他的巨量營養素。根據估計，每個人的肚子裡都寄居了一磅到兩磅的微生物。毋需對此驚慌——我們真的是沒有它們就會活不下去。這在一切平衡時是一種共生關係，唯有失衡時才會讓情況變得無法預測。

刊載於《BMC微生物學》（*BMC Microbiology*）的一份研究發現，相較於體重正常且身材精實的成人，肥胖人的厚壁菌門（firmicutes）含量會高出許多，而擬桿菌門（bacteroidetes）的含量則較低。有人認為腸道裡的厚壁菌門相對於擬桿菌門的比例較高的話，腸道吸收食物的卡路里就會更有效率——故而使得食物不會成為廢物排出，更多的營養素便會進入人體循環並最終成為脂肪儲存起來。研究人員注意到了一種直接相關性，就是厚壁菌門的比例會隨著體重增加而提高。等到我們勾勒完這個更聰明的代謝圖像之後，讀者就能學習到如何透過微生物群系最佳化來優化自己的身體組成。

其他花絮及卡路里困惑的終結

但願讀者現在已經明白，只專注於卡路里來減脂是被高估的做法，比整個《變形金剛》（*Transformers*）電影系列綜合起來都還要更加過譽了（這沒有貶低電影主角馬克．華伯格〔Mark Wahlberg〕或西亞．李畢福〔Shia LaBeouf〕的意思）。除了我們已經說明的部分，卡路里的使用也會受到其他因素的影響，包含免疫系統對不同食物的反應（這需要能量才能運作）、身體肌肉量的多寡（因為肌肉會增加卡路里的消耗），甚至是個人腸道的長度——傳統的卡路里評估都沒有納入這些因素。

重點就是消化是如此複雜且不固定，我們很可能永遠也無法全然查明，我們與他人相較之下，到底是從吃入的特定食物吸收了多少卡路里。還是要在此重申，千萬別認為卡路里不重要：這是我們所擁有而能給予我們一些指引的一套系統，只是它絕非是唯一重要的事物。

真正重要的是一連串的代謝開關會實際影響到以下的事情：

一、你的身體會如何處理攝取的卡路里

二、你的身體是否遭受刺激而釋放了封存的體脂肪

三、你是否從一開始就儲存了過多的脂肪

現在該是我們深究到底是什麼控制了減脂大秀的時候了，而這正是神奇力量大顯身手之所在。

第二章

你的代謝開關

唯有等到我可以下載食物，不然我真不覺得科技有啥了不起。

作者不詳

我們像極了電腦，有著一套內部程式控制著我們所有的生理習性，包括了體脂肪在內。我們每天都會編寫特定的代碼（無論我們是否意識到），以便每分每秒都能精準命令脂肪細胞的所有作為。倘若我現在告訴你可以重新編寫身體儲存脂肪的程式呢？要是我告訴你，就像是0與1的二進制碼，你可以開啟和關閉身體的脂肪儲存程式，你覺得如何呢？沒錯，這正是你即將學習到的內容……而且你不需要把自己置入電影《駭客任務》（*The Matrix*）的世界即可達成。

讀者即將了解掌控體脂肪命運的代謝開關。長期以來，人們一直被灌輸的都是籠統的減脂說法，而不曉得脂肪實際上是如何燃燒的真相。你其實才是其中如電影主角尼歐（Neo）般的救世主，而現在該是時候解放你的心智（和一些體脂肪！）。

只管做好份內之事

你首先要知道的是，想讓脂肪脫離細胞，那可是需要幾種叫做酶的促發輔助才行。酶是生化催化劑，在維持人的生命的細胞中，幾乎所有代謝過程都需要酶。你需要知道幾個能夠驅走體脂肪關鍵的酶。

脂肪若要從體內細胞分離出來，主要是藉由三種酶的作用，分別是激素敏感性脂酶（hormone sensitive lipase, HSL）、單酸甘油脂酶（monoglyceride lipase, MGL）和水解三酸甘油脂酶（adipose triglyceride lipase, ATGL）。這些酶個個都像是小小的劇院引座員，會在演出結束後協助你把脂肪移出細胞劇院。在此重申，若是缺少了這些酶，脂肪就會留滯而占據細胞裡的空間。

至於負責從脂肪組織中移出自由脂肪酸（亦即進行解脂作用）的首席引座員，一般認為是激素敏感性脂酶，因為我們能影響的激素更容易使其發生作用（這也是它之所以稱為激素敏感性脂酶的緣故），我們因此要聚焦於此，以便引導酶促（enzymatic）的減脂傳達。

激素敏感性脂酶是種細胞內的解脂酶，具有廣泛的受質專一性（substrate specificity，亦即其可以分解各種脂肪）。如果你小時候看過卡通《狗狗史酷比》（*Scooby-Doo*），你很可能還記得成員的某一個人總是會有一把「萬能鑰匙」，能夠打開他們想進入的任何一扇門。激素敏感性脂酶就如同是一把萬能鑰匙，能打開大門去分解許多種脂肪，而其他的酶則像是一把把的特製鑰匙，只能分解某一種類的脂肪。順帶一提：好多年來，我一直苦等著拿到那些史酷比點心（Scooby Snacks）的食譜，那些點心看起來好吃極了。

更進一步來說，如果我們想要減去多餘的脂肪，我們想要的是激素敏感性脂酶和它的好兄弟都能打卡上工，準備好使出渾身解數。不過，雖然激素敏感性脂酶是負責帶領脂肪離座的首席引座員，但是我們有另外的首席引座員專司引導脂肪入座。你只要查看名牌，就會知道那個首席引座員的名字：脂蛋白脂酶（lipoprotein lipase, LPL）。

脂蛋白脂酶是區分不同的人體組織間的三酸甘油脂的主要因素。不管引導脂肪坐到前排區（皮下脂肪）、包廂區（肌內脂肪）或最高處的廉價區（內臟脂肪），脂蛋白脂酶的職責就是帶脂肪到所需位置入座儲存。

因此，我們有兩個專責引導脂肪進出細胞的首席引座員，但是各自部門的管理人則是給付它們薪資的老闆。這兩個老闆是孿生兄弟胰島素和升糖素（glucagon）（它們親愛的母親都是胰臟太太）。雖然胰島素和升糖素是兄弟，但是兩者的個性迥異。相較起來，胰島素比較謹慎且懂得算計，總是會敦促大夥兒要「繼續囤積」，以備不時之需。胰島素總是不想要出席者（葡萄糖／潛在脂肪）一直占著走道（血流），而且一直希望戲院座無虛席。

另一方面，升糖素則比較無拘無束且信奉極簡主義。升糖素知道體內有的已經綽綽有餘，故而不需要囤積和斤斤計較。升糖素想要有人來劇院，但是也希望人們可以想離開就離開，保留精力參加續攤派對。

胰島素和升糖素都會先發制人，看守起脂肪進出的細胞劇院大門。升糖素開啟著允許脂肪離開的出口；升糖素擁有出口的鑰匙，未經允許就無法離開。胰島素總是盡責地守在門口，但是升糖素更喜歡在收銀台消磨時光（我們稍後會談到這一點），因而會把鑰匙交給自己的心腹之交腎上腺素（adrenaline）。

腎上腺素（它就讀學校的教授也會以學名「*epinephrine*」稱呼之）喜愛把脂肪細胞劇院清空，好讓大夥兒在做完工作後來此消磨時光。只要腎上腺素在場，激素敏感性脂酶和其他的引座員就會深受鼓勵而努力趕走脂肪。然而，激素敏感性脂酶會開始行動還有另外一個重大動因，那就是胰島素暫時休息而不再讓脂肪進場。

我們先前已經討論過，為了接近儲存的脂肪細胞並開始將其分解成能量，我們通常需要先快速燃燒葡萄糖（現金），接著是燃燒肝醣（活期帳戶），之後才能夠開始燃燒脂肪（定期存單）。升糖素是具備富足心態的極簡主義者，但是也負責支付帳單。因此，當用葡萄糖為現金支付了快速供給之後，升糖素就會到建築物之外的肝臟，也就是巨大收銀台的所在地。

肝臟是終極收銀台。過多的現金會在那裡以肝醣的形式存入活期帳戶裡。如果你的活期帳戶不斷累積到超過了所能容許的最大額度，肝臟就會自動轉為定期存單，以脂肪的形式（脂質生成）來處理過剩的資金。

當升糖素到達肝臟後，會開始開支票來支付較大金額的帳單，如此一來，儲存的肝醣會轉化為葡萄糖，隨後再經由郵政系統（你的全身組織）寄往各處來支付不同的費用。等到葡萄糖和肝醣都用盡後，升糖素會要求解除某些脂肪定期存單來支付一些帳單。至於這裡所說的支付款，我們是在談論支付為了讓你的身體茁壯所做的一切事情、供應你的大腦所需的能量、構造出骨骼與肌肉、維持心臟的跳動，以及確實獲得一切讓你能以存活和運作的事物，反正就是花用能量貨幣來維持生命。

此外，為了支付帳單，還有一種勢必會發生的貨幣交換形式。當我們談到燃燒脂肪，這正是我們在說的東西（而且這很重要！）。解脂作用是把脂肪從細胞劇院解放出來的過程，然而那其實是位於細胞的點心部的粒線體燃燒脂肪來獲取能量。

大家都知道粒線體是細胞的能量發電廠。三磷酸腺苷（adenosine triphosphate, ATP）是人體的通用貨幣，而粒線體會促使脂肪「燃燒」並轉化為可使用的三磷酸線苷（即進行β氧化作用〔beta oxidation〕），也會燃燒葡萄糖而製造出三磷酸腺苷（即細胞呼吸作用〔cellular respiration〕）。人體的大多數細胞有著數百個，甚至是數千個這種微小的發電廠。支持這些代謝「大個小子」（Biggie Smalls）的功能，是維持細胞劇院運作的重大關鍵。

整座劇院的主人則通常不會現身，但是總會在幕後操控著一些重大事情。人體代謝的劇院經銷的所有人就是甲狀腺，其異常強大，且會分泌激素來控制整體代謝率（身體燃燒能量的速率）。甲狀腺也跟大腦和腸道緊密相連，可說是個不折不扣的讀心者，能感受和回饋他人的感受，故而大腦和腸道所經歷的一切都會影響著甲狀腺的狀態。

這就讓我們談到如同《教父》（*The Godfather*）般監看整個鄰里社區的大腦。大腦具有強大的調節力，其作用是密切關注一切事物（並且確認各個重要事物不會到頭來被殺害而消失）。就人體的代謝事業來說，腸道算是二當家，總是監看在鄰里間進進出出的所有事物、做出行政決策，並會來來回回地把資訊傳達給教父般的大腦，維護社區的良好運作秩序。

要是這些人體關鍵角色在工作上出了狀況，那就可能會打亂整個系統。我希望讀者可以明白，倘若這些主要角色工作散漫、請病假，或者是（但願這不會發生）受到重擊，那麼只是試圖管理卡路里貨幣是絕對行不通的。人體的代謝社區有著許多可動機件，而正是這樣的基礎能幫助你改善日後的新陳代謝。因為這個社區的每一成員都需要仰賴彼此才能運作順利，我們接下來要來談論一下什麼可以激勵每個成員發揮最佳作用，而什麼又會造成重大打擊。

造成體脂肪增長的三個損友

有三個主要情形可以讓你的代謝開關卡住，破壞你代謝社區每個成員的工作成果。你的胰島素在這三種情形下都會超時工作而讓脂肪進入，同時其他的情形也可能會讓你肝臟收銀台的辦公室失火，開始把金錢管理搞得一團糟。因此，讓我們來探索造成體脂肪增長的三個損友，了解一下這些問題的成因，以及食物如何修復這樣的狀況。

我們首先要知道，這三個損友其實就像是賣力演出某個角色來討觀眾歡心的演員。它們並不是真的想要惹麻煩，只是當它們入城後卻會行為失控，以至於它們真的會搞亂一些事情。好消息是我們可以幫助它們翻轉演出，確保自己的代謝電影有個圓滿的結局。

一號損友：發炎

發炎是現今琅琅上口的流行語，聽起來有點像是在說北美大腳怪一樣。發炎成為了許多情況的代罪羔羊，但是卻幾乎無人見過它的廬山真面目，甚至我們還可能會懷疑人體是否真會發炎。然而，不同於大腳怪只有模糊的照片，最新科學已經強力證實了發炎的存在。

了解發炎所扮演的角色，對於讓身體甩掉不想要的脂肪絕對是至關重要的。

這可能聽來讓人驚訝，畢竟我們通常會認定發炎是禍首，可是發炎實際上是人體健康不可或缺的反應。發炎是人體免疫系統回應傷害和感染的一個關鍵環節，是身體向免疫系統發出遇險呼救的方式，以便療癒和修復受損組織，以及捍衛外來的不明入侵者（諸如病毒與細菌）。人體若無發炎，就無法療癒受損的細胞和組織，甚至連小小的感染都可能變得致命。

我之所以要向發炎獻上鄭重的愛意，那是因為發炎一般都得到負面的評價。不過，儘管發炎的確會為我們做一些很棒的事情，但是——在極為相反的情況之下——如果發炎的過程太久，或者發炎反應是在不需要出現的部位的話，可能會變成危險的問題。我們知道慢性發炎與一些疾病有關，諸如心臟病、癌症、關節炎、肝硬化和自體免疫失調，當然也包括了肥胖。因此，讓我們來一一剖析發炎如何使得我們喪失減掉體脂肪的能力。

微生物群系受到嚴重破壞

談到發炎，真正首當其衝的就是微生物群系／腸道。刊載於《轉譯免疫學期刊》（*The Journal of Translational Immunology*）的研究證實了，人體超過七成的免疫系統是在腸道。這是完全合理的看法。腸道是身體和外在環境的主要接觸部位。我們確實是把「體外」的東西放入「體內」，而且我們的身體嚴肅對待此事，箇中原因不外乎是前一口食物可能帶來了健康，而後一口食物卻可能讓人一吃斃命。由於每一頓餐點都有可能讓腸道超載，有時還會吃入危險的細菌、原生動物、真菌、病毒或有毒物質，因此人體的免疫系統最好是守在前方嚴陣以待。

因為人體免疫系統是取決於體內的發炎反應，人所攝取的食物自然可能會引起發炎，而且發炎過度可能會損害腸道及微生物群系的整體平衡。發炎的英文「inflammation」源自拉丁文，意思是「點火燃燒」，而吃錯東西也就仿若《權力的遊戲》中的龍女丹妮莉絲·坦格利安（Daenerys Targaryen），駕著飛龍噴火燒毀整個微生物群系的城市。（如果讀者是《權力的遊戲》的戲迷，要是戳到痛處的話，我只能說聲對不起了！）

我們在第一章說明了微生物群系確實足以決定人體是否能吸收卡路里，也討論了人體吸收卡路里的方式，而發炎與生俱來就會造成過程中的功能異常，但是情況其實並非只是如此而已。腸道發炎也會導致包含迷走神經在內的功能異常。迷走神經是連結腸道與大腦的主要管道。耶魯醫學院的研究人員已經發現，關於人體可以取得營養素的總量和類型，是透過在腸道與大腦之間的迷走神經來傳遞相關訊息。迷走神經會依據個人的營養狀態，發揮阻絕或刺激食物的吸收和攝取的功能。請記得，人的腸道是大腦的二當家，會不斷來來回回地傳遞訊息，而發炎卻會嚴重擾亂這整個過程。

不只如此，發炎還會經由過度增加腸道通透性（intestinal permeability）的方式，損害人體的微生物群系和整體新陳代謝。具同儕評閱機制的《細胞與分子生命科學期刊》（*Cellular and Molecular Life Sciences*）所刊載的近期研究資料說明了，腸黏膜細胞緊密連接（tight junctions）是做為讓特定營養素通過的選擇性通透障壁，並且同時限制病原體、毒素和較大食物分子的吸收。此研究還提到，當這道保護性障壁因為免疫系統功能異常和發炎而崩解之後，就會促使腸道和全身性疾病的發生。

這裡特別重要的一點就是要了解到，腸道發炎可以導致全身性疾病（意指全身出現疾病和異常狀況）。腸道通透性的增加會影響到一些令人關切的主要部位，包括了甲狀腺、大腦和肝臟（我們之後會再回過頭來說明）。而且重要的是我們也要了解到，這種發炎和異常的通透性絕非是突然冒出來的情況。刊載於《免疫學前沿》（*Frontiers in Immunology*）期刊的研究表明了，飲食誘導的腸道通透性亢進已經成為當今亟需關注的問題。我們現在所吃的日常食物會引發這種狀況，而吃對食物就能加以改善。

例如，我們的微生物群系會多方面影響到我們的健康，但是影響最大的就是透過產生短鏈脂肪酸（short chain fatty acids, SCFAs）。李維麟醫師（Dr. William Li）是哈佛醫學院訓練出來的醫師，並且是擁有經美國食品藥物管理局（FDA）核准的超過三十二項慢性病治療的先驅，他在與我交談時說到，只要我們餵食微生物群系中的友好細菌是對的食物，它們就可以生產出短鏈脂肪酸。

人們發現若從蘆筍、蘋果、韭蔥（leeks）和洋蔥等食物攝取了益生元植物纖維（prebiotic plant fibers），可以產生重大的腸道保護和抗炎性能。一種名為丁酸鹽（butyrate）的短鏈脂肪酸已被證實有助於減輕發炎，並且能供給大腸中的腸細胞所需的能量。丙酸鹽（propionate）經發現是可以減輕發炎的另一種短鏈脂肪酸，而且根據《英國醫學期刊》（*British Medical Journal, BMJ*）刊載的研究，丙酸鹽甚至有助於減少內臟脂肪！

這就是為何腸道健康和食用益生元餵養友好細菌是如此重要的原因。不只是攸關卡路里管理而已，更是因為這在一開始就會解決控制人體新陳代謝的問題。在接下來的章節中，我們會深入探究所有的這些神奇食物，並把它們納入減脂的程序方案，但是我們現在還要來談論另一種強大的代謝力量（而且你真的會因此而大為興奮——真是如此！），而在此之前，我們要先了解發炎是如何摧殘人的肝臟。

發顫的肝臟

對於肝損傷經常名列當今世界的前十大死因，相信許多人知道之後都會感到驚訝，而更震驚的則是了解到肝臟對人有多麼重要。肝臟不只仿若是人體內的收銀台（以肝醣形式來儲存多餘的葡萄糖，並將過剩的肝醣轉化為脂肪），同時也負責過濾人體的血液供應（大約每一分鐘就會把全身血液供應過濾一遍！），分泌類胰島素生長因子－1（簡稱 IGF-1，是維持代謝的另一種關鍵激素），也負責分解胰島素（人體儲存脂肪的主要激素），以便將之排出系統。

人的肝臟需要進行許多與代謝相關的其他重要工作，而發炎絕對能將之破壞殆盡。近來刊載於《世界肝臟學期刊》（*World Journal of Hepatology*）的新近研究揭露了，發炎是肝損傷的重大影響因素。愈來愈多諸如肝硬化和非酒精性脂肪肝病（NAFLD，其特徵是肝臟累積了過多脂肪）的問題都與發炎有極大關聯，全都脫離不了不良的脂肪管理。

除了《臨床腸胃病學》（*Clinics in Gastroenterology*）期刊所刊載的資料，身為醫師和《紐約時報》暢銷作家的艾倫．克里斯汀森（Dr. Alan Christianson）也向我透露，肝臟發炎會嚴重影響到甲狀腺功能。肝臟對於甲狀腺激素（以及許多其他激素）的運送、代謝、儲存和排泄，具有舉足輕重的作用。他說道：「如果你的肝臟無法適當管理甲狀腺激素的話，那每天的新陳代謝可能就會減緩好幾百卡路里。」

讓人更加憂心忡忡的是，澳洲雪梨大學的韋斯特米德千禧學院（Westmead Millennium Institute at the University of Sydney）研究人員斷言，內臟脂肪與肝臟發炎和胰島素抗性有直接關聯。諷刺的是肝功能不佳是腹部脂肪增多的原因，而腹部脂肪增多又是肝功能不佳的原因，這就是減緩全身性發炎為何如此重要的原因。如果讀者很好奇自己可能發炎到什麼程度的話，可以當作評估的通用指標是個人血液的C－反應蛋白（C-reactive protein, CRP）濃度。高濃度的C－反應蛋白表示個人有心臟病、急性感染，或者甚至是肝功能不佳（肝臟正是人體合成C－反應蛋白的部位）。

以下是幾個明顯會引起發炎和壓抑肝功能的情況：

■飲酒過量——這是相對來說人盡皆知的事。代謝酒精的工作主要是由肝臟負責，故而逞強過度飲酒可能會使得肝臟過度操勞而躲在角落哭泣。

■碳水化合物的轟擊——澱粉和糖能夠最快速提升血糖、肝醣和肝脂肪儲存（相較於蛋白質和脂肪巨量營養素等對應物質）。太常攝取過多的碳水化合物，往往會引發脂肪迅速囤積到一發不可收拾的地步。事實上，想要逆轉非酒精性脂肪肝病的最有效的治療法就是減少攝取碳水化合物。《細胞代謝》（*Cell Metabolism*）期刊刊載了一份瑞典皇家理工學院近來所進行的研究，要求有重度肝脂肪的超重受試者減少碳水化合物的攝取比例（但是卡路里的攝取量維持不變！）。經過兩個星期的短期研究之後，受試者顯示已經「迅速且大幅」消除了肝脂肪和其他心血管代謝危險因子。

■過多藥物——肝臟是專司處理藥物代謝的人體主治醫師。當我們聽到商業廣告提到的藥物副作用，那些其實對人體肝臟會如何處理藥物有著直接的影響。我們的目標是要改善生活型態因素，並在醫師的協助之下，讓我們盡可能減用藥物。不管如何，肝臟都會盡全力地支持人體，但是若能沒有額外負擔的話，肝臟絕對會更快樂。

■過多補充品——我們可以取得一些有益健康的極佳補充品，但是變成過分熱衷於自然藥品而上癮的人則可能不是件好事。美國國家衛生研究院補助的一項計畫發現，在不過十年之間，在所有藥物／補充品造成的傷害中，與補充品有關的肝損傷就從七％躍升至二〇％。再此重申，這並不表示正確服用補充品不會帶來極大的好處，而只是要指出一個事實，那就是肝臟也負責代謝人們攝取的所有補充品。每天吞下二、三十種不同的補充品，可能會讓肝臟的負擔太多。此外，補充品工業大多是不受規範，而且添加物、填充物和其他可疑的成分都可能會加重負擔。因此，請務必做足功課，多多了解自己是從何處取得補充品，避免服用太多的補充品，並且先以食物來滿足自己的營養需求。

■毒物——根據美國路易斯維爾大學（University of Louisville）的研究人員指出，攸關脂肪肝疾病的環境化學物質超過了三百多種，其中大多數是殺蟲劑。肝臟主要負責處理現今世界中人們所接觸的毒物（大多數都是新發明出來的東西）所帶來的重荷。望文生義，殺蟲劑就是要能夠致命，但是應該僅限於微小的有機體（如害蟲），只是這似乎忽略了人類的組成實際上也是微小的有機體（細菌）。刊載於《科學報告》（*Scientific Reports*）的一份研究已經發現，殺蟲劑攝入、發炎和腸道損傷之間有著直接的關聯。食用有機食物並不只是討喜的流行活動，而是保護我們的肝臟、腸道和代謝功能的最重要的方式之一。

大腦與甲狀腺的崩壞

我們會在第二部分以極大篇幅來探索大腦（以及讀者可以如何徹底改善自己的記憶力和專注力等許多方面）。不過，為了達成減脂的任務，重要的是要思考大腦與甲狀腺的關聯，以及發炎如何造成代謝崩潰。誠如之前的討論，我們多半認為甲狀腺是掌管人體代謝的主力，但是甲狀腺就如同人體代謝社區中的其他成員，全都需要向教父老大（大腦）報告。以下簡述了甲狀腺如何配合大腦一起運作。

當身體感覺到甲狀腺激素濃度低下時，下視丘（hypothalamus，腦部的主腺體）會分泌甲狀腺促素釋素（thyrotropin releasing hormone, TRH），這麼一來就會刺激腦下垂體（pituitary gland）分泌促甲狀腺激素（thyroid stimulating hormone, TSH）。（奇怪的是，腦下垂體看起來宛如垂吊在大腦底部的小陰囊——不信的話，請上網搜尋「腦下垂體的圖片」，但是別說我沒警告你，你看過後就忘不掉了。）促甲狀腺激素接下來會與甲狀腺結合，並且刺激甲狀腺素（thyroxine, T4，這是不具活性的甲狀腺激素）的分泌。少量的甲狀腺素會在甲狀腺中轉化為三碘甲狀腺素（triiodothyronine, T3，這是具活性的甲狀腺激素），但是大多數的甲狀腺素卻是在其他部位轉變為三碘甲狀腺素（主要是經由肝臟和腸道細菌！）。當甲狀腺素的濃度達到臨界點之際，腦部的甲狀腺促素釋素就不會再分泌，而甲狀腺素的分泌也會因此減緩下來。只要一切運作良好，就會如此循環下去。

這真的是很多的資訊，而且整個過程還會受到許多其他因素影響，但是我希望讀者可以就此了解，肝臟、腸道，甚至是大腦的發炎都會對甲狀腺功能造成破壞性的效應。今日的人們已經知道，大腦和下視丘本身發炎會嚴重損害人體的新陳代謝。根據《紐約科學院年鑑》（*Annals of the New York Academy of Sciences*）所刊載的近期研究說明，下視丘發炎對營養病症可說是雙面刃。該研究的作者指出，肇因於代謝功能不良和過多體脂肪等的全身性發炎會導致腦部發炎，而腦部發炎也會導致代謝功能不良和脂肪過多。

說真的，我並不確定多少有良心的減脂計畫，會對人吐露減緩腦部發炎對於改善新陳代謝其實很重要，但是我敢說不會太多。我想確保讀者自此之後都能深切地理解這件事，而對此的最佳方式就是把人體代謝率當成恆溫器來看待。如果恆溫器設定得稍高一點，人體自然而然會消耗更多的卡路里。可是恆溫器要是設定得太低，人體代謝率就會下降，使得人們不管嘗試多少種限制卡路里的方法，就是難以消耗脂肪。

下視丘有點像是調節人體恆溫器的人員，會告訴腦下垂體和其他器官應該要設定什麼溫度。我們可以把下視丘想像為體內家庭刻板的父親角色：「你可以吃光食物，我會繼續付清所有帳單，但是只有我可以碰這個恆溫器！」我想所有父親都對恆溫器有著強烈的好惡（老實說，這還包括了電視遙控器）。威爾・法洛（Will Ferrell）與馬克・華伯格（Mark Wahlberg）主演的電影《家有兩個爸 x2》（*Daddy's Home 2*）有這麼一幕，當全家人都入睡之後，其中一個孩子居然亂調恆溫器，兩個爸爸果真渾身火熱到滿身大汗，並且驚嚇地看到家裡竟然還有人能操控室內的溫度。爸爸（下視丘）與孩子（諸如腸道、肝臟和體脂肪等）一直你來往我地想要控制體溫和減緩發炎，而終究有人要舉手投降（我們會在此看到代謝功能失調的情況）。

讀者只要遵循「吃得更聰明三十天計畫」，避免前文提到促發炎的食物和影響，並在飲食中增添後續章節會討論的極佳食物，自然就會有助於降低腦部發炎的情形。不過，我們接下來還要先說明另一個發炎的層面。

脂肪細胞本身

美國休士頓衛理公會醫院（Houston Methodist Hospital）的科學家於《細胞代謝》期刊發表了一份令人擔心的新研究。該研究報告證實了，談到過度發炎和脂肪儲存的問題，至少有一部分要怪罪於脂肪細胞本身。我們已經知道發炎是人體對於傷害或感染的一種自然反應，而就算脂肪細胞可能處於良好的運作狀態，可是一旦負荷過重，就會發出錯誤的求救信號，使得人體免疫細胞陷入恐慌。這份研究發現，脂肪會促使免疫系統高度活躍，而且塞得鼓脹的脂肪細胞太多，也會讓身體誤以為受到了感染。

這就是體脂肪會造成發炎和脂肪儲存量增多惡性循環的另一種方式。該研究的主持人薇拉．薛醫師（Dr. Willa Hsueh）提到，人體的脂肪細胞「做的是份內的工作——儲存能量——但是卻因為儲存太多而出現了負面反應」。這再一次強調了我們需要採行能夠協力減少體脂肪和舒緩發炎的方法。控管發炎如同玩火一樣，只需要足夠的火來保持家裡溫暖、能夠烹煮三餐和維持一切運作，可是一旦玩火過了頭，那很快就會燒毀了人體的代謝功能。

我們到此已經談完了一號損友，接下來就該說明二號損友，以便破解真正持久的減脂密碼。

二號損友：激素功能不良

根據目前的估計，人體是由五十兆以上的細胞所構成。我們的細胞就如同居住在同一社區的公民，齊心協力才成就了現在的我們。不過，它們居住的可能是沒有什麼問題的美好社區，也可能是像是科幻影集《X檔案》（*The X Files*）中充滿著各種怪東西的社區。運作良好的健康社區仰賴良好溝通而得以蓬勃發展，而主司人體細胞社區溝通的物質就是激素。

激素是相當獨特的化學信差，會傳送私訊到人體全身。如同簡訊、電子郵件、推文和語音備忘錄，激素也有多種形式，在保持聯繫方面扮演著關鍵的角色。

激素是經由內分泌系統（包括了甲狀腺、胰腺和腎上腺等等）所分泌而傳送全身。內分泌系統會製造激素，調節人的新陳代謝、成長速度、性功能、療癒、睡眠、情緒和其他許多環節。個人的激素傳送私訊實際上控制了個人的一切。只要一切運作良好，這絕對是令人讚嘆的系統。不過，當情況不對勁時，那簡直就像是激素在半夜兩點喝醉傳簡訊給細胞一樣。

細胞的酒醉簡訊可能會導致必然的結果，或許是負面回應（如讓身體出現意想不到的過程），或許是共感（引起過於強烈的細胞反應而試著要讓情況好轉），或是乾脆遭到細胞完全封鎖（細胞的「抗性」和受體部位的減量調控——也就是說細胞已經受夠了那些狗屁倒灶的五四三）。

我們現在就要來扼要說明幾種與代謝有關的重要激素。我們了解了這些激素，就能為體內的細胞社區建立健康的溝通管道。

胰島素

胰島素是攸關人類健康最重要激素之一。胰島素會示意細胞開啟，好讓更多的能量進入。缺少了胰島素，我們實際上會無法為細胞供給食物，就會像是因為威漫超級反派薩諾斯（Thanos）的屈指一彈而灰飛煙滅。

胰島素對健康是不可或缺的，可是因為是促進能量儲存的主要激素，一旦過度活躍，人體的新陳代謝可能很快就會進入殘局。每當葡萄糖進入血流，胰島素的濃度自然而然升高，這可能是人所攝取的食物，或者是儲存於肌肉或肝臟的肝醣分解的緣故。胰島素示意脂肪細胞要開啟，吸收所有可得的葡萄糖、脂肪酸和胺基酸。不過，重要（但往往被忽視）的是，胰島素的出現也會示意細胞停止分解體內儲存的能量，並且不再使用體脂肪做為供能燃料。

我們想要胰島素完成分內的工作，但又不想要它過分猖狂。因為血液中有葡萄糖會引起最劇烈的胰島素反應，因此我們一般都會在攝入碳水化合物之後產生最大的胰島素反應。但是我要在此說明，這並不必然是件壞事。再次重申，只要胰島素處於平衡狀態，就會發揮有益人體的儲存功能，甚至還涉及了將不具活性的甲狀腺激素轉化成具活性的三碘甲狀腺素的過程，讓新陳代謝得以持續運作。不過，太多的胰島素活動（以及脂肪細胞儲存了過多的脂肪）不僅會導致細胞受體部位的減量調控（意味著細胞無法正確「聆聽」胰島素的訊息），也會使得脂肪、葡萄糖和其他化合物在血流中漂浮太久，讓身體開始黏滯且運作不正常。

這樣的胰島素抗性不只是會損害心血管，而且根據刊載於《腸胃病學和肝臟病學期刊》（*Journal of Gastroenterology and Hepatology*）的一份研究，這還會迫使肝臟得扛起處理額外葡萄糖和脂肪的重擔，因而引發非酒精性脂肪肝病，並且快速累積更多的內臟脂肪！我們在第一章就討論過，堆積在腹部的內臟脂肪會帶來多大的風險，而我們現在知道了，讓肝臟過度負擔且細胞出現胰島素抗性，這就是讓腹部最快速囤積更多內臟脂肪的方式之一。

胰島素抗性的成因主要是過度攝取了高升糖指數（讓血糖飆高）的食物，並且出現發炎狀況。根據刊載於同儕評閱期刊《循環》（*Circulation*）的研究報告，全身性發炎（依據C—反應蛋白的測量）與胰島素抗性有直接關聯。因此，不想要讓胰島素出現如酒醉後亂打電話給每個人的情況，難道只要避免碳水化合物就是最佳解決之道嗎？事實上並非如此。另外兩種巨量營養素（蛋白質和脂肪）也會影響胰島素。不只攝取蛋白質會刺激胰島素分泌（儘管分泌量少很多），飲食中的脂肪也會間接刺激胰島素分泌，而且根據《臨床營養學》（*Clinical Nutrition*）的一份研究，不適當的脂肪甚至會造成胰島素抗性。

然而，等到讀者探索了本書中的證據，在考量所有卡路里的情況下，讀者就會了解，每當我們調降一點飲食中的碳水化合物的百分比，提高一點蛋白質和（或）脂肪的占比，我們通常可以看到新陳代謝出現正面的回應，而之所以會如此的主因，就是因為胰島素的孿生激素升糖素的反應。

升糖素

讀者應該還記得前文談論過，升糖素和胰島素的作用可謂是南轅北轍。升糖素的作用是把囤積的脂肪從脂肪細胞和肝臟中驅趕出去，好讓身體有機會燃燒脂肪來做為能量。升糖素最喜歡的一段話就是：「你不需要回家，但是你必須從這裡滾出去！」

另外一件有意思的事情就是，升糖素能減少脂肪組織和肝臟中的脂肪酸合成（fatty acid synthesis，即脂肪酸的製造），但同時又會促使這些組織中的脂肪分解，再度使其釋放脂肪酸到人體循環中，而由人體將之分解來產生能量。吃得更聰明的部分策略就是要改變蛋白質／碳水化合物的攝取比例，藉此讓升糖素為人所用。有一份刊載於《激素與代謝研究》（*Hormone and Metabolic Research*）期刊的研究便強調了這樣的一個例子。加拿大拉瓦爾大學（Laval University）的科學家發現，不管吃的餐點是派，還是一頓牛排或魚，胰島素都會立即增加，但是卻不會有額外的升糖素。可是令人難以置信的事情是，吃完了富含蛋白質的牛排或魚的餐點，約在三十分鐘之後，升糖素的濃度會明顯驟升，但是升糖素的基準濃度卻在吃完派之後會下降更多。不過，說實在的，我很喜歡吃派（也愛吃其他的點心），但是我們總有辦法在享用這些食物之際，不只能讓負責燃燒脂肪的激素繼續發揮作用，也能確保專司儲存脂肪的激素不會失控。促進升糖素分泌的關鍵，就是要攝取較優質的蛋白質，以及改變蛋白質／碳水化合物的攝取比例（並不是指高蛋白飲食）。

到底是攝取多一點碳水化合物，還是要多一點脂肪，專家之間一直混戰不休，而蛋白質就好像是這樣的處境中的喜劇演員羅德尼・丹格菲爾德（Rodney Dangerfield），大聲說著口頭禪：「嘿，怎麼都沒有人尊重我！」另一份刊載於《營養學期刊》（*The Journal of Nutrition*）的研究顯示了，僅僅提高蛋白質的攝取量即可讓受試者的體重減輕，並且降低他們的血脂濃度。讀者現在知道這是升糖素發揮作用的緣故，不過要是胰島素運作不對勁，升糖素也會同舟共濟般地進入停擺狀態。

皮質醇

能夠激化胰島素的物質之一就是它的好夥伴皮質醇。皮質醇很像是布魯斯・班納（Bruce Banner）與《無敵浩克》（*The Incredible Hulk*），運作正常時，會顯得聰明異常、樂於助人、充滿幹勁和願意支援。只是當濃度升高到失衡時，皮質醇就只想要砸毀東西。

皮質醇可以協助人體控管血壓、調節發炎、平衡血糖、輔助甲狀腺功能等事情。然而，當皮質醇發怒時，人體的每一個系統都會一團糟，被變得過度咄咄逼人的皮質醇影響最深的便是甲狀腺功能。有一次，我與《紐約時報》暢銷作家艾米・邁爾斯醫師（Dr. Amy Myers）談話，她告訴我過多的皮質醇會如何以許多不同的方式來抑制甲狀腺分泌激素。皮質醇的出現一來會直接影響傳送至下視丘和腦下垂體的信號，使其開始減緩分泌甲狀腺促素釋素和促甲狀腺激素。二來則是皮質醇能夠把游離三碘甲狀腺素（free T3，甲狀腺代謝的「加速器」）轉化為逆位三碘甲狀腺素（reverse T3或稱RT3，甲狀腺的「煞車」）。再者，皮質醇會與名叫細胞因子（cytokines）的炎症免疫細胞勾搭在一起，使得甲狀腺受體變得對於甲狀腺激素沒有什麼反應。而這些不過是皮質醇如何讓人體的代謝機能陷入困境的一些簡要例子而已。

不論你是否進行低醣飲食，壓力都會讓你的血壓飆高，而這是因為皮質醇的作用。美國聖路易斯華盛頓大學醫學院所進行的研究證明了，皮質醇具有肌肉分解代謝效應（muscle-catabolic effect），能夠快速分解肌肉組織以做為供能燃料之用。這個過程稱為醣質新生作用（gluconeogenesis），是人類經過演化而發展出來的一種天生固有的「戰鬥或逃跑」的反應機制。如果我們實際處於非生即死的處境時，醣質新生作用就極為珍貴，如同是遇見了一頭劍齒虎——且慢，太多人都用劍齒虎來舉例，所以我要改用烏賊，因為烏賊總是超級鬼鬼祟祟的，讓人覺得它們似乎有態度方面的問題。就這樣吧，要是我們與烏賊狹路相逢而陷入非生即死的處境，我們會希望身體能將額外資源分送至血流來幫助我們逃跑（不然的話，我們就會陷入與烏賊互毆的局面，而我可不建議那麼做）。我們要不是逃跑，不然就要打到分出勝負，好讓皮質醇和其他壓力激素得以回復正常，一切安好。

今日，大多數的人都不會經常撞見烏賊、劍齒虎或任何真實的生存威脅。不過，科學家現在已經證實，大多數的人都活在慢性的輕度壓力中，而這樣的生活正透過我們從前文所了解到的許多激素相關問題，讓我們從體內慢慢地瓦解。

我們知道人類現在過的是極大壓力組合的生活，如工作壓力、財務壓力、家庭壓力和情緒壓力等，全都會加重我們的整體壓力負載，不斷地促進皮質醇的分泌。然而，諷刺的是，我們的飲食也會對身體造成壓力，導致皮質醇始終高於正常濃度。不論是攝取促發炎的食物、缺乏關鍵的營養素，或者甚至是與飲食相關的情緒，這一切都會加重同樣的壓力而使得皮質醇維持高濃度，如此一來，胰島素濃度也會居高不下，而升糖素維持在停工狀態。

攸關脂肪管理的其他激素

我們無時無刻都有近五十種激素在全身循環和傳遞訊息，而其中有數種激素與人體的新陳代謝有關。我接下來就要簡略談一下應該注意的這幾種重要激素。

不分男女，睪固酮（testosterone）都很重要，而這是因為睪固酮有助於增生和維持肌肉量。為了協助打造出健康的新陳代謝，那就要讓骨架有多一些肌肉，但是這卻是最少被人運用的方法之一。肌肉是我們身上代謝最活躍的組織。一般而言，身上的肌肉愈多，我們在活動和休息時就會消耗愈多卡路里。最不可思議的是，只要我們願意，我們天生就具備了製造出更多肌肉的能力！儘管我們往往將睪固酮視為專屬男性的激素，生物化學家席薇亞・塔拉博士卻告訴我，在每個月的許多時間，女性體內的睪固酮分泌量會多於雌激素（estrogen）。

相較於女性，男性絕對擁有較高濃度的睪固酮；相較於男性，女性確實擁有較高濃度的雌激素。不過，不分男女，若想要擁有健康的新陳代謝和整體生活，睪固酮和雌激素都很重要。

大體上，睪固酮會減少脂肪量，但是也較可能會出現胰島素抗性。男性之所以比較可能會在腹部囤積內臟脂肪，而女性之所以比較可能會在手臂、大腿、臀和髖部囤積皮下脂肪，這便是其中的部分原因。

雌激素也在新陳代謝中扮演了重要角色。美國休士頓大學的研究人員近來揭露了，雌激素的分泌過剩或不足都會使得兩性的代謝網絡失衡。異常的雌激素濃度會直接導致代謝疾病和肥胖。雌激素有數種不同的形式，而其中最具影響力的似乎是雌二醇（estradiol）。許多人都會震驚得知，要是這種雌激素的濃度低下，就會降低脂肪的燃燒、讓食慾增加，並會使得更多的脂肪重新回到內臟腹部脂肪區。另一方面，過剩的雌激素則會造成過多的皮下脂肪。而這會造成終極的隱藏陷阱，那就是囤積的皮下脂肪本身可會製造出更多的雌激素！因此，當人有了更多的脂肪，雌激素濃度也會隨之增高。

如果這還不足以讓人感到憂心的話，這些脂肪細胞竟然還有濃度很高的一種叫做芳香酶（aromatase）的酶，會實際偷取睪固酮而將之轉化為雌激素。猜猜看是什麼會調升芳香酶的活性呢？那就是老大哥胰島素。因此，我們就此了解的重點就是，倘若我們透過飲食來讓胰島素產生最大效益，我們就能同時正面地影響雌激素和睪固酮的分泌。要是我們放任胰島素失控的話，我們就會看到更多的脂肪儲存、更高的芳構化（aromatization），以及雌激素濃度異常的情況。我們想要雌激素維持恰到好處的狀態：既不多、也不少，適可而止。

人類生長激素（human growth hormone, HGH）是由位於腦底部的腦下垂體（就是外觀如小陰囊而令人訝異的腺體）所分泌的一種激素。生長激素的主要功能是促進細胞成長和修復，但是也對脂肪代謝和身體構成有所影響。這種強而有力的激素有助於脂肪分解，促進自由脂肪酸的利用，以及刺激肌肉成長。事實上，《臨床內分泌學與新陳代謝期刊》（*The Journal of Clinical Endocrinology & Metabolism*）的重點研究就揭露了，體脂肪的量與其分泌的生長激素有著直接的關聯性。

缺乏睡眠和運動是廣被認同的人類生長激素的抑制因子。不過，缺乏關鍵營養素和某些飲食方式也會讓生長激素分泌不足。不久，讀者就會學習到應該食用什麼食物來促進生長激素的分泌，以及可為生長激素帶來深切影響的進餐時間技巧。

腎上腺素是促使脂肪燃燒的一種強大激素，而這在先前有關細胞劇院工作人員的例子就已經談過。美國密蘇里大學醫學院的科學家發現，脂肪細胞具有結合腎上腺素的受體，能夠向脂肪細胞傳遞訊息，好讓儲存的脂肪釋放到人體系統以做為能量之用。是這樣的，每當我想到腎上腺素，就會想到由珊卓・布拉克與基努・李維領銜主演的電影《捍衛戰警》（*Speed*）。腎上腺素真的能讓我們的代謝巴士不斷往前行駛！不過，只要腎上腺素失控了，沿途就會造成許多損害。腎上腺素是人體的「戰鬥或逃跑」反應機制的重要部分，能夠向脂肪細胞大聲呼喊，以便釋放出能量來戰鬥、逃跑或嬉鬧。只是呼叫得太多，那可會讓腎上腺素再也發不出聲（因為腎上腺和其他內分泌器官已經受損）。我們希望腎上腺素能夠自信地歌唱，但可不想要它因而聲音沙啞好幾天、好幾個月，甚至是好幾年。時間一久，儘管腎上腺素依然會說話，只是聽起來卻含糊不清，或許有著良好的節奏，但是大多數的細胞已經不知道它到底在說些什麼。

腎上腺素是主要的燃脂激素的事實，直接點明了運動的力量可以刺激燃脂，但也有其侷限。通常人們會忽略其實可以在營養上做些簡單的調整，藉此激勵腎上腺素有健康的反應（我們會在後續第五章加以探討）。

但是我們現在已經深度檢視了一些主要的人體激素，接下來就要解析減脂的第三號損友，以便把這一切統合起來！

三號損友：食慾失調

減脂很大部分是在於能夠健康地調節食慾。我們的代謝熔爐有數個控制飢餓和滿足經驗的強大機制。讀者即將發現這些是什麼樣的機制，而且也很重要的就是了解到自己所面對的是什麼樣的狀況。

因為美國的文化鼓勵人們吃很多食物，因此許多人發現想要少吃一點兒是一件很困難的事。吃到飽的自助餐就是一個極佳例子。說真的，「吃到飽」其實應該是指人們在餐盤裡放了一堆超級怪異的食物組合。小時候的我總是會興高采烈地前往自助餐拿餐盤，放入一片披薩後，還會配上起司通心麵、一條炸魚、兩朵青花菜，再加上一塊牛排。

我的最愛是餐後的點心。竟然會讓我這樣一個小孩操作冰淇淋機？好多時候，我都會把碗裡的冰淇淋堆到高過自己的頭。當然，我還會在上頭撒上很多配料，多到看起就像是

我們減掉的脂肪都跑到哪裡去了呢？

許多的飲食和運動計畫都承諾，只要人們堅持到底就能減去更多體脂肪。不過，你是否曾經停下來想過：「我減去脂肪後，那些脂肪到底都跑到哪裡去了呢？」是不是有著代謝的失物招領處？還是說脂肪都跳脫到了平行宇宙呢？難道說果真就像是變了魔術嗎？

關於減脂的奇異現實就是一切似乎有點像是變魔術，因為我們確實無法親眼目睹脂肪離開。我們能看到脂肪排出體外最可能的情況就是身體流汗。拜聚焦卡路里的傳統健康產業之賜，我們知道只要自己願意努力運動出汗，我們就能消耗掉一些討人厭的卡路里。當我們看到汗水淋漓時，我們知道那就像是脂肪細胞正為了儲存的卡路里要分手離開而大哭一場。只不過令人遺憾的是，那並不是脂肪

消失不見的實際方式。

誠如前文所言，人體的脂肪細胞主要是由稱為三酸甘油脂的儲存能量小包所組成。當我們努力「減脂」時，我們其實試圖做的是要代謝這些三酸甘油脂。三酸甘油脂是由三種原子所組成：碳、氫和氧。唯有透過氧化作用的過程來脫去這些原子，我們才能夠分解三酸甘油脂，這就是脂肪之所以能夠消失於無形的方式。

刊載於《英國醫學期刊》的一份經過同儕評閱的研究中，科學家決定要追蹤這些原子離開人體的途徑。他們發現，當十公斤的脂肪氧化之後，其中的八點四公斤的脂肪會轉化為二氧化碳（CO_2）而由肺部排出，而只有一點六公斤會是以水（H_2O）的形式排出人體。換句話說，我們減掉的脂肪中，大約有八四％是透過呼吸而排出人體！以尿液、汗水和其他液體形式除掉的脂肪大約只有十六％。這些科學家的計算結果揭露了，肺臟才是人體排除脂肪的主要器官。要是那還不夠令人驚訝的話，你一定會訝異於這些科學家的另一項估計，那就是減去的體重約有三分之一都是發生於整夜睡眠期間的呼吸吐納之間。

就這樣，你應該已經了解脂肪與我們分道揚鑣主要發生在我們的呼吸吐納之間。西薩．米蘭（Cesar Millan）或許是狗兒溝通師，但是親愛的朋友，你正是一位脂肪溝通師。

剛爆發出熾熱糖尿病的一座火山。

我們現在身處的是食物隨手可得的一個時代。這是利弊互見，而事實是我們大多已經把身體訓練成要不斷進食的狀態：大分量、超級美味且隨時可取得的食物。很多時候，當我還在吃午餐，就知道自己已經在盤算晚餐要吃些什麼。我們的生物節律必須要重新校準，而且我們也必須盡量優化攸關食慾控管的激素。我們會在「第三部分」談論應該如何調整身體的食物時鐘，但是現在讓我們先來剖析到底是什麼打從一開始就控制著我們的食慾。

瘦體素（Leptin）

從幾近詩意的角度而言，是體脂肪控制著我們的食慾。基於我們每年能夠攝取無法計數的卡路里，身體便設計出了一套特定方式，可以通知細胞社區我們都已經儲備好了物資，並打消我們想要攝取更多食物的慾望。由於脂肪細胞保存著儲備的物資，因此就需要脂肪細胞向體內其他細胞傳送激素形式的電郵訊息，以便通知人體停止進食。電郵訊息的主旨只會有一個字詞：瘦體素。

Leptin（瘦體素）一詞源自希臘單詞「*leptos*」，意思為細小，而這種激素為人所知才不過短短數十年。在此之前，科學界普遍認為食慾過盛是與人的意志力有關。所幸我們現在已經知道，瘦體素的功能異常可能是我們面臨許多新陳代謝和食物問題的背後原因。瘦體素位居人體飽足感激素（satiety hormones）之首，可以從脂肪細胞移動到血流，進入教父的辦公室（亦即下視丘）成為食慾的主控者。瘦體素實際上會向腦部發出停止進食的訊號，因此瘦體素要是無法傳送訊息，人的天性就是會不斷地愈吃愈多。

近來的研究指出了，瘦體素不只會降低食慾，也攸關脂肪代謝本身。學習瘦體素會如何表現或受到壓抑的基本知識，對於促進我們的新陳代謝上將會有巨大助益。

瘦體素抗性

由於脂肪細胞會分泌出與本身大小相稱的瘦體素，因此人體的體脂肪愈多，便會分泌出愈多的瘦體素。根據《新英格蘭醫學期刊》（*The New England Journal of Medicine*）所刊載的資料，體重太重或肥胖的受試者實際上會有極高濃度的瘦體素，而這可能會讓我們認為這些人隨時都有飽足感。然而，其中的深層問題是，瘦體素傳送的電子郵件實在太多，多到開始被標記為垃圾郵件。當大腦的收件匣不斷受到郵件轟炸，如此一段時間之後，就再也不會讀到瘦體素所傳來的大部分訊息。瘦體素的受體會減量調控的情況即是所知的瘦體素抗性，而這是讓人在減脂方面遇到困難的主要因素。當大腦不能好好地接收來自瘦體素的訊息時，大腦會誤判人是處於飢餓狀態——即便我們儲存的能量早已綽綽有餘！

這會促使大腦為了重新取得體脂肪而改變自身的行為。大腦會命令我們要 1）吃更多東西，因為大腦覺得我們飢腸轆轆，以及 2）減緩燃燒卡路里的速率，以便顯著地降低能量消耗。因此，在此老調重彈，請告訴我，當人的整個生理狀態似乎出現自我抗拒的情形時，難道只是減少卡路里的攝取量就能夠幫助大多數的人嗎？如果我們不改善瘦體素，人在意志力與生理的戰役裡，我們根本無法讓人們足以跟自己抗衡，畢竟我們的生理總是會贏得最後的勝利。只要能夠吃得更聰明，我們就有辦法堅定且刻意地改善瘦體素敏感性（leptin sensitivity），使得大腦和身體重新連線。為了讓瘦體素的訊息重回大腦的收件匣，我們首先要處理的是打從一開始就造成瘦體素訊息被歸入垃圾郵件的附件。

在惡化前盡速解決

根據刊載於《內分泌》（*Endocrinology*）和《腸道》（*Gut*）兩份期刊的研究，瘦體素抗性與微生物群系出現發炎和異常情況有著直接的關聯性。我們先前在有關炎症的討論中就提過，腸道的損害會造成人體其他部位的新陳代謝變差（甚至連大腦也會！）。這些研究證實了，只要減輕發炎和改善微生物群系的健康，我們自然也就能改善瘦體素敏感性。

載糖快車

我們吃進的糖最後會駛入脂肪細胞，而其飆車速度之快，宛如是馮．迪索（Vin Diesel）在駕駛一樣。我真的不認為大多數的人會了解人體把糖轉化為脂肪的速度有多快，而且我們肯定都不了解糖對瘦體素的功能會造成多大的傷害。把糖送進細胞最快速的方法就是食用液態的糖，而刊載於《營養生物化學期刊》（*The Journal of Nutritional Biochemistry*）的一份研究也強調了這一點，研究人員確認了，攝取高濃縮的液態果糖會引發下視丘瘦體素出現抗性，並產生過多的內臟脂肪。

這就是碳酸飲料和果汁比其他東西更容易讓我們增加脂肪的原因。我記得母親幾乎每天都會派我到附近的統一超商，去幫她買一杯汽水機做出來的「重量杯」（Big Gulp）百事可樂，分量多到都快溢出來了。統一超商後來又推出了「超級杯」（Super Big Gulp），她也會叫我去買那些飲料。最後則是推出了壯觀無比的碳酸飲料，那就是「雙倍重量杯」（DOUBLE Big Gulp），而我的任務便是幫母親把它們搬回家。真的不是開玩笑，飲料杯大到不可能只是拿了就走，還得要把杯頂摺得如同牛奶紙盒的三角頂端。廠商想要確定你能在尖尖的頂端擠入更多碳酸飲料，但是我可沒有想到自己竟然自願參加了便利商店的美勞課。要是便利商店推出了「三倍重量杯」（Triple Big Gulp）的話，我一定也會被派去購買。糖就是會這樣，損害了瘦體素的功能後而讓人想要愈吃愈多。有些人可能會認為自己在喝碳酸飲料方面很節制，殊不知碳酸飲料可能是體重都降不下來的頭號禍首。

如果讀者覺得喝果汁應該會比較好，請從今天開始就要謹記這一點，就算是喝最愛的果汁也會像在飆快車一樣。我在Podcast「模範健康秀」（The Model Health Show）中，其中很受歡迎的一集就帶領了聽眾了解了糖的整個歷史。我們檢視了從糖一開始仍是一般人很難取得的不起眼物品說起，一直談到現今糖已經是美國文化中最普及的用品之一。我在節目中強調了一件事，就是一瓶碳酸飲料含有的驚人糖量。舉例來說，一瓶二十盎司的可口可樂能提供六十五公克的糖（相當於十六小匙那麼多！）。我在成長過程中最愛的二十盎司的百分百純柳橙汁也相差不遠，其含有五十六公克的糖（約是很驚人的十四小匙的量！）。是不是百分百純果汁並不重要，是不是含有某些維生素也不重要。那樣的含糖量會過度刺激胰島素，損壞瘦體素，還會實際打亂大腦和身體之間的溝通。如果真的想要品嚐一些果汁，那就吃一片水果，不然的話，一杯柳橙汁絕對足以把新陳代謝搞得一團糟。

媽媽，麩質一直在毆打瘦體素！

刊載於同儕評閱期刊《BMC生物化學》（*BMC Biochemistry*）的一份新近研究揭露了一些令人震驚的新資料，其研究人員發現已消化的麩質確實會讓瘦體素較難與其受體結合在一起。這也是一種取決於劑量的反應。麩質愈多，愈多的瘦體素受到阻礙。事實上，人體從一般餐點中的麵包或通心粉所攝取的麩質量，已被發現會減少瘦體素結合多至五成！

正因如此，多年以來，麩質一直被描繪成營養素中的邪惡大魔頭。麩質對麵包來說，顯然就像是電影《致命的吸引力》（*Fatal Attraction*）的女主角葛倫・克蘿絲（Glenn Close）。不過，我不希望你把自己搞得緊張兮兮的，並因而認為含有麩質的食物都不該出現在菜單上。說真的，為了許多人的安全著想，有時候謹慎地食用麩質其實可能是立意良好，尤其是在改善胰島素抗性、瘦體素抗性，或是任何與發炎有關的問題時。這是因為根據刊載於

《營養素》（*Nutrients*）期刊的資料表明了，麩質會促使名為解連蛋白（zonulin）的一種蛋白質的分泌，而這種蛋白質會增加人體腸壁的滲透性（無論是不是對麩質敏感都會如此）。我們在微生物群系的相關討論中早已說明，構成腸壁的緊密連結的功能異常是造成全身性發炎的主因，整體情況宛如電影《一〇一忠狗》中的反派角色庫伊拉·德威爾（Cruella de Vil）不斷追著那些小狗一樣。

然而，如同大多數的事物，我們需要考量多重的觀點。就連該研究的研究人員也特別提到，麩質對於瘦體素的影響會因為準備和烹調的方式而有差異。接下來在第三章，我們就會檢視大部分的人都不曾了解過關於麵包的美好一面。

只是在大多數的情況下，任意食用麩質確實會讓人體的代謝運作以悲劇收場。

飢餓素（Ghrelin）

倘若瘦體素是飽足感團隊的隊長，飢餓團隊的隊長肯定是飢餓素。飢餓素主要是胃部所生產和分泌的激素，但是也有少量是由小腸、胰臟和大腦所分泌。飢餓素望文生義就是指「飢餓激素」，而這是因為此激素的分泌會直接刺激我們的食慾、鼓勵增量進食，以及促進體脂肪的儲存。飢餓素與瘦體素各自在崗位上良性較勁，當察覺到食物供應低落時，這種激素就會讓人想要繼續進食。

當人的代謝運作正常時，飢餓素只會做著自己份內該做的事來支持代謝團隊的運行。不過，要是出現了因胰島素敏感度、瘦體素敏感度和脂肪囤積增加所帶來的損害，飢餓素可會成為一群很難擊敗的怪物。沙烏地阿拉伯的邵德國王大學（King Saud University）的科學家所進行的研究揭露了，吃完一餐之後，體脂肪正常的人的飢餓素濃度會顯著下降，但是體脂肪較多的受試者的飢餓素濃度則在餐後只會稍微降低一點。這就意味著體脂肪越多的人，會更容易受到生理方面的驅動而想要吃東西。因為血液中的飢餓素濃度較高，下視丘因而沒有得到強烈到要抑制食慾的信號，如此一來就很容易讓人過度攝取卡路里。誠心希望讀者能從中了解，這就是累積較多的體脂肪何以會造成惡性循環的另一種狀況。為了處理這樣的狀況，我們就必須要從兩個主要地方下手，指導飢餓素正當行事。

我怎麼就是覺得吃不飽呢？

當我們覺得「吃飽了」，那通常是與自己剛把食物吃下肚有關的生理感受。我們的腸道有機械式受器（mechanoreceptors），會因為被撐大而出現反應，讓人出現一種飽足感。某些食物比起其他食物會更容易觸發這些機械式受器，富含纖維和蛋白質的食物都對這一方面有所助益。《美國臨床營養學期刊》（*The American Journal of Clinical Nutrition*）刊載了一份研究，目的就是要揭示提高個人飲食的蛋白質比例對於飢餓素濃度的影響。研究人員把受試者分成兩組，一組攝取的是「足量蛋白質飲食」（趨近讓人不會出現退化性疾病的最低量），內含一〇％的蛋白質、六〇％的碳水化合物和三〇％的膳食脂肪，另一組則是採行「高蛋白質飲食」，內含三〇％的蛋白質、四〇％的碳水化合物和三〇％的膳食脂肪。研究結果發現，攝取高蛋白質比例飲食的受試者有較多的飽足感、較高的靜態代謝率（resting metabolic rate），以及較活躍的脂肪的氧化作用。這些人燃燒了較多脂肪，但是卻更有飽足感。另外一份研究則發現，單單提高每日第一餐的蛋白質比例即能降低飢餓素濃度。再度重申，當我們忙著爭辯究竟是膳食脂肪，還是碳水化合物比較重要的時候，卻往往輕忽了優質蛋白質的重要性，但是它著實對調節重要人體代謝激素具有極佳的效應。

另一方面，我們現在有全新類型的食物，但它們幾乎無法撩撥腸道的機械式受器。這些食物很容易讓我們攝取了數百卡，甚至是數千卡的卡路里，卻還不會傳遞飽足感的信號。我這裡所說的是哪些食物呢？嗯，如果讀者吃過一些奇多（Cheetos），那就肯定知道我在說什麼。其他的零嘴還包括多力多滋玉米片（Doritos）、Funyuns 洋蔥圈、Cheez-It 起司餅乾（這大概是有史以來最糟糕的食物名稱）、Fritos 玉米片，當然還有傳奇的樂事洋芋片（Lay's Potato Chip），他們的行銷廣告就誇口會「包你一口接一口」。

這些食物都會引發所謂的消失的卡路里密度（vanishing caloric density）現象。我們把東西放入口中，咀嚼了幾下就吞下肚，而東西似乎就消散而蕩然無存。美國查普曼大學（Chapman University）的食物科學家史帝芬．惠瑟理（Steven Witherly）提出說明：「如果食物很快就消融了，你的大腦會以為裡頭沒有卡路里……你就會這樣一直吃下去。」我不知道讀者是怎麼樣，但是我可以自己一個人吃完好幾包洋芋片，而且如果心血來潮的話，我可以輕而易舉地吃完一整罐品客洋芋片（Pringles）。（我完全不知道這個廠商為何會決定把洋芋片裝入網球筒，但是我猜想應該是因為這樣吃洋芋片會讓人覺得充滿了小資情調，就像是坐在溫布頓網球賽的場邊，翹起小拇指吃著一片片的洋芋片。）

由於我們沒有從食物得到實質分量，大腦因而沒有什麼理由通知我們不該再吃下去。謝天謝地，還好有所謂特定感官的飽足感的備用系統，能幫我們監控那些可能會讓大腦難以承受的濃烈且明確的味道。只要我們的味蕾受到過度強烈味道的襲擊，這個系統的反應就是會抑制我們想要再吃下去的慾望。是這樣的，這個系統已經演化而足以處理自然的強烈味道，但是從來就不是設計來處理今日人們會接觸到的最新的人工食物化學物。最成功的零食公司投注了數以百萬計的美金，打造了足以引誘我們的味蕾的複雜配方，但刻意不會註記某種壓倒一切的單一味道而讓大腦告訴我們停止進食。這就釀成了飢餓素會不斷被召喚的局面，原因就在於我們1）並沒有得到食物的實質分量，而且2）同時吃了很多味道，但都沒有真正的營養素。

味道的科學

飢餓素絕非只是一種與飢餓有關的激素而已。今日的我們已經了解到，飢餓素也攸關產熱效應（thermogenesis）、肌肉發育，以及甚至是骨骼的形成。在我們要減掉最多脂肪的任務中，最重要的就是飢餓素在偵測營養素所發揮的作用。

我們的大腦和其他器官會為了得到所需的營養素而不斷傳遞要求的訊息。Omega-3脂肪酸、鉻（chromium）、維生素C、鋅、白胺酸（leucine）、菸鹼酸（niacin）、維生素D……可以說是族繁不及備載。人類需要無數的營養素才能真的茁壯成長，而人體發出要求補給更多營養素的方式就是通過飢餓感。如果人體沒有足夠的鎂能用在肌肉功能，或者沒有足夠的鈣來幫助血液凝結，人體就會提高我們進食的慾望，以便有機會攝取到這些營養素。

我們的食物選擇和生物需求曾經一度是相配一致的。我們之所以會想要吃不同的食物，並不是因為上了癮，或是受到了人工宰制，而是出於細胞智能（cellular intelligence）。我在本書的導言就已經提過，食物確實會說某種特定的語言，而食物所說的語言就是味道。味道是食物與我們進行溝通的方式，給予我們深具價值的回饋，包括了食物裡頭實際上含有的是什麼東西，以及食物能夠為我們做些什麼。我們發展出了這種與自然食物的溝通方式，透過的是我們所稱的攝食後回饋（post-ingestive feedback）的現象。基本上，我們的身體學習到食物中的特定營養素會散發出特定的味道，而當身體需要那些營養素時，飢餓感就會迫使我們要找到那些食物。

曾經有一段時間，不同的食物嚐起來都像是不同的東西。草莓嚐起來就像是草莓，雞腿吃起來就像是雞腿，根莖咀嚼起來當然就像是根莖。食物的味道都涇渭分明。我們的味覺感測器明白其中的差異。我們不會找到有種東西嚐起來像是另外一種東西。然而，近幾十年來，科學家發現味道與特定的化學物質有關，而且其中有許多味道化學物質都能夠被分離出來。一旦分離出來之後，那些曾經一度獨特的味道就能夠用於人工調味，使得那些以往涇渭分明的味道差異開始模糊，就如同有人把奇多零食的粉末吹向我們的雙眼而視線茫茫。

草莓的味道現在不再是只能在草莓中尋得。我們可以把那樣的味道注入碳酸飲料、糖果、冰淇淋、蛋糕，甚至是水裡頭。拉麵麵條、洋芋片、豆腐等許多食物都可以嚐到雞肉味，而不再需要有貨真價實的雞肉。味道不需要完全一樣，只要能夠近似到足以攪亂大腦的一池春水，以致看不清食物所真正含有的營養素即可。

馬克．史蓋茲克（Mark Schatzker）是獲獎新聞記者和食物研究者，我們在一次交談中，他向我分享了自己在著作《美味陷阱》（*The Dorito Effect*）中的分析，他說到了味道就像是內嵌入食物的營養標籤。當身體把我們所攝入的食物味道與身體接收到的特定營養素連結在一起，我們對味道的偏好就會自動形成。我了解所有人都渴望吃點不是那麼健康的東西，只是難道我們不曾渴望吃些健康的食物嗎？或許是連續幾天狂吃披薩之後，突然就對青花菜或新鮮沙拉產生了無法抗拒的慾望。不管我們多努力地想要變成忍者龜，人類對營養素的需求就是會發揮作用，並命令我們要攝取些許營養素到身體系統之中。身體可以認出那些營養標籤，也知道可以從中獲得什麼。若要重新開啟細胞智能，並使得飢餓功能和飽足感激素發揮最大效用，復原我們的味蕾就是其中的關鍵。

攸關食慾的其他激素

讀者至此已經了解，我們確實有著一整套宛如交響樂般共同運作的激素，以便調節人體的新陳代謝和食慾。接下來要說明的是其中值得我們多加關注的一些其他關鍵激素。

多肽YY（Peptide YY, PYY）是另一種會調節食慾的腸道激素，是依據進入體內的食物類型和分量而由腸子和結腸所分泌。根據刊載於《生理學期刊》（*The Journal of Physiology*）的資料，據信多肽YY在降低食慾和減輕過多體脂肪囤積的風險方面扮演著重大角色。

脂聯素（Adiponectin）近來可謂聲名狼藉，因其是最能影響食慾和脂肪代謝的激素之一。脂聯素與瘦體素一樣，主要也是由脂肪組織中的脂肪細胞所生產和分泌（這也是其名稱的由來）。人們已注意到，這種激素有助於人體把脂肪從內臟（腹部脂肪）部位移往皮下脂肪部位。脂聯素濃度低下與肥胖、胰島素抗性和代謝症候群都有關。

不同於瘦體素的是，脂聯素雖然也是脂肪組織所分泌，但是隨著人的體脂肪增加，脂聯素的濃度反而出現下降的情形。因此，維持健康的脂聯素濃度對長期減脂是很重要的。事實上，美國賓州大學的研究人員近來發現，最佳脂聯素濃度有可能在不提高食慾的情況下幫助我們減脂。我們很快就會在下文談論有哪些食物和實踐方式能幫助我們做到這一點！

類升糖素胜肽（Glucagon-like peptide-1, GLP-1）是當營養素進入腸子時會促使主要由腸道所分泌的一種激素。我們已經發現，類升糖素胜肽會對大腦的食慾中樞發揮作用，並且減緩胃本身的清空，故而能夠在用餐期間和三餐之間提高人的飽足感。類升糖素胜肽也對維持血糖穩定發揮了一定的作用。

神經肽Y（Neuropeptide Y, NPY）是腦部之中最有效的刺激食慾的化合物。這種激素會以某種偏好的效應來刺激食慾，那就是會讓人想要吃更多的碳水化合物（沒錯，這種激素超愛吃甜食！）。法國的亨利．龐加萊大學（Henri Poincaré University）研究人員已經發現，神經肽Y也能促使人們縮短三餐的間隔時間，並延遲進食期間的飽足感。

膽囊收縮素（Cholecystokinin, CCK）是涉及消化和食慾調節的一種激素。當我們在進餐時，膽囊收縮素就會開始發生作用，幫助人體分泌膽汁來協助膳食脂肪的消化。膽囊收縮素的分泌也會提高飽足感，使人更快地感到更為飽足。如同類升糖素胜肽，膽囊收縮素主要也是由腸道中的細胞所生產，而且根據刊載於《生理學與行為》（*Physiology & Behavior*）的期刊研究，讓膽囊收縮素維持在最佳濃度可能在減少體脂肪方面扮演著重要角色。

成為提升代謝的高手

我們已經剖析了與調節新陳代謝有關的許多關鍵角色，相信已經讓讀者掌握了該有的力量。讀者現在明白了人體是如何燃燒脂肪來做為能量、我們的食慾實際上是如何受到控制，以及足以破壞整體運作的三個損友，就此終於可以與它們告別，進而挖掘自身燃燒脂肪的潛能。

在下一章，讀者會學習到一些最強大的食物和執行策略，以便付諸實行來幫助身體的代謝系統，並把燃燒脂肪的激素和酶轉換到該出現的正確位置。已經到了該提升到另一個層次的時候了，讓我們開始著手吧！

第三章

減脂要領1：支援你的微生物群系

食物不只是讓人攝取能量，更是一種經驗。

蓋伊．菲耶里（Guy Fieri）

我們在接下來的三章裡要談論一些最強大的食物、營養素和飲食祕訣，藉此讓讀者能把習得的所有代謝開關發揮出最佳功能。廣納各種不同的食物和策略將有助於讀者累積對自己有利的條件，以便獲得自己真正應得的成果。

讀者應該從前文得知，真正的減脂絕非只是為了試圖取得某些成果而對卡路里斤斤計較。我們實際上要從激素、器官和器官系統來著手，因為這些從一開始就決定了身體對於攝取的卡路里的處理方式。吃得更聰明就是這麼一回事！對於這一切，我們不只有知的權利，更有權利加以善用來打造出最好的自己。

我們所吃的食物應當要讓人得以享受，而邁向健康的過程也應當充滿樂趣。這正是為何在本書最後的「吃得更聰明三十天計畫」中，我會收錄使用許多令人驚嘆的食物為材料的美味食譜。當然，讀者並不需要等待，大可逕自添加部分的這類食物來提振新陳代謝，而且一旦懂得策略性安排一切付諸實行，讀者便可得到絕對勢不可擋的結果。不管讀者在未來會施行的是哪一種飲食計畫，我想要確保的是，讀者能具備足以維持長期減脂的三大要領。無論是採取原始人飲食法（paleo）、純素飲食法（vegan）、生酮飲食（keto）、魚素主義（pescatarian）、素食主義（vegetarian）或是其他的飲食法，這三大要領都是真正獲得成功的關鍵。本章會專注探討微生物群系與減脂之間的關係，而這將一舉改變全局。下兩章會分別深入談論具有同等強大效用的減脂要領2和要領3。這三大要領缺一不可，少了任何一個都可能會招來麻煩，不只是腰線會遭殃，連整體健康也會跟著亮紅燈。正因如此，請讀者要刻意地貫徹這三大要領，如此一來才能讓代謝開關正常運作！

支援微生物群系

人體的微生物群系確實是新陳代謝的基礎，不只是整個微生物群落的所在地，也是身體決定要如何處理攝入卡路里的第一場所。我們已經深入剖析過這一切是如何發生的，但是我還是想在這裡提供另外一個例子，來為讀者說明微生物群系的改變可以如何制止，或者是激勵我們減去更多脂肪。

在聖路易斯華盛頓大學醫學院，科學家們著手研究了微生物群系的變化是否真的能影響同卵雙胞胎的減脂狀況。他們的研究成果令人震驚，當雙胞胎有著一模一樣的飲食，而雙胞胎中體內有較高比例的厚壁菌門與較低比例的擬桿菌門的那一個，則會比另外一個吸收更多的卡路里，而且更容易發胖！

想要維持健康的新陳代謝，關鍵就是要打造出強健的微生物群系基礎。我們希望有益的細菌在腸道的住所感到賓至如歸且舒適，同時也想要把那些比較沒有助益的細菌擋在外頭的帳篷裡。話雖如此，重要的是要記得，儘管厚壁菌門的細菌在其中扮演著重要角色，但是它們並不是天生就是「反派」。只有當益菌和伺機性細菌（opportunistic bacteria）的比例失衡時，我們才會陷入代謝不利的境地。現在就讓我們來了解改造體內微生物群系的方法。

多樣化的食物

最成功的細菌群落的特點就是具有多樣化。刊載於《自然》期刊的一份新近研究揭露了，較具多樣性的微生物群系會對健康更有益。人體微生物群系的多樣性的主要驅動，即是來自我們攝取了多樣化的食物。

千篇一律的典型健身飲食終將失敗的最大原因即是欠缺了多樣化。雞肉、米飯和蔬菜，重複食用。雞肉、米飯和蔬菜，如此重複進食下去。問題就出在我們的餐點準備方面，而且我們必須開始以不同的方式來思考我們的飲食方式。這並不表示我們需要完全放棄既有的飲食架構，而是要開始每天添加或替換某種食物，如此一來，體內的微生物群落就會對我們感激不盡，甚至可能會以我們的名義舉行一場燃燒卡路里的營火派對。

交替食用如藍莓、杏仁和開心果（pistachios）等食物可以產生神奇的效用，不只會促進微生物群系的多樣性，還會讓最重要的益生菌群之一的雙歧桿菌（bifidobacteria）表現得更好。雙歧桿菌能給予協助，為我們在體內製造出重要的保護腸道的脂肪酸和維生素，而其中最重要的維生素就是葉酸（folate，又稱維生素B_9），其經證實對甲基化（methylation，這會影響到包括基因表現和脂肪代謝等一切事物）具有巨大作用，不僅會保護身體不受感染，也能抗禦脂肪肝病。此外，雙歧桿菌也會製造足以保護腸道黏膜和減輕發炎的短鏈脂肪酸。刊載於《農業與食物化學期刊》（*Journal of Agricultural and Food Chemistry*）的資料已證實了，食用藍莓可以增加雙歧桿菌，並且積極地調製整體腸道菌群的多樣性；《英國營養學期刊》（*British Journal of Nutrition*）的一篇研究也發現，食用一些無花果能改善雙歧桿菌的整體比例。

食用核桃、杏仁、無花果和巴西堅果（Brazil nuts）等各式堅果，有助於維持微生物群系的多樣性。因為我們往往只會狂吃某一種堅果，因此請記得要更常混著吃。再者，脫水過的堅果或生堅果是最佳選項。堅果若是用劣質油品炒煮過，這反而會為我們自己帶來足以損害而不是維護腸道的毒性化合物。同樣的情況也適用於我們食用各種漿果的方式。準備漿果的方式很重要，而且也要多吃幾種。目前最好是食用新鮮或冷凍過的漿果，且要避免食用果乾（果乾超級好吃，但常常含有大量的糖）。對於腸道代謝的菌群來說，藍莓絕對是真正有助益的漿果，但是偶爾換吃些覆盆子、草莓、桑椹和黑莓等漿果，則可增進菌群的多樣性。

關於多樣性和微生物群系，最令人訝異的一件事就是，人體的腸道細菌居然會隨著每年的不同時間而有極大的變化！美國史丹佛大學的研究人員揭露了，在健康的狩獵採集部落的人身上，研究發現他們的微生物群系的變化會與季節性飲食同步改變。研究人員就此有了結論，那就是腸道微生物和消化是週期性循環的，並會與自然的人類生活環境中的準確自然生物節律同步進行。問題是我們現在早已不是活在自然的人類環境，或者是持續食用在每年不同時節能自然取得的食物。我們之中有許多人一年到頭都能吃到相同的食物，而根據國際期刊《科學前沿》（*Science Advances*）所刊載的資料，這對我們的微生物群系和新陳代謝會帶來消沉的影響。根據估計，全世界的食物有七五％都是來自相同的十二種植物和五種動物。研究也發現，非洲鄉間和南美洲家庭成員的微生物群系的多樣性遠勝過歐美的家庭。

為了維持微生物群系的多樣性和新陳代謝，另外還有一個祕訣就是要刻意食用更多的季節性食物。這絕對不是說我們不該吃那些自己最愛但不是當季的食物，而只是意味著在飲食中納入更多在地的季節性食物，如此一來，我們的微生物群系肯定會很感謝我們這麼做。在「吃得更聰明」額外資源手冊，讀者將可找到資源來幫助自己辨別出哪些是居住地區的季節性食物。

根據刊載於《食物與功能》（*Food & Function*）期刊的一份研究，只不過是吃更多不同種類的蔬果，不僅就能減少致病菌群的成長，並也能有助於讓腰圍縮小。人們總是說：「要多吃蔬菜水果！要多吃蔬菜水果！」但是為什麼呢？只是因為它們「對我們好」嗎？這樣的說法並不足以讓大多數人有所改變。不過，我們現在已經更深入了解到添加更多（更準確說來是多樣化的）蔬果是如何與減脂有關，那就是對人體微生物群系所帶來的影響，還是必須重申，這可以說是我們全身新陳代謝的核心基礎。順便一提，如果讀者跟我一樣，是個多年以來都不喜歡吃蔬菜的人，那很肯定是因為從未吃過烹煮得令人垂涎欲滴的蔬菜。單調的抱子甘藍（brussels sprout）吃起來很乏味，仿若穿著一雙嶄新的卡駱馳鞋（Crocs）打籃球一樣。不過，其實只要懂得以更美味和聰明的方式來料理蔬菜，如抱子甘藍（見第四九五頁），我們可能就會重新愛上在好久以前被自己打入冷宮的某種蔬菜。

主要益生元

益菌沒有喜歡吃的食物是無法存活的。益生元好像是益菌的點心，讓益菌得以快樂到能待久一點，而且還會因此犒賞很多的代謝小費。當我想到派對上的點心，腦海就浮現了皮塔麵包搭鷹嘴豆泥醬（pita and hummus）、生蔬菜搭田園沙拉醬（ranch dressing），以及我兒時最愛的點心酥皮熱狗捲（pigs-in-a-blanket），也就是喜劇演員吉姆．加菲根（Jim Gaffigan）口中的「中西部的加州捲」。跟人一樣，不同的細菌喜歡吃不同的點心，如果讀者想要逗益菌開心的話，以下是可以添加到飲食的一些食物：

蘋果：我從來都不了解這句諺語：「一天一蘋果，醫生遠離我。」事實上，我想沒有人真的清楚。這句押韻的諺語就像是早期版本的嘻哈歌曲，而我想正是因為這樣而讓人銘記於心。蘋果（和梨子）如此得天獨厚的理由就是因為其中富含了果膠（pectin）。誠如《BMC微生物學》期刊的科學家的說明，果膠是很棒的益生元，會使得腸道細菌生產出一種極為重要的短鏈脂肪酸，即丁酸鹽。第二章已經提過丁酸鹽經證實有助於減輕發炎，並且能提供大腸中的腸細胞所需的能量。研究也發現另外一種叫做丙酸鹽的短鏈脂肪酸可以減輕發炎，甚至有助於減少內臟脂肪！必須在此說明的是，這是指人體的腸道菌群所自然生產的丙酸鹽，而不是添加到許多加工食品的化學合成的丙酸鹽，因為後者反而會讓我們更容易囤積過多的內臟脂肪。至於協助我們製造出丙酸鹽的益生元食物的極佳來源，除了蘋果，還有蒜、洋蔥、菊苣根（chicory root）、豆薯（jicama）、菊芋（Jerusalem artichoke）和蘆筍。

蘆筍：這些綠色嫩莖是極為常見的食物，富含益生元纖維菊糖（inulin）。根據刊載於《腸道》期刊的一份極佳研究，菊糖衍生的丙酸鹽已被發現能夠顯著提高多肽YY和類升糖素胜肽的分泌。讀者應該還記得前一章就已經提過，這些是調節飽足感和新陳代謝的兩種主要人體激素！

近年來逐漸惡名昭彰的另外一種類型的菊糖是果寡糖（Fructooligosaccharides, FOS），而蘆筍也含有果寡糖，此外還可在韭蔥、洋蔥和香蕉裡發現其蹤跡。但是要注意，因為相較於柑橘類水果和漿果等人們常吃的水果，香蕉整體上也含有較多的糖，因此絕對要留心這一點。請別誤會我的意思，一根熟香蕉對我們來說要比家樂氏的一片果醬吐司餡餅（Pop-Tart）來得好，只是根據個人的激素和內分泌腺的健康程度，狂吃香蕉可能對一些人來說不會是上上策。請牢記這個小祕密：越青綠的香蕉，其含有的抗性澱粉（resistant starch，我們很快會對此加以說明！）就會越多。只要在蔬果昔中加入半根青香蕉，或者在一些食譜中增加一些青香蕉粉，這麼一來即能維護有益的腸道菌叢而加速新陳代謝。

可可：刊載於《美國臨床營養學期刊》的一份隨機對照雙盲實驗的研究揭露了，富含多酚（polyphenol）的可可對人體有著極佳的益生元功效。受試者連續四週飲用一杯無糖的可可黃烷醇飲品（cocoa flavanol drink）之後，其雙歧桿菌和乳酸桿菌（lactobacilli）的菌叢比例會顯著增加，而梭菌綱（clostridia，與脂肪增加有關的厚壁菌門的一種菌綱）數目則會大幅減少。隨著這些微生物的變化，血漿中的三酸甘油脂（即血脂）和C-反應蛋白濃度（表示炎性降低）也會同時顯著減少。這就是談及人類健康時，巧克力會持續受到宣揚的另一個原因。不過，且讓我們把這件事說個清楚。我所說的並不是指萬聖節糖果版本的巧克力糖，因為這種巧克力的變種怪獸會把新陳代謝嚇到一蹶不振。這些研究談論的是最純淨的巧克力，是來自於所有巧克力源頭的豆子，也就是那些充滿著潛在健康益處的原生可可豆。

只要可可豆變質得愈多，其益處就會愈來愈少。

另一方面，談及巧克力時，黑巧克力才是比較好的巧克力。黑巧克力就是表示有高含量的原生可可，比較沒有如牛奶、糖和防腐劑等「其他物質」。與巧克力多酚（chocolate polyphenols）的研究一致的結果顯示，我們可以食用原生可可粉（由原生可可脂〔cacao butter〕壓榨，製成富含營養和纖維的粉末），或者是無糖可可粉（這是經高溫處理而成的原生可可粉）。儘管可可接觸高溫後會流失營養素，不過，誠如研究指出，這樣的可可粉還是攝取多酚的極佳來源，我們只需把它們加入奶昔、茶，或其他的烹飪食譜之中即可。

原生可可和其他食物裡的多酚宛如益生元的增效劑。多酚是植物會自然出現的化合物，而且通常與人體對紫外線輻射或病原體攻擊的防禦關係密切。根據最新資料，在我們食用的多酚中，只有五％到一〇％會被小腸直接吸收，其餘的多酚則會抵達結腸讓支援性細菌加以利用。除了黑可可，富含多酚的綠茶和橄欖油也經發現能夠幫助雙歧桿菌和擬桿菌等其他益菌群。

此處最重要的訊息就是，儘管我們能夠服用所有想要的益生菌補充品來努力改善體內的微生物群系，但是如果沒有餵食那些益菌愛吃的食物的話，它們並不會停留太久。益生元正是改造體內微生物群系的重要關鍵，而接下來所要了解的事物也是。

聚焦纖維

許多益生元都是屬於名叫纖維的範疇，這個詞彙不但範圍更廣且更容易辨識。每當想到膳食纖維，我總是會馬上想起我的祖父母。我聽到他們使用這樣的字眼，心想這是有了年紀而漸漸對流行不再敏感的人才會說的話。我記得祖母要祖父吃李子乾（prunes），我也試吃了一顆祖父的李子乾，但是隨即認為祖母一定不是很喜歡祖父。

真相是她其實深愛著他，只不過是想要確定他有強健的消化力罷了。李子乾在一九八〇年代就被視為是促進消化的聖品，而從那時之後，我們對於膳食纖維與腸道健康的知識已經有了長足的進展。

膳食纖維的實情：膳食纖維可以籠統分成兩大類：可溶性和非可溶性。膳食纖維的可溶性指的是其溶解於水的能力。因此，可溶性纖維是很容易與腸道中的水結合的纖維類型。水和可溶性纖維結合後會形成膠狀物質，有助於維持腸道黏膜的完整性、支援腸道細菌，並會對新陳代謝產生深遠影響。根據美國維克森林大學醫學院（Wake Forest University School of Medicine）研究人員所做的一項五年的研究，結果發現每增加十公克的每日可溶性纖維攝取量，就會多減掉三．七%的內臟脂肪囤積！這項研究也考量了一千一百一十四位受試者的其他生活型態因素，如抽菸、糖的攝取量，以及體能活動。而可溶性纖維顯然是讓人維持健康腰圍的最有益的物質之一。

非可溶性纖維則無法如同可溶性纖維那麼容易與水結合，反而是幾乎完好無缺地通過胃腸道，還會發揮著「體積膨脹劑」的作用。當我們想到纖維時，大多數人都會想到排便。非可溶性纖維能讓糞便有著最上相的外觀。此外，根據刊載於《營養學期刊》的資料，非可溶性纖維也擔負起了調整健康血糖濃度的重責大任。

談到最好的燃燒脂肪的營養方法，其中一定要包含兼具可溶性與非可溶性纖維的健康組合。一些最佳的可溶性纖維來源包括了酪梨、甘藷、抱子甘藍、梨子、油桃（nectarines）、黑豆、青花菜、蘋果、亞麻籽（flaxseeds）和胡蘿蔔。以胡蘿蔔為例，刊載於《英國營養學期刊》（*British Journal of Nutrition*）的一份研究揭露了，在午餐吃超過一杯分量的胡蘿蔔，研究參與者會有較長時間的飽足感，而且飢餓程度也會降低。我以前認為胡蘿蔔是從地底下長出來的錯誤東西，只有卡通裡的兔寶寶才會愛吃。然而，當我把胡蘿蔔做成正確的好吃餐點，方才找到了額外的方式去獲取寶貴的纖維和維生素A，以及能為瘦體素帶來有益影響的另一種食物。

非可溶性纖維的一些最佳來源包括了漿果、豆類、扁豆（lentils）、秋葵（okra）、菠菜、可可、甘藷、全穀物（我們隨後就會談到全穀物）、蘋果、核桃與杏仁。這些食物中有不少也含有能夠餵養和維持微生物群系的多樣性所需的化合物。但也請記得非可溶性纖維的另外一個特點，藉由影響腸道中能夠關閉飢餓激素和引發飽足感的機械式受器，這些纖維也有助減脂。

纖維影響人體組成的另一種（通常為人忽視的）方式就是協助移除體內代謝廢物。纖維不只是能幫助移除會損害細胞群的毒素，也會發揮著將過多的雌激素排出體外的作用。根據美國南加州大學凱克醫學院、位於檀香山的夏威夷大學和芬蘭赫爾辛基大學研究人員的發現，對於雌激素代謝和把重複循環的雌激素排出體外，纖維也可能起著重要作用。本書第二章就已經提過，男性和女性想要有健康的新陳代謝，雌激素是絕對至為重要的，但是體內的雌激素過多（而且無法加以適當排除的話），便會導致代謝疾病和囤積更多體脂肪。

因此，讀者應該已經了解到，膳食纖維的重要性並非只是管理廢物而已，但是這絕對不是說人就可以狂吃纖維。人體的微生物群系會漸漸地調整到能與高含量的纖維產生交互作用。纖維的攝取量增加得太快，反而會造成腸氣、脹氣、疼痛，以及一些腸胃不舒服的問題。

獲得最適量的纖維無疑是減脂計畫的一部分，但是我們要聰明以對。當前的膳食纖維建議攝取量（RDA）是二十五克到三十克，可是許多美國成年人的攝取量連一半都不到！根據《營養與營養學學會期刊》（*Journal of the Academy of Nutrition and Dietetics*）的研究，估計約只有五％的美國人現在能夠達到每日膳食纖維攝取量的要求。了解到這種情形，我們可以說任何的改善都是好的，而且我們有很多機會來改善這一方面。實際上，根據個人的身高、體重、消化健康和當下的整體健康狀態的不同，理想的膳食纖維量是二十公克到甚至是五十公克之間。重要的是務必獲取所需的量，但是不需過度攝取。

請記得，過多的纖維實際上不會促進腸道健康，反而會造成有害的影響。然而，沒有獲得足夠的纖維量，卻又會以比使用瀉藥還要快的速度而讓人體不再減脂。話雖如此，目標還是要先從食物攝取每日減脂所需的纖維量，這是因為大多數的纖維補充品往往都欠缺了食物智能（food intelligence），而食物智能可以確保腸道受到保護，我們才能從食物吸收所需的一切營養素。纖維的需求是我們需要為自己衡量的東西。不過，誠如讀者所了解的，大多數人在這方面都攝取不足，故而錯失了從中得到燃燒脂肪的驚人好處。

可溶性和非可溶性只不過是我們給予這種重要膳食纖維的兩種屬性。實際上，膳食纖維還有其他幾個類型的分類，如黏性纖維與發酵性纖維，而讀者真的需要知道的一種就是抗性澱粉。

抗性澱粉：過去幾年以來，這類膳食纖維已經引起了研究人員的極大注目，而這是有充分理由的。刊載於《美國臨床營養學期刊》的一項研究發現，抗性澱粉對於改善胰島素敏感性具有深刻的效用。刊載於《營養素》期刊的另一份研究則揭露了，對於體重過重和肥胖的受試者來說，從早餐和午餐所攝取的抗性澱粉會顯著降低晚餐的食慾。同樣的道理，這種資訊把幫助調整新陳代謝和食慾的力量交回到個人手中，而不是隨意地告訴一般大眾要減少攝取卡路里，或者是向飢餓感宣戰。抗性澱粉是另一類沒有被善加利用的營養素，有助於人體的微生物群系和新陳代謝，但是到底什麼是抗性澱粉呢？

澱粉是我們從現代飲食中所攝取碳水化合物的主要類型。澱粉就像是帶著收費通行證開快車，不只會飛快進入血流，也會提高血糖。另一方面，抗性澱粉是種抗拒消化的澱粉，故而會直接通過消化道，而不至於跳離進入血流之中。就像是可溶性且發酵性纖維，抗性澱粉能夠餵養和維持腸道的益菌群。抗性澱粉會把跟壞菌在腸道打仗的益菌帶走，移居到較可長久安住的處所，像是洛杉磯最富有的貝沙灣地區（Bel Air）。我們談過了青香蕉／青香蕉粉富含抗性澱粉，其他高含量的食物來源包括：木薯（cassava）／木薯粉、各種豆類（尤其是白色的豆子）、燕麥、玉米、山藥、馬鈴薯澱粉和腰果。

至於所有這些富含抗性澱粉的食物顏色，不知道讀者是否注意到任何饒富興味之處？這些食物外觀往往都是屬於白色、淺褐色和黃色色系。這提醒了我們一件事，即天然食物的顏色通常是其內含營養物質的有用指標。不過，我還是要再次強調，我們需要在飲食中納入各種不同顏色、味道和功能性的食物。

此外，某些澱粉類食物只要煮熟並完全冷卻，便能產生巨量的抗性澱粉，這類食物包括了健康的倡議者通常避開不談的兩種食物，那就是白米和白皮馬鈴薯。如果白米和白皮馬鈴薯先煮過、冷藏，等到要食用時再溫熱，這麼一來即可降低對血糖的影響，也能增加足以支持微生物群系的抗性澱粉量。這一點是要讓讀者了解到，不只是食物本身而已，我們如何準備和利用這些食物也會造成差異極大的結果。我並不是說白米和白皮馬鈴薯是明星級的健康食物，只是要指出既然無數的人已經仰賴它們維生好幾個世紀，故而其中必然有著超乎我們理解的道理。

我們的食物帶著許多面具，而我們需要更加注意一些必吃的膳食纖維食物。接下來且讓我們一一剖析。

麵包

對於許多營養專家來說，麵包已經如同食物界的美國藝人冰塊酷巴（Ice Cube），是讓每個人又愛又恨的麵糰主食。確實是如此，甚至還貼上了家長指導標籤（parental advisory）。我有幾位朋友和同僚都寫了完整專著，論述現代小麥的祕密有害生活。關於今日的小麥及其柔軟的麵糰產物，有充分記載指出其內含抗營養物質，以及足以破壞人體健康具潛在問題的化合物。可是整個情況真的是這樣嗎？還是說麵包不分青紅皂白就被狠狠挖苦一番呢？

麵包（和一般小麥）最大問題是與所謂的凝集素（lectins）的一種植物防禦機制有關。讀者可能會這麼想：「植物為什麼需要防禦機制呢？」是這樣的，植物就像地球上的所有其他生物，也有著想要存活和延續物種的驅力。不過，植物受到威脅時，無法像動物一樣拔腿逃跑，因而就演化出自身的天然防禦，也就是含有大大小小的毒物，藉此阻止動物食用或暴吃它們。有些植物會與特定動物發展出一種共生關係，讓動物吃了排便之後，幫它們把種子散布到其他地方（動物的糞便順帶可以做為一些有機肥料）。不過，不同的動物有著不同的消化力來處理不同食物。而人類似乎與現代小麥中凝集素的關係並不十分融洽。

《英國營養學期刊》所刊載的資料揭露了，小麥含有的凝集素是小麥胚芽凝集素（wheat germ agglutinin, WGA），有能耐完好無損地衝破腸道黏膜而進入人類的體循環之中。消化的主要目的是要把食物顆粒分解成可使用的微粒，接著就會被腸腔（intestinal lumen）的微小通口拉入吸收。然而，小麥胚芽凝集素卻是帶著火箭炮出現並宣告：「我要自己打出一道門來。」研究人員發現，小麥胚芽凝集素的這種侵入性活動會對免疫系統造成損害，也會導致發炎等更多問題。

不過，請跟著我一起繼續了解下去，因為小麥的故事將會出現可能讓人出乎意料的轉折。接下來就讓我們先來了解被視為現今世界中的惡劣東西……那就是麩質。

麩質增加，健康降級

麩質似乎是當今營養的頭號敵人。包括了洋芋片、身體乳液和調味水等一切事物，上頭都貼上了無麩質的標籤，想要向人們傳達大可放心安全使用的信息，因為裡頭都不含麩質。市場營銷人員把原先立意良善的東西搞到後來幾近荒謬的程度，已是司空見慣。我在前幾天就看到有家咖啡館不只是賣咖啡，還提供了無麩質的無線網路。

老實說，對麩質採取謹慎的態度是具有堅實的科學基礎，甚至有無數經過同儕評閱的研究都詳載了，對於本身罹患乳糜瀉（celiac disease）自體免疫性疾病的人來說，麩質會帶來極度的傷害。對於這些人來說，接觸麩質會導致劇痛、發炎、骨質疏鬆症（肇因於營養不良）或更糟的情況。對於乳糜瀉的病患，看似無邪的一塊麵包可能就是一顆炸藥。

除了乳糜瀉的一些疾病，麩質還有一些讓人非常關切的問題。例如，組成小麥麩質的蛋白質之一是麥膠蛋白（gliadin），而這種蛋白質已被發現會引起腸細胞分泌出解連蛋白（就連沒有乳糜瀉的患者也會！），我們在第二章就已經提過這一點。這之所以令人擔憂，那是因為解連蛋白不只聽起來像是《星艦迷航記》（*Star Trek*）的外星物種，也會對腸道黏膜帶來一些相當怪異的影響。

解連蛋白能調節腸道通透性。當麥膠蛋白出現時，解連蛋白就會開始拆解腸道黏膜的緊密連結，使得麥膠蛋白和其他麥類蛋白質得以完好無缺地進入血流。威廉·戴維斯醫師（Dr. William Davis）是內科醫師和《紐約時報》暢銷作家，而他告訴我只有少數東西能夠像麥膠蛋白，具有敲開不該進入的地方的開鎖能力。因此，無論是否罹患乳糜瀉，麩質都能破壞腸道黏膜，進而造成包括了發炎和自主免疫等方面的一連串問題。

這讓我們不禁要問：「麩質到底是什麼東西？」嗯，簡單來說，麩質是可以在如小麥、裸麥、大麥和斯卑爾脫小麥（spelt）等穀物中發現的一種蛋白質家族。就食物的功能性來說，麩質能讓麵糰具備如同純熟的瑜伽老師般的柔軟度。當我們看到有人用頭頂著披薩麵糰漂亮地轉圈時，那就是拜麩質之賜的緣故。

有個小麥和麩質的趣聞：數世紀以來，人們都是使用小麥粉來做成最受歡迎的黏著劑，用途包山包海，如可以做出藝術品和工藝品，或者是張貼即將在皇家城堡舉行的格鬥比賽海報。人們利用小麥的黏性潛能，做成了大家可能都耳熟能詳的漿糊小產品。

雖然其他植物也可以用來製成漿糊，但是麩質使得以小麥做成的漿糊具有卓越的黏性。時間一久，小麥粉漿糊中的麩質會與蛋白質相互交聯（cross-link），使得黏著劑極難鬆脫。在生物學中，過度的交聯作用會製造出更多的糖化終產物（advanced glycation end products, AGEs），而導致如動脈粥狀硬化（atherosclerosis）等疾病。在這個令人信服的觀點之下，研究指出了麩質和麵包可能並不像先前認知的那般良好。不過，如果真要說些什麼的話，麩質絕對是種多用途的東西，而這是我必須要指出來的。我們可以先用它把照片黏成拼貼畫，接著轉身用它來做可頌麵包。不然的話，pastry（糕點）這個稱呼是從何而來呢？（譯注：此意指與「paste」（漿糊和黏貼）的字源相同）先用基本材料調製麵糊，再加入一些糖、乳製品和其他配料，如此一來，我們就為愛吃甜食的自己做出了一些可口的點心。Pasta（義大利麵食）也是相同的字源。以麵糊為基底，東加一點西加一點，這樣就做出了心中所愛！

儘管現在這麼說可能聽來很奇怪，但是人類已經享用這些食物好幾個世紀了，不可能真的那麼糟吧，是不是呢？這可以簡短回答：不是的。

一體兩面

首先要特別說明的是，人類祖先所食用的琥珀色穀物並不是現今充斥在商店架上的小麥種類。小麥已經經過了數千年的自然演化，但是並沒有太大的變化。然而，就在距今數十年之間，小麥的組成受到農業科學家的影響而有了劇烈改變。小麥品種經過雜交和基因操作，使其得以抗拒環境狀況的變化，對抗病原體，以及（對食物製造商來說是最重要的）提高成長速度和每英畝產量。這樣的操作根本上使得人類的微生物群系要面對從未見過的食物，進而導致我們在近年來看到越來越多人有乳糜瀉和麩質相關的過敏症狀。這是主要與小麥變得不再天然的真實情況。

不過，較優質的小麥對我們真的會比較好嗎？儘管有著不明確的屬性，到底這樣的小麥是否會帶來一些健康益處呢？因為關於小麥胚芽凝集素的科學，以及像是植酸（phytic acid，這會阻礙如鋅等營養素的吸收）等其他問題的緣故，多年以來，我視小麥猶如瘟疫般避之唯恐不及。我似乎因為不吃小麥和其他富爭議性食物而整體更健康，畢竟這些食物已被認為具有讓腸道致命一擊的副作用。儘管如此，似乎是突然之間，我開始出現了食物敏感的狀況而不由得擔心起來。

我已經食用多年的食物，如羽衣甘藍（kale）和腰果，突然間都開始讓我出現疼痛、脹氣和偶爾會噁心的消化不良狀況。讓我不舒服的食物清單在幾年之間持續不斷增加，而我的解決之道就只是不要去碰那些食物，因為除此之外，我覺得自己還算正常、健康和活力充沛。當我突然間意識到自己吃東西的時候會緊張不安，我變得只吃屈指可數的幾種「安全食物」，在我吃那些食物以外的東西時，我覺得好像是在憑運氣決定輸贏一般。這種情況必定事出有因，而這讓我知道是該找出真相的時候了。

當我寫下這些文字的這個時刻，我已經在健身領域工作了近二十個年頭。在這段期間，我很自豪的是自己告訴別人的事物都會先自行測試過。如果不是我親身體驗得知的東西，那麼我就無法誠信地衷心向別人推薦。因此，我花了幾年的功夫在試驗不同的飲食方式、食物和補充品，如植物性生機飲食、雜食性生酮飲食、近一個月的果汁飲食，以及介於這些之間的一切飲食計畫。我必須了解飲食計畫的作用、實施時的感受，以及每項計畫的優缺點，如此一來，我才能觸及和幫助許多人。只是利用我的身體來經歷所有的這些實驗，結果就是讓體內的微生物群系快要舉手投降。

與其繼續與不同食物玩著俄羅斯羅盤，碰運氣看看我該擔心什麼食物、而什麼是不需在意，我後來決定接受一些先進的微生物群系檢測。只要做了正確的檢測，我們就可以找出是什麼盤據著體內的生態系統，看看到底是什麼細菌、酵母、病毒或者甚至是寄生蟲。當檢測結果回來之後，出乎我的意料，我竟然有很嚴重的腸道微生態失調（gut dysbiosis）狀況。根據同儕評閱期刊《健康與疾病的微生物生態學》（*Microbial Ecology in Health and Disease*）的定義，所謂的腸道微生態失調，是指腸道細菌、其代謝產物和宿主的免疫系統之間關鍵互惠關係的崩解。直接了當說來，就是伺機性細菌在體內過度滋長，但缺少了有助抑制這些壞菌的關鍵性益菌菌株。我很想知道到底問題出在哪裡，但是卻再次對於解決之道感到訝異。

與我一起解決這個問題的醫生友人讓我從另外一個角度了解到，餵養人體益菌對的食物的重要性。我不僅攝取了對的東西來消除含量很高的病原菌株，也食用益生菌和益生菌食物來提高益菌的含量，但是當我在幾個月之後重新檢測，檢測結果卻幾乎沒有什麼變化。我的醫生友人與我一起看了檢測報告，我們兩人都知道，我並沒有完全遵從他在我們第一次看報告時的建議。他問道：「你有照我的建議去吃豆類和麵包嗎？」我心裡想到的都是這兩種食物的負面資訊……凝集素、抗營養素……這絕對不可能如他所建議的一樣來幫我解決問題。他再次重申：「如果你可以吃這些抗性澱粉的食物，再加上你現在在做的好的事情，情況很快就會完全改觀。」他並不是要我食用人工制式的東西。他懇求我暫時拋開懷疑，要我每週吃幾次一、兩片發芽穀物麵包（不含任何基因改造食材和人工添加物的有機麵包），而在其他的日子就吃各式豆類和糙米（這也是我避免食用另一個抗營養素的知名來源），再來看看結果如何。

我心不甘情不願地照做。才幾個月的時間，我的消化不良和食物敏感的狀況全都消失了。我的檢測結果顯示驚人的成效，而在多年之後，我的消化功能變得健康、有效率又強健。事實證明，某些穀物（即使含有麩質）能發揮極佳的抗性澱粉功效，因此對有些人的體內益菌是有幫助的。

至於麩質、小麥胚芽凝集素和植酸等物質可能產生的負面效應，我們該怎麼處理呢？我在第二章提過一份刊載於《營養素》期刊的研究，文中證明了麩質是如何促進解連蛋白的分泌（其會增加腸道黏膜的滲透性）。不過，我也特別說明，那些研究人員更證實了麩質的準備或烹煮方式會改變其對人體的影響。不少研究使用的是從穀物中分離出來的化合物，而非是本身以傳統方式所備妥的原型食物。以歷史的角度來看，做麵包的時候，一般都會讓穀物發芽和（或）發酵後再烹煮。這些程序能夠減少其中數種抗營養素的含量。除非是《頑童歷險記》中的哈克（Huckleberry Finn），不然的話，根本不會有人口裡嚼著生麥子到處跑來跑去。《食品控制》（*Food Control*）期刊中的一份研究即證實了，只要經過烹煮程序就可以破壞小麥胚芽凝集素。最近刊載於《營養素》期刊的另一份研究也發現，在煮過的全麥義大利麵條中，小麥胚芽凝集素的濃度可以說是完全偵測不到。對了，我們也不能忘了植酸的問題。根據《農業與食物化學期刊》中的一份研究，讓穀物發芽是減少植酸和促進營養素吸收的有效手段。

整體來說，與商店架上的大多數穀製食品相較，發芽過和（或）發酵過的穀物（尤其是未經人工改造的原種穀物〔heirloom grains〕）實在是好上太多了。大多數穀製食品都是高度精製而成，並含有人體會快速消化極大量的糖，而這會讓病原菌大量孳生，如此一來肯定會讓人的新陳代謝遭殃。不過，刊載於《英國營養學期刊》的一份資料則證實，對於沒有麩質不耐症的一些人來說，食用正確類型的全穀物能夠大幅提高雙歧桿菌和乳酸桿菌等有益菌群比例。刊載於《公共健康營養學》（*Public Health Nutrition*）期刊的一份歷時十六年的統合分析（meta-analysis）就發現，偶爾吃數份全穀物的研究參與者會有較低的身體質量指數（body mass index, BMI），以及較少的內臟脂肪。

在此要清楚表明，我並不是要你跑去買東西回來製作義大利麵三明治（我真的在好幾次的家庭聚會上看過有人吃這樣的東西）。對一些人來說，就算只是輕微接觸到穀物裡的抗營養素就可能會有問題。不過，我們需要努力讓自己不要如此黑白分明地看待事物，不然就會錯失可能的一切美麗顏色。數位健康專家堅稱：「只要能夠不吃麵包或其他含有抗營養素的食物，你所有的問題隨後即可獲得解決！」然而，遵循任何會損害自身健康的飲食方法實在是很蠢的事。我們每個人都需要採行更聰明的手段，並且容許為了對自己有好處的事而有些彈性，不論是為了當下的自己，或者是未來的自己。我們的健康是宇宙中最善變不定的事物。不論是粒線體、微生物群系、心臟或是激素，我們體內的一切都會不斷地自我變化、演變和重塑。我們所選擇的食物因此必須回應和支援這樣的情況。

還是必須再次說明，倘若你不確定身體對於麵包或其他穀物食品會如何反應，迴避這類食物很可能會對你的身體和新陳代謝功能助益良多。我現在幾乎不太吃麵包，但是我並不反對人們去做對自身健康有益的事情。如果你相信麵包在營養世界的角色彷若是電影《星際大戰》裡的黑武士達斯維達（Darth Vader），那就乾脆不要吃。不過，倘若你覺得麵包就像是英俊的反英雄韓索羅（Han Solo），只要是較傳統方法做出來的麵包，那麼你大可不拘束地偶爾吃一些。我不過是提供你相關的事實，接下來就請你依據自己當下的狀況來做出最明智的抉擇。

以碳水化合物為主的穀製食物還有其他一些令人擔心的問題，例如，這類食物可能會對胰島素造成的攻擊性影響。根據我在大學課程學習到的建議，人每天可以吃七份到十一份的全穀物。對大多數人來說，這其實是相當不妥當的建議，只要看一下這類食物對血糖和激素健康的影響就知道了，甚至純粹是每日的建議攝取量都是毫無科學根據。那是有人捏造出來的。這種建議很可能是這麼來的：

政府人員1：嗨，比爾，我已經休息完回來了。你現在在搞什麼啊？

政府人員2（比爾）：嗯，我只是試著要為這個新的食物金字塔想出一些數字。你休息的時候去了哪裡？

政府人員1：喔，我只是去統一超商買了熱狗和超級杯飲料。

政府人員2：這就對了！你真是個天才。就是七份到十一份！

政府人員1：蛤？你又把酒加到咖啡裡一起喝嗎？

政府人員2：是呀，但是那跟這個沒有什麼關係。每天七份到十一份的全穀物，聽起來挺不賴的。那就是我們建議每個人應該遵照的整個飲食金字塔的基礎。

政府人員1：聽起來不錯哦，比爾。很高興我能幫上忙。

不管傳統穀物會造成潛在的消化問題，也不管所有的澱粉會導致激素混亂的效應，這就是短短幾年前最高教育機構會教給學生的東西。儘管我們現在已經有了長足的進展，但更美好的是，我們不再需要等待傳統的健康教育系統提振起來。我們所具備的吃得更聰明的知識，讓我們早已奪得先機，握有在未來多年持續茁壯的工具、策略與洞見。請謹記在心，如果你因此受到了啟發，希望接受體內微生物群系健康的簡易檢測，我在「吃得更聰明」額外資源手冊所推薦的資源隨時歡迎各位點閱。

簡述豆類

豆類是遍布世界各地數百萬人的另一種主食。雖然豆類也是以碳水化合物為主的食物，但是與其他許多植物性食物相較，豆類不僅提供了較高比例的蛋白質，也是抗性澱粉的潛在極佳來源。不過，豆類可能會為人體帶來許多包袱（若是打開包袱，你會發現裡頭充滿了凝集素）。根據美國疾病管制中心（Centers for Disease Control），美國境內約有二〇%的食物中毒案例的肇因都是因為未經適當烹煮的豆類所含的凝集素。讀者應該知道這首美國老歌：「豆子，豆子，對你的心臟很好，可是要是煮的方法錯了，你就會被送往急診室了。」

我的朋友史提芬．岡德里醫師（Dr. Steven Gundry）是《紐約時報》暢銷書第一名的作家，他一再重申：「只要你能移除豆類裡頭討人厭的凝集素，豆類其實是抗性澱粉（這是你的益菌叢可以善加利用的東西）的極佳來源。」岡德里醫師很擔心那些被自己稱為「《義大利麵—穀物—豆類—亞特里亞人」（pasta-grain-bean-atarians）的病人，因為這些人致力於健康的植物性飲食，但是卻很難不食用這些標準的蛋白質來源，儘管這些東西會讓他們生病。雖然他證實了大多數的人最好是別吃穀物，但是進一步研究豆類之後，他發現我們其實可以運用一些不同的手法來有效祛除有問題的凝集素。

他強力提倡利用壓力鍋來烹煮豆類，而這正是破壞凝集素最有效的方法之一。不同類型的壓力鍋其實已經為人使用了好幾百年。不過，今日的科技（依據的是傳統烹煮方式）實在是棒極了，壓力鍋可以是你的最佳廚房夥伴。減少和（或）除去豆類內含毒素的其他方法包括：1）烹煮豆類前先放在水裡浸泡數小時，以及2）使用傳統的鍋子或慢燉鍋等器具來煮豆子時，務必把豆子煮到完全熟透變軟。沒有煮透的豆子就表示依然內藏著凝集素。

如果豆類是你喜歡的食物，你若是確認豆子都煮透了，就可以借助以下幾個方式來達成減脂任務：

我們先前討論過一些很棒的資料指出了，相較於厚壁菌門，腸道中有較高比例的擬桿菌門，這直接關係到身體組成的改善和減少體重的增加。豆類正是能夠增加體內擬桿菌門的最佳食物之一。此外，《營養學期刊》刊載了在美國加州大學戴維斯分校所進行的一份研究則表明，豆類的纖維能夠大幅增加膽囊收縮素。讀者應該還記得，膽囊收縮素具有調節食慾的重要作用，甚至在減少體脂肪含量方面也扮演著關鍵角色。這似乎也是《美國臨床營養學期刊》刊載的一份新近研究的重點。相較於飲食中不含任何豆類的受試者，飲食中有豆類、扁豆和（或）鷹嘴豆（chickpeas）的參與者（甚至不是採行限制卡路里的飲食！）到最後會減去顯著較多的體重。在此重申，膳食纖維是減脂步驟準則中的重要一環，攝取不同種類的纖維正是其中關鍵，不論是來自綠葉蔬菜、澱粉塊莖、煮到熟透的豆類或穀物、堅果和種子，或低糖水果，相信讀者現在都了解膳食纖維為何如此重要的原因了。

接下來的食物類別不僅足以強化微生物群系，還能進一步增進代謝健康，就讓我們開始來探索吧。

米寶貝

在我上大學的時候，我的教授們所倡議的最堅持的營養規則之一就是不要吃「白色食物」，並要改吃全穀物的食品。我們最常被告知要拒食的食物就是白米。我明白其中的道理……白米只有少量的維生素和礦物質、少量的（傳統的）纖維，而會讓血糖驟升的澱粉含量則很多。但是這卻讓我當下產生了疑問，畢竟世界各地不同文化的人都吃白米吃了好幾百年了，難道人們都不知道這件事？難道白米只是看起來比較有吸引力？為什麼他們要移除米裡面看起來最營養的部分呢？

許多世代以前，人類的祖先開始剔除讓米呈現棕色的那些部分（麩和胚芽），並且改吃脫殼後的白米。這並不是因為無殼的白米比較有吸引力，而是因為麩和胚芽含有麻煩的腸道刺激物質。食用脫殼的米是讓人不會消化不良就能獲得卡路里的簡單方法。我的大學教授和當時的大眾營養學界並沒有考量這一點，糙米才會受到讚揚，從原先殞落的米食國王再次重登營養豐富的纖維寶座。

沒錯，讀者已經從這本書了解到，冷卻的白米具有令人意外的抗性澱粉屬性，而且其所含的潛在腸道刺激物質也會消失。這是白米要爭奪王位的幾個優勢，只是糙米可不是省油的燈，兩、三下就能解決掉。實際上，糙米確實比白米含有高出許多的營養素，如硒（selenium）、鎂和鋅，當然還包括了纖維。問題是潛在的抗營養素會擾亂一些人的消化功能，甚至還會阻礙營養素的吸收。

在白米和糙米的競爭中，哪一個會勝出呢？是這樣的，結果要端視各位的營養目標是什麼，以及烹調米的方式。如果希望快速獲得碳水化合物和抗性澱粉，而且不想要攝入糙米可能含有的抗營養素，那麼白米就是你的選項。但是倘若想要吸收較多的營養素和纖維，同時享受粗硬的口感，那就要選擇糙米。我在此只想建議讀者要購買發芽糙米，或者自己浸泡糙米使其發芽，藉此大幅減少潛在的腸道刺激物質。使用壓力鍋來烹煮糙米也是降低潛在抗營養素的有效方法。

益生菌食物

我在一所大學工作了好多年，因而有機會與來自全世界的人共事。我總是會問對方一個問題：「你的國家有哪一種發酵食物或發酵飲料？」無論是肯亞或中國、巴西或德國，每一個文化都有著某種以傳統方式做出來的發酵食品。聽到種類是應有盡有則讓我深深著迷，也不斷讓我猛然意識到，人們珍視這些發酵食物（cultured foods）已有數千年的歷史，甚至在名稱中都蘊含了其文化（culture）淵源！

歷史上的文明無不珍視發酵食物所帶來的好處，而我們透過今日的科學分析才終於了解箇中緣由。我們先前已經談論過，益生元和纖維是能讓體內益菌叢受到保護和為其接納的物質。此刻，我們要來認識一些富含益菌叢的益生菌食物，以便促進體內新陳代謝和整體健康。

辛奇（kimchi，舊稱泡菜）

近幾年來，人們已經大量研究了辛奇值得注意抗肥胖的益處，而這也使得辛奇在發源地韓國之外日漸廣受喜愛。辛奇是以甘藍為基底的發酵蔬菜所做成的辛辣配菜，並且可以搭配各色各樣的其他食材，像是生薑、蒜頭、白蘿蔔、胡蘿蔔、紅辣椒、魚露、青蔥等物。《營養研究》（*Nutrition Research*）期刊中的一份經同儕評閱的研究發現，相較於只吃未發酵甘藍的受試者來說，食用辛奇的參與者的體脂肪、腰臀比例和空腹血糖都會明顯減少。當細菌與辛奇碰到一塊時就會發生很酷的事，對於我們的新陳代謝有著正面的效應。

我之所以會熱愛辛奇，其中一個原因就是這是益菌叢的極佳來源，而且還含有蔬菜纖維。辛奇是今日好多人都懂得善加利用的食物，可以自己醃製，也可以在許多純正的餐廳取得，或者是在許多雜貨店找到罐裝的辛奇，而店裡冷藏辛奇的附近區域還可以找到與它近似的德式酸菜（sauerkraut）。

德式酸菜

在成長過程中，德式酸菜是我還會看到身邊成年人食用的食物，而我就是不知道他們為什麼吃德式酸菜。「這是要告訴我，可以吃起司通心粉的時候，你們卻要吃那種看起來古怪的臭東西嗎？謝謝，恕不奉陪！」事實是有幾百萬的小孩每天都會吃德式酸菜，只不過我被灌輸的是盒裝餐點的文化眼界。要是能正確醃製，德式酸菜其實相當好吃。此外，同樣重要的是，德式酸菜擁有一些獨一無二的極佳健康益處。

做成德式酸菜是最常見也最古老的保存甘藍的方式之一，其歷史可以回溯至西元前四世紀。德式酸菜不只是富含了維生素和礦物質（如維生素C、維生素B、維生素K和鐵），而且也是纖維的極佳來源。這些營養素都對健康的新陳代謝有所作用，但是德式酸菜本身還有一些更具體的作用。刊載於《公共科學圖書館：綜合》（*PLOS ONE*）期刊的一份研究發現，透過調節肝臟與脂肪組織中與新陳代謝和發炎有關的基因，德式酸菜中的益生菌株（乳桿菌屬〔lactobacillus〕）可能會抑制脂肪增加。細菌不只是人體新陳代謝的助手而已，同時也會影響到人體的基因表現！

在本章前文，我們已經談過讓體內的微生物群系具有多樣性來幫助新陳代謝是相當重要的事。《應用及環境微生物學》（*Applied and Environmental Microbiology*）援引的期刊研究表明了，一份德式酸菜可以提供三十種左右的不同菌株。不過，千萬不要買經過巴斯德氏殺菌法處理過的現成德式酸菜產品，因為其中絕大多數的益生菌都已經被消滅了。一般來說，富含益生菌的德式酸菜都會放置在店內冷藏區，但是還是要閱讀標籤來加以確認，另外也要留心避開不必要的添加物和防腐劑，原料應該就只有甘藍、水和鹽。有些品牌可能會為了美觀而加了其他蔬菜，但是正宗的德式酸菜不會含有任何人工添加物。

優格

我在想的是幾千年前有人第一次吃到發酵乳製品的情形，大概會是以下的大哥與小弟的情景。

大哥：嘿，牛奶又酸掉了。我賭你還敢不敢喝一些。

小弟：老兄，才不要咧！真噁心。

大哥：喝嘛……你要是敢喝的話，我就讓你明天穿我的新腰布去上學。

小弟：一言為定！

不管到底是如何的情況，有人在數世紀之前就發現了，發酵乳所產生的益菌具有一些顯著的健康益處。優格是用發酵過的奶汁製成的食物，而讓奶汁發酵的主要是乳酸菌和雙歧桿菌等益菌。《英國營養學期刊》所刊登的一份新近研究在許多受試者身上發現，食用優格能夠降低慢性發炎和內毒素暴露（endotoxin exposure）的生物指標。讀者應該還記得發炎是會讓「體脂肪增長的三個損友」之一，而研究人員假定優格能夠增進腸道黏膜的完整性而舒緩發炎狀況。

另外一項由康乃狄克大學研究人員所進行的研究則揭露了，優格擁有某種奇特且意想不到的超能力。研究人員給了受試者一些高熱量／低品質的垃圾食物當早餐。他們的目的是「向受試者的新陳代謝施壓」，藉此了解要是這些人先食用優格是否會有任何影響。一組受試者在進餐前會先吃一份優格，而另一組的人吃的是一份不含奶的布丁。所有的受試者接下來被指示要吃一頓九百卡路里的早餐，如同一般速食餐廳會提供的餐點——兩份香腸比司吉和兩塊炸薯餅。研究人員要求受試者要先禁食幾個小時，以便餓到能把餐點都吃下肚，接下來會花幾個小時監測他們的生物指標。以下是他們的研究結果……

餐前先吃優格的受試者明顯減少了某些內毒素標記（內毒素是會與細菌的細胞壁結合的有毒物質）。研究人員也注意到，比起食用優格組別的人，肥胖的參與者的餐後血糖濃度會更快回降到基線。這表明了這種發酵食物足以改善某些人的葡萄糖代謝作用。

不過，優格是個相當籠統的用詞，就像是有人稱自己是藝術家一樣。藝術家可以涵蓋了雕刻家、音樂家和賽百味（Subway）的「三明治藝術家」等一切人物。我要說的並不是哪些才稱得上藝術家，但是這些人物肯定都各不相同。同樣的道理，優格也有這麼多不同的種類，想跟上種類增加的速度也不容易。市面上有無脂優格、低脂優格或全脂優格，也有含糖優格或無糖優格。不只有推銷給孩童吃的人工調味和添色的優格，還有行銷給在高中讀過必讀的《奧德賽》（*Odyssey*）的人的希臘優格。此外，還有有機優格、含有活菌的優格、草飼乳製品的優格，以及非乳製品製成的優格。容我再說一次，優格是個非常籠統的字眼，因此渴望吃些優格的時候，請留意以下事項。

根據包括超過一萬八千名女性受試者的一項多年研究，相較於食用低脂乳製品的研究參與者，攝取較多的高脂乳製品（也包括優格在內）的人的體重比較不會增加。如果符合喜好的話，請吃全脂優格，不只對激素比較好，也對微生物群系比較好。此外，試著吃天然甜味的低脂或無脂優格，否則的話，胰島素濃度可能會飆高。許多傳統優格實際含有等同兩個糖霜甜甜圈的糖量。我們內心裡的荷馬．辛普森（Homer Simpson）知道甜甜圈是怎樣的東西，只不過有許多優格都被包裝成健康的模樣。當你下一次光顧在地的雜貨店或是辛普森超市 **Kwik-E-Mart**，千萬別中了圈套。你可以自己加入新鮮水果或低升糖天然甜味劑，如此一來不用加糖就能讓原味優格更加美味。此外，潛在過敏原會破壞而不是促進健康，而有機和草飼種類的優格含有較少的潛在過敏原。

要是有乳糖不耐症（lactose intolerant）或者不喜歡乳製品的話，那該怎麼辦呢？儘管看似很奇怪，但是有些罹患乳糖不耐症的人可能是可以吃優格的。這是因為細菌會把大多數的乳糖轉變為乳酸，而優格也因此嚐起來有酸味。此外，我們現在有五花八門的非乳製品優格可供選擇，包括了用椰奶和燕麥奶等為基底製成的種類。不過要留心的是，絕大部分關於優格的益處的研究都是使用乳製品優格為對象，非乳製品優格的研究仍舊不多，但這並不表示它們是不可行的選項。

納豆（Natto）、味噌與天貝（Tempeh）

如果有哪種食物會讓狗仔隊為了捕捉其爭議之處而窮追不捨，那肯定非大豆莫屬。大豆是當今世界最廣泛使用的食物之一。亞洲和鄰近地區的幾個國家是使用大豆的主要國家，其歷史可以回溯至西元前九千年。許多歷史悠久的文化都有食用大豆的傳統，不僅是豐富的蛋白質來源，更是數種不同的發酵食物的主要成分。既然有這麼悠久的使用歷史，為什麼大豆會引發這麼大的爭議？

是這樣的，首先，經常性食用大豆的文化都是每次小量攝取，每日最多只會攝取幾盎司而已。但是時至今日，數百萬人食用的卻是經過高度加工處理的大量大豆，像是使用大豆製成的漢堡、熱狗、豆漿、起司、雞塊、冰淇淋、麥片、培根和三明治片等產品，甚至還有為了節日而用模具壓製成火腿狀的大塊豆製「肉」。這一切讓大豆失去了控制，而使得大豆一路失去了高貴的源頭。只需用簡單的邏輯來思考，我們即可得知這種才剛誕生不久的加工食品不可能對人體很好。除此之外，大豆的來源及其烹煮方式也不再那麼安全。

對於大豆食用量的增加，許多的擔憂都是與抗營養素及其對激素的可能影響有關。回到本書的意旨，就讓我們扼要說明這對人體新陳代謝可能造成的衝擊。

大豆含有與小麥類似有問題的凝集素，它們都被歸為大豆凝集素（soybean agglutinins, SBAs），並且經證實會造成發炎和增加腸道通透性。研究也揭露大豆所含的植酸和蛋白質抑制劑會阻礙主要礦物質和胺基酸的吸收，故而也會導致代謝不良。此外，大豆也含有會阻礙人體吸收碘的致甲狀腺腫物質（goitrogens），而對甲狀腺產生負面影響。《生化藥理學》（*Biochemical Pharmacology*）期刊的一份研究發現，大豆中的植物雌激素（phytoestrogens）也可能會阻礙甲狀腺激素的分泌。說到這裡，大豆看起來需要好好解釋一番。狗仔隊的相機閃光燈已經蓄勢待發，而大豆最近看起來真的很詭異。

回到從前，幾乎所有對於大豆的擔憂都能經過傳統製備方式而消除。人們一直都是以發酵大豆的方式來降低有問題的化合物含量，以及提高益菌的活性。根據刊載於《國際食品研究》（*Food Research International*）期刊的一份研究，現今的科學證實了傳統發酵的有效性，該研究指出了發酵過的大豆可以消除多至九五％的內含凝集素，甚至連豆腐的慣常製備工序也納入了發酵和細菌的使用。納豆源自於日本，天貝來自於印尼，而這兩種富含益生菌的食物也都有一些驚人的健康益處。納豆是維生素K_2的最佳天然來源之一；《歐洲臨床營養學期刊》（*European Journal of Clinical Nutrition*）所刊載的一份研究表明了，維生素K_2維持於最佳濃度可以改善脂聯素的功能（這是我們在第二章談及的一種激素，其會影響食慾和脂肪代謝）。同一份研究也發現，受試者會減去較多的體重、內臟脂肪的含量，以及整體的腹部脂肪量。

根據波蘭波滋南生命科學大學的植物來源食品科技學院（Institute of Food Technology of Plant Origin at Pozna University of Life Sciences）所進行的研究證實，天貝是值得關注的益生元和益生菌的來源，擁有數種助益最大的益菌菌株，能促進人體的代謝作用。刊載於同儕評閱期刊《藥品生物學》（*Pharmaceutical Biology*）的資料顯示，發酵的天貝比未發酵大豆具備更強大的抗氧化力，而抗氧化劑是另一種防禦慢性發炎的物質。

味噌是來自日本的另一種重要食物，而這是用鹽和名叫麴（koji）的真菌來發酵大豆所製成的傳統佐料。這種發酵糊狀物會被用來作為醬料、醃漬蔬菜或肉品，以及與高湯混煮做成遠近馳名的味噌湯。《日本食品科學與科技學會期刊》（*Journal of the Japanese Society for Food Science and Technology*）刊行的資料證實，進餐時食用味噌的研究參與者都改善了胰島素功能，而且餐後的血糖濃度也會較快回歸正常。

納豆、味噌和天貝或許聽來像是發酵版的樂團組合強納斯兄弟（Jonas Brothers），但是它們各有各的音樂做為後盾。它們擁有多元的風味音符和功用，因而可以用於各式各樣的餐點之中。必須再次說明，重要的是要記得，根據美國甲狀腺協會（American Thyroid

Association）的資料，在飲食中納入少量大豆就會帶來這些益處，其似乎不會對甲狀腺功能造成有害影響。不過，一旦我們冒險涉入了樂團的競爭，包括了經常攝取基因改造的大豆，那會有什麼結果就不得而知了。

康普茶（Kombucha）

自從發明了瑜伽褲和牛仔樣式緊身褲之後，康普茶就成為了街頭最夯的東西。一堆傳聞都宣稱康普茶能治百病，例如幫人減重和強化消化功能。儘管我們現在沒有太多有關康普茶益處的臨床證據，但是在此還是要與讀者概略分享我們知道的一些事情。

康普茶是一種發酵過的紅茶（有時使用的是綠茶），其起源可以回溯至少兩千年之久。這種製作方法是在茶裡加入特定的細菌菌株、酵母和糖，再讓它發酵一個星期或更久的時間。這種工序通常被認為是源自中國或日本，但是我們現在經常可以在雜貨店和餐廳找到康普茶，而且我很確定之前還看過有輛冰淇淋車上就賣著桶裝的現成康普茶。

根據早期的資料，如刊載於《微生物學與生物科技期刊》（*Journal of Microbiology and Biotechnology*）的研究就揭露了，康普茶具有保護肝臟（讀者應該還記得這在新陳代謝中扮演了重大角色）的抗氧化效應。《食品生物化學期刊》（*Journal of Food Biochemistry*）的另一份精選研究也發現，康普茶中的細菌可能能夠降低病原微生物的比例，幫助友好微生物的增生。

康普茶的獨特之處也在於其擁有紅茶與綠茶促進代謝作用的特點。《美國臨床營養學期刊》的一項研究顯示了，這些茶具有促進脂肪氧化的生熱特性（thermogenic properties），而這是無法單以咖啡因來解釋的。茶內含的營養素組合對於燃燒脂肪具有絕無僅有的增效作用。

我們肯定可以善用茶的好處，但是如果我們選用的是其發酵的近親康普茶，則要注意一些事情。首先就是要留意糖含量。康普茶中的細菌理應會除去大部分的糖，只不過（因為做法的不同）有些時候會遺留可觀的糖含量。再者，請留心酒精含量。有些批次的康普茶被發現含有多至三％的酒精（接近啤酒的酒精含量）。你或許不過是想要有一點益菌叢，到頭來卻是在全食超市（Whole Foods）的輸送帶上載歌載舞。請檢視標籤，同時也要檢視這種茶（以及其他食物或飲品）給你的感受。你的身體是讓自己確認偏好的發酵產品來源的終極導引，而我們只剩下以下的發酵食物需要說明。

醃菜（Pickles）

醃漬是另一種可以回溯數千年的珍貴食物保存方法。在冰箱尚未發明問世的年代，醃漬是保存各種食物以備日後食用的主要方式。醃漬的起源橫跨了非洲、印度、亞洲和歐洲，而除了能讓食物吃得更久，也證實會帶來一些意想不到的額外好處。

醃菜（以及醃菜汁）已被發現能夠提供益菌菌株、改善消化、維持健康的血糖濃度，甚至能減輕炎症。近年來，部分原因要歸功於《體育運動的醫學和科學》（*Medicine & Science in Sports & Exercise*）期刊的一份研究，因為該研究發現醃菜汁在減輕肌肉痙攣的功效優於水，醃菜汁因此逐漸受運動員的歡迎。醃菜（以及醃菜汁）含有自然產生的電解質和抗氧化劑，有助於運動表現和新陳代謝。

當我們想到醃菜時，腦海中通常會浮現醃黃瓜之類的東西，但是我們其實幾乎可以「醃漬」任何東西。不論是桃子、李子或漿果，還是蝦類、魚類或蛋類，世界各地的人們把什麼東西都拿來醃漬。在這些醃漬食物中，許多都因為其滋味和健康益處而備受各自的不同文化所珍視。醃黃瓜肯定是美國人最愛的食物之一，我在成長過程中更是百吃不厭，尤其是辣醃黃瓜。醃菜可以用鹽、糖、辣椒和（或）各種草本植物等不同方式來調味。這裡還是要給個忠告：發酵是製作醃菜的一種方法，但是醃菜並非總是發酵而成。與其使用傳統的發酵法來進行醃漬，食品製造商有時會用醋來讓黃瓜呈現醃漬的模樣。儘管醋的本身是經過發酵工序製成，可是一旦以巴斯德氏殺菌法處理過，即會失去了所蘊含的益生菌功效。

克菲爾（Kefir）

這種富含益生菌的發酵飲品也可以回溯數千年之久。**kefir**（克菲爾）這個名字似乎是土耳其文字，意思為「感覺很棒」。這讓我不禁馬上想到，演員基佛・蘇德蘭（**Kiefer Sutherland**）的父母親是否知道這件事，才會祕密地把自己的兒子命名為「感覺很棒」的蘇德蘭。順便一提，他幫忙創作出了一些經典作品。基佛，謝謝你讓我們感覺很棒！

益生菌飲品克菲爾的製作方式，原本是在羊奶或牛奶中加入後來人們所知的克菲爾粒（kefir grains，這其實並不是穀物，而是細菌與酵母的發酵菌種）。時至今日，我們可以找到其他數種克菲爾飲品，如椰奶克菲爾，甚至是水克菲爾（water kefir）。這些飲品通常被開發成氣泡飲料，不僅使其擁有從傳統碳酸飲料變化而來的更佳滋味，而且也可以為體內的微生物群系提供抗氧化劑、維生素、礦物質和後援。

我最近為位於加拿大哈利法克斯的新思科細亞省的戴爾豪斯大學（Dalhousie University in Halifax, Nova Scotia）師生進行了一場主題演講，而讓我心生好奇的就是，這所大學的生物系進行了克菲爾所含有的益生菌的相關研究。他們的研究發表在《公共科學圖書館：綜合》，其研究數據證實這些益生菌對於幾個胃腸道問題的防治都可能有所助益。此外，《功能性食品期刊》（*Journal of Functional Foods*）的一份研究也主張，以古法製成的克菲爾有潛力減少肝臟的三酸甘油脂和改善脂肪酸代謝。這不僅是絕佳飲品，同時也是另一個可納入經常性飲食的益生菌來源。

代謝熔爐

談到減脂，最重要的就是要維護體內的微生物群系。我希望讀者已經透過至此學得的資訊而有新的啟發，畢竟這個主題已被遺忘於黑暗之中太久了。吃得更聰明能讓我們從幾個不同的層次來讓微生物群系最佳化，進而強化代謝功能。自己務必經常攝取益生元、抗性澱粉和纖維（就一般而言），如此一來就能確保腸道益菌株獲得所需的營養素，並讓新陳代謝的基礎運作良好。

在「吃得更聰明三十天計畫」（第四七二頁）中，讀者可獲得聰明食物的清單，上頭羅列了我們已經探討過和額外數種讀者可以善加利用的各類別的食物。採行計畫的期間，以本章所建議的各類型食物和纖維做為選擇基礎，每一天都要攝取至少一種或兩種益生元食物、一份到兩份的抗性澱粉，以及二十公克到五十公克的纖維（分量要依個人所需調整）。至於益生菌食物的部分，請努力在每週飲食納入至少三份到四份的發酵食物和（或）飲品。再次重申，品質很重要。「吃得更聰明」額外資源手冊收錄了我鍾愛的一些資源，而只要有新的產品和發明，我也會在網路上持續為讀者更新資訊。

人體的代謝熔爐是因為微生物群系才會點燃，而其他兩項減脂要領將會幫助我們有更大的轉變。因此，現在就讓我們了解下一個要領來提升自己吧！

第四章

減脂要領2：關注巨量營養素

為真實生活提供燃料的東西才是真正的食物！

克莉絲蒂娜・特納（Kristina Turner）

巨量營養素（macronutrients）是當今的健康與營養世界關注的極大重點。然而，許多人的減脂計畫有著一些重大缺點，以至於他們功虧一簣而無法成功減脂。

如果營養素要組一支巨量營養素的籃球隊，隊上的明星球員會是以下三巨頭：蛋白質、碳水化合物和脂肪。三巨頭會登上大多數的新聞頭條，而且會占據許多人大半的統計表，只不過要是沒有其他一些關鍵隊員，那就不可能組成整支團隊。巨量營養素團隊的「黏著劑」是總是被低估的水。水不會得到許多讚許，但是人若沒有它就不可能灌籃、交叉運球上籃或空心命中。巨量營養素的第五個先發球員是酒精。酒精就像是在隊上綽號小蟲的丹尼斯・羅德曼（Dennis Rodman），儘管可能會投入幾分和拿下幾個令人意想不到的籃板球，但到頭來也可能會踢人或者是跟……自己結婚。不過，先發球員的組成要完整則少不了在場邊坐板凳待命的第六個球員，對於巨量營養素團隊來說，那就是膳食纖維，是很棒的綠葉球員，讓一切得以移動，並為整個團隊帶來很多貢獻。我們已經在前一章談論過膳食纖維，而拜最新資料所賜，它可能可以得到最佳進步球員獎。不過，我們在本章將以讀者不曾聽過的方式來說明這五個先發球員。根據接下來學習到的東西，讀者將了解如何為自己而把這些球員放在正確的位置，以便把減脂的冠軍盃帶回家！

強力扣籃的蛋白質

當人們談及巨量營養素的三巨頭時，我們在第二章就已經提到，蛋白質是現今最被低估的巨量營養素。許多人認為蛋白質不過是讓人增加肌肉的單面向的東西，殊不知蛋白質能做到的絕對不只是灌籃而已。

蛋白質實際上是個全方位的球員，不僅能夠有助於管理血糖和燃燒脂肪，而且甚至還能夠調節食慾。在美國堪薩斯大學醫學中心，研究人員利用功能性磁振造影發現，多吃蛋白質（尤其是在每天的第一餐）能夠實際降低大腦發出刺激食慾而導致飲食過度的訊號。像這樣的表現實在是應該要登上新聞頭版！不過，那就需要所有的人把這個消息傳遞出去。

請記得，蛋白質的部分誘人之處就在於這樣的一個事實，那就是其具有增加寶貴的人體大塊肌肉組織的能力（只需讓骨骼有更多肌肉就有助於讓人燃燒更多卡路里）。至於蛋白質燃燒脂肪技巧的另一面向，那就是在巨量營養素的三巨頭中，我們在消化蛋白質時會實際消耗最多的卡路里。在此提醒前面已談過的事情，我們攝取的蛋白質中，二〇%到三〇%的總卡路里都會用來消化它，而碳水化合物所含的卡路里中，只有大約五%到一〇%會用來消化它，至於用來消化脂肪的熱量一般而言是從〇%到三%。這就是食物熱效應（the thermic effect of food），而且沒有其他東西可以像蛋白質一樣消耗這麼多卡路里。

為了讓人更重視蛋白質的減脂作用，我們也在前文提過刊載於《營養學期刊》的一份研究，該研究顯示了增加蛋白質的攝取量能讓研究參與者減去更多體重和降低血脂濃度。進一步以歐洲的例子來看，刊載於《美國臨床營養學期刊》的一份來自丹麥哥本哈根大學醫院的科學家的專文研究揭露了，在五年的研究期間，讓研究參與者減少腹部脂肪的程度，沒有其他的巨量營養素能夠比得上蛋白質。科學家也特別指出了動物性蛋白質所造成的這樣的出色結果。如果讀者想要的是籃球場上的自己能像隻動物，而不是把動物拿來吃掉的話，請別擔心，因為我們很快就會涵蓋到一些經證實有效的植物性蛋白質。

我們之所以亟需了解這一點的重要性，那是因為當今社會提高了碳水化合物的建議攝取比例（查看讓許多人攝取大量蛋白質的舊時食物金字塔就知道了），但是高質量蛋白質的整體攝取量實際上則是下降。許多專家引導我們去相信，我們攝取過量的蛋白質，只知到處吃肉和兩個小圓麵包夾著兩塊炸雞的起司三明治。沒錯，拜肯德基雇用的如同佛地魔（Voldemort）般等級的科學家之所賜，這種情況確實存在，但是大多數人其實都不是吃那樣的東西。數百萬人斷斷續續地努力執行飲食計畫，其實都建議他們要吃有害分量的全穀類食物、份數多到不可思議的極少量沙拉，以及像韋斯萊（Weasley）所吃的低卡路里點心。不過，鼓勵人們食用最佳分量蛋白質這件事真的是被忽視太久了。事實上，援引於具同儕評閱機制的《營養學期刊》的一份由美軍所進行的研究已揭露了，儘管攝取超過建議攝取量的蛋白質會增加心血管代謝風險是普遍被接受的想法，但是相較於符合建議攝取蛋白質量的人，採用較高蛋白質飲食的人呈現了較低的身體質量指數、較少的內臟脂肪，以及有所改善的膽固醇概況。這份研究資料考量了涵蓋年齡、性別、碳水化合物攝取量和體能活動等其他大量因素。科學家的發現令人感到驚訝，那就是較高比例的蛋白質飲食實際上能夠降低發展出心血管代謝疾病的風險。

在你開始試著要吃更多蛋白質之前，你需要知道幾個有關警告。以上的資料絕不是要鼓吹高蛋白質飲食，而是要人們在飲食中多納入一些蛋白質（意味的是個人攝取的蛋白質相對於碳水化合物和脂肪的飲食比例要有所調整）。特別是對於蛋白質攝取量較低的人來說，改變蛋白質的攝取比例將會帶來一些顯著好處。不過，如果飲食中過度食用了蛋白質，而且你還一直不斷一口一口吃著像是佛地魔三明治那樣的東西，你就會提高出現問題的風險而讓微生物群系受到破壞、便祕、造成肝臟、心臟與腎臟的過度壓力，以及甚至是臨床上所謂的口臭（halitosis 或是較少人使用的稱法臭氣〔stank breath〕）。

讀者可能會這麼想：「我認為美國人已經吃了過多的蛋白質。」但是如果檢視一下美國政府的膳食攝取統計數據的話，我們就可以發現，攝取低於蛋白質建議攝取量的人數和攝取高於蛋白質建議攝取量的人數其實幾乎旗鼓相當。請記得，就某些標準來看，建議攝取量被認為是低估的（一般而言，建議攝取量只不過是剛好讓人足以避免罹患蛋白質缺乏症相關的疾病）。事實上，新出爐的資料證實了，一部分的美國人口肯定沒有攝取足夠的蛋白質。

根據刊載於《營養、健康與老化期刊》（*Journal of Nutrition, Health and Aging*）的一份研究，這份由俄亥俄州立大學的研究人員所進行的研究揭露了，蛋白質的需求對老化的過程甚至是更加重要。該研究分析了年齡在五十一歲以上的受試者將近十年的飲食狀況，而在最年長的參與者中，研究發現有大約四六％的人都沒有規律地攝取足夠的蛋白質。這就導致了較高比例的肌肉流失、骨折的風險提高，以及較嚴重的其他營養素缺乏症的狀況。研究也說明了，沒有攝取足夠蛋白質的人往往也極不可能會攝取足量的關鍵微量營養素（micronutrients，我們很快就會對此加以說明）。其中一位參與研究的作者表示：「儘管美國有蛋白質狂熱現象，但是資料顯示了成年人的蛋白質攝取量依然有著極大差距。」有些人超量攝取了蛋白質（尤其是來自低品質且缺乏營養的來源），但另外一些人的蛋白質攝取量卻是極度不足。

吃得更聰明的部分做法就是要弄清楚自己蛋白質攝取量是前述的哪一種狀況，並且確保每個人攝取了符合當下生活所需的正確蛋白質攝取量。每個人的蛋白質需求是個人代謝指紋的獨特部分。一般來說可分成兩個團隊——團隊1：蛋白質不是那麼重要，以及團隊2：蛋白質極為重要。這兩個團隊都需要做一些團隊建設活動，因為答案通常是在兩者之間。本書的目標是要讓讀者記得攝取足量的這種有助減脂的關鍵巨量營養素，但不至於拚命攝取了過多蛋白質，到頭來只是得到不好的結果（如肥油又重複上身，以及造成內臟承受過多壓力）。

我們到底應該如何找出最適合的個人蛋白質攝取量呢？這可以回頭參考第二章提過的刊載於《美國臨床營養學期刊》的一份研究，該研究的研究人員把受試者分成兩組，一組卡路里的攝取量有一〇％是來自於蛋白質的「足夠的蛋白質飲食」（讓人不至於出現退化性疾病的最低量），另一組則是卡路里的攝取量有三〇％是來自於蛋白質的「高蛋白質飲食」。結果明確表明，攝取高蛋白比例飲食的受試者有較高的靜態代謝率、較高的脂肪酸氧化，以及較高的飽足感。這些人燃燒較多脂肪並更有飽足感。這就是我所謂的全明星飲食計畫！

這個研究附和了其他許多研究的發現，證實了蛋白質的攝取達到約三〇％的巨量營養素的比例看起來是減脂最有效的減脂比例。請注意，你是獨特的個人，故而可能需要多一點或少一些的蛋白質，以便讓新陳代謝發揮正確的功能。你可以自行試驗，再從你的外觀、感受和表現來判斷結果。不過，要是依據的是全面目標攝取量，也就是三〇％蛋白質的話，你可以把你攝取的卡路里加乘〇．〇七五來得出蛋白的目標公克數。以兩千大卡的飲食為例，你的計算就是二〇〇〇×〇．〇七五，如此一來蛋白質的數目就是一百五十公克。對於在減脂方面一直有困難的人來說，這個數目可能跟他們的實際攝取量相去甚遠。他們與新陳代謝奮戰的方式是減少卡路里，殊不知他們真正該做的就是要改變巨量營養素的攝取比例。好消息是對此加以調整和測試是永遠不嫌晚的事。

決定個人的蛋白質需求的另一個著名方式就是根據體重來訂出特定的攝取量。這不過是有著廣泛建議攝取量的另一種方法。美國建議攝取量現在是每一磅的體重要攝取〇·四公克的蛋白質。因此，對於體重一百七十磅的人來說，這個方法算出的每日蛋白質攝取量為六十八公克（一百七十×〇·四＝六十八）。根據一些專家的看法，這足以維持一般人的基本功能，但是其他專家則斷言這根本不足以讓人體有最佳的功能。個人的蛋白質需求會因為影響到代謝指紋的幾個獨特因素而有所不同，諸如性別、年齡、種族和當下的體能活動程度等等。例如，當進行了更多體能活動，個人往往有較高的蛋白質需求。根據國際運動營養學會（International Society of Sports Nutrition）對於運動員每日蛋白質攝取量的建議，每一磅的體重要攝取〇·九公克的蛋白質。因此，對於體重一百七十磅的人來說，每日蛋白質攝取量應為一百五十三公克，而這個數目超過了建議攝取量基準的兩倍之多。不過，這並不代表有一個方法是對的、而另一個是錯的，只不過是要讀者藉此去辨識出自己的正確攝取量為何。而吃得更聰明就是要提供讀者洞見去做到這一點。

重質不重量

既然攝取充足的高品質蛋白質是如此重要，讀者想知道其中最被忽視的一個原因嗎？是這樣的，我們已經提過，實際上控制著人體燃燒脂肪、增加肌肉和調節食慾的那些令人讚嘆的所有激素，讀者還記得嗎？猜猜看激素主要是由什麼所構成的呢？沒錯……就是蛋白質。

缺少了核心的構成物質，人體就會無法有效率地生產和調節激素。脂肪的減少和增加會變得毫無規則可言，就像是賈斯汀．提姆布萊克（Justin Timberlake）和安迪．薩姆伯格（Andy Sandberg）攜手為我們帶來的熱門歪歌《愛媽媽的人》（*Motherlover*）和《三人行》（*3-Way*），當然也別忘了他們有關節日給禮物的無厘頭歌曲。毫無規則，但有時奏效。

但是與其毫無規則，我們應該要確保自己有給予人體能夠真正茁壯而需要的原料。大多數與蛋白質有關的研究都沒有釐清蛋白質的品質及其來源之間的差別。許多研究使用的是傳統豢養的動物性食物，而這種方式豢養的動物通常有著不正常的飲食，而且也經常會被餵食抗生素，以便幫助牠們不至於因為不正常狀況而生病。

讀者是否知道傳統的酪農業和肉牛業會定期餵食牛隻糖果嗎？這真的不是玩笑話。若要想看牛隻吃糖果（連著糖果紙整顆吃），可以透過「吃得更聰明額外資源」手冊觀看相關視頻影片。我不想當個明知故問的人，可是糖果難道不是對人類來說顯然是很不健康的東西嗎？對於人類來說，至少我們調整到可以吃好幾千種不同的食物，而且擁有相當多元的消化能力。至於牛呢？牛並沒有學會要如何收穫玉米、煮大豆或做糖果，可是有些飼養的牛隻現在被餵食的卻是這三樣最常見的東西。結果就是情況不再如同以往。就像人類可能會出現的狀況，這些動物病得更深。根據美國食品藥物管理局的衛生與民眾服務部（FDA Department of Health and Human Services）的一份報告，美國境內售出的所有抗生素中，有超過八成都是用在食物生產的動物身上。抗生素被用來做為治療、預防和（大多數人可能會感到意外）增加牛隻體重的工具。

我們可以將此回溯到一九四〇年代，當時的人們發現，餵食牛隻治療性分量的抗生素能夠改善飼料效率（feed efficiency，意指每餵食一定分量的抗生素可以有更多的牛肉或牛奶的產出），並且也會讓動物的體重更快速增加，而根據美國堪薩斯州立大學的資料，體重之所以會快速增加是因為動物體內的微生物群系改變了的結果——不只減少了「精實細菌」（lean bacteria）的數量，同時也增加了「肥胖細菌」（fat bacteria）的數量，如此一來就運送了更多熱量到動物的組織。如果你認為這整個過程會影響到人類從這些動物身上得到的營養素的話，那麼你就贏了這一輪的工廠與農場的家庭問答。

關於人類食用以傳統豢養方式製成的肉牛和乳製品，這種抗生素的猖獗使用到底是否會造成直接影響，前述的研究並沒有清楚說明，但是我們至少知道以下幾點：

■根據刊載於《英國營養學期刊》的一篇同儕評閱的研究，相較於草飼牛隻，餵食不正常飲食的牛隻的牛肉含有的omega-3脂肪酸要少了多達五倍以上。這是與新陳代謝和整體健康有關但為人所忽略的關鍵因素，誠如援引於《歐洲臨床營養學期刊》的數據已經指出，這些omega-3脂肪酸具有抗肥胖的效用，並且能改善脂聯素的濃度（研究顯示脂聯素能降低食慾，並且可以把脂肪從內臟部位〔腹部脂肪〕搬移到皮下脂肪部位）。

■刊載於《營養學期刊》（*Nutrition Journal*）的一份來自加州州立大學奇科分校農學院（College of Agriculture at California State University–Chico）的研究證實了，相較於穀飼飲食（以玉米和大豆為主）的牛肉，草飼飲食會提高維生素A和維生素E的前驅物質，並且會增加抵抗疾病的麩胱甘肽（glutathione）與超氧化物歧化酶（superoxide dismutas）e等抗氧化物的活動。

■草飼牛肉含有近兩倍的寶貴脂肪酸共軛亞麻油酸（conjugated linoleic acid，CLA）。美國威斯康辛大學醫學與公共衛生學院的科學家發現，共軛亞麻油酸的攝取量較高會使得體脂肪減少較多。

如果讀者想要攝取牛肉來達到蛋白質的某些需求的話，牛肉的品質真的很重要。品質的整個層次是這樣的：從草飼／全程草飼（grass-finished）、到草飼／後期穀飼（grain-finished）、再到很糟的穀飼／全程穀飼（grain-finished）——最後的情況不如乾脆讓牠們吃糖果算了。草飼顯然要比較健康。就算不是為了避免抗生素濫用所帶來的潛在問題，單單因為能在食用蛋白質時連帶得到更多營養來幫助維持健康的激素功能，我們就該吃草飼肉品。改善攝取的蛋白質品質可以是讓人實際上攝取較少蛋白質的方法，但是人還是能有更大的飽足感和更多燃燒脂肪的激素。

這個看法同樣也適用在雞肉、豬肉、魚肉、野牛肉、羊肉和其他人們常吃的動物性食品。大部分的資料都顯示了，當這些動物吃的是天然的飲食，用牠們做成的食品就會更有營養。如果讀者是吃肉的人，為了自己的最佳利益著想，最好是避免食用使用了抗生素、合成激素和不正常飲食的動物肉品。談及食用動物性食品時，情況絕不是「人如其食」，反而事實上是「人如其食所食」。

素食與植物性蛋白質

素食飲食有許多種類，多到比電影《蜘蛛人》（*Spider-Man*）的翻拍版本還要多。我最愛的一個觀點就是聽到人們如此表達：「我不吃肉、我只吃魚。」（這是魚素者常講的行話）哦，我很確定魚肉也是肉。或許是因為只說「我不吃陸地上的肉」聽起來很怪，但是這反而比較合情理。容我在此全面披露：我本身也曾經一度是魚素主義者。

有些不吃肉（拜託，魚肉絕對也算是肉）的素食者的飲食包含了蛋和乳製品。有些素食飲食方法則是排除了肉和蛋，但是還是含有乳製品。有些人是完全不吃動物性食品，謹守著在一九四〇年代首次被創造出來的純素主義者（vegan）的頭銜。另外還有一些會吃一點蜂蜜或其他蜂蜜製品的純素主義者，故而被稱為蜂食者（beegan，我認為這應該要贏得最可愛名稱的大獎）。因此正如前言，素食者有許多種，而我能自傲地說我也是其中的一份子。

我知道許多素食者和純素者每天依然要面對這樣的問題，而我最常被問到的也是相同的一個問題，那就是：「到底要從哪裡獲取蛋白質呢？」採行植物性飲食絕對不會有問題，真相是幾乎所有常吃的植物性食物都含有一小部分的蛋白質，不管吃的是豆子或漿果。不過，我們已經討論過的蛋白質資料則顯露了一個更大的真相，那就是我們需要一些濃密和高品質的蛋白質來源，如此才能夠真正地協助激素功能和新陳代謝。正因如此，我們接下來將了解一些經過最多研究的蛋白質來源，涵蓋了素食和純素飲食，以及全穀物食品和加工處理食品。

蛋類

有些專家讚揚雞蛋是世上最健康的食物，但是其他的一些專家則警告其含有值得注意的脂肪和膽固醇的含量。在下一頁的「你對膽固醇有正確的認識嗎？」方框中，讀者可以進一步認識膽固醇。但是就這個部分的目的，讀者只需知道膽固醇是所有性激素（可以說是很重要）的建構元件，而且根據蘇黎世聯邦理工學院（ETH Zuric）所進行的一份大規模研究，膽固醇對維持棕色脂肪組織（也就是燃燒脂肪的體脂肪！）也有關鍵性作用。由於膽固醇有許多種類，因此重要的就是要知道食物內含的膽固醇不同於人體血液中的膽固醇。話雖如此，康乃狄克大學營養科學系的科學家所進行且經過同儕評閱的證據揭露了，確切來說，吃雞蛋並不等於心臟疾病會因此提高，也不表示膽固醇比例會有問題。事實上，研究發現食用雞蛋反而會降低心臟疾病的風險。

你對膽固醇有正確的認識嗎？

曾經有段時間，膽固醇可以說是比畢卡索的畫作還要讓人迷惑，但是拜最新科學所賜，我們現在對這種寶貴的營養素已經有了更清楚的認識。儘管許多人會對這一點感到意外，但是人類若缺乏膽固醇是無法實際存活下去的。膽固醇對人體多到無法計數的細胞膜的維持可謂至為重要，不僅能夠支持細胞膜的滲透性與流動性，而且也能讓細胞在各種溫度中更加保持穩定。膽固醇也是類固醇激素（steroid hormones，包括了性激素和控制新陳代謝的激素）的構成元件，我們不僅需要膽固醇才能製造膽汁來消化膳食脂肪，而且也需要它才能讓人體生產出維生素D等必需脂溶性維生素。由於膽固醇對大腦功能是如此重要，大腦實際上會自行製造膽固醇。事實上，人類大腦擁有膽固醇濃度要比人體其他器官來得更高。大部分大腦膽固醇是在包裹著神經細胞的髓鞘（myelin sheaths），使得掌管思考、活動、空間知覺和更多其他的腦部電脈衝能夠閃電般地快速傳輸。

當人們聽到膽固醇的時候，人們通常想到的是低密度脂蛋白（low-density lipoprotein, LDL）和高密度脂蛋白（high-density lipoprotein, HDL），但是不同於普遍相信的看法，這兩種脂蛋白實際上根本不是膽固醇。這兩者都是膽固醇的載體，而且也是三酸甘油脂和磷脂（phospholipids）等其他東西的載體。低密度脂蛋白有助於把膽固醇運送到全身任何需要膽固醇的地方，只是從未因為這方面的良好作用而得到讚揚，反而是被貼上「壞」膽固醇的標籤，而且被媒體描述為是造成心臟疾病的鬼靈精。這個理論打從一開始就具有一個最大的缺陷，那就是根據美國加州大學洛杉磯分校的研究人員所進行的一份研究，針對超過一萬三千名病患，往後回溯到二〇〇九年的所有資料顯示了，因為心臟病發作而住院的病患中，將近四分之三的人膽固醇都不高！

不過，這並不表示媒體中的鬼靈精（低密度脂蛋白）不能偷溜進城造成一些麻煩。只不過把它說成是「壞」東西，而且是心臟病發作和心臟疾病的主要肇因，那就像是說可以用一把鉗子讓人完全不用付電費一樣，實在是誤導的說法。

我們現在知道低密度脂蛋白具有大小不同的粒子來讓其發揮作用，而相較於較鬆軟的較大低密度脂蛋白載體，較稠密的較小粒子似乎比較令人擔心。根據刊載於具同儕評閱機制的《營養素》期刊的一篇鉅型統合分析，我們知道低密度脂蛋白會引起動脈阻塞，而炎症會大幅提高發生這種情況的可能性。

有極大量的資料都已經表明，雞蛋是原型食物蛋白質一種確實有助健康的活力來源，而這是已經科學證實而非假設而已。就這一點來說，雞蛋肯定可以符合個人的蛋白質需求，其重量百分比大約是三四％的蛋白質、六四％是脂肪（主要是蛋黃部分——我們也可以從中獲取葉黃素〔lutein〕與玉米黃素〔zeaxanthin〕等大量強大的抗氧化物），以及微不足道的碳水化合物。刊載於《國際肥胖期刊》與《營養研究》期刊的研究都發現，每日第一餐食用雞蛋能夠改善飽足感激素的濃度、降低飢餓素的濃度，以及促進整體的體重減輕。

乳製品

如果讀者想找出另一個備受爭議的食品類型的話，那就非乳製品莫屬。乳製品涵蓋了乳品和以乳品做成的食品——美國主要是以牛奶來製造，但也可以用山羊奶、綿羊奶或犛牛奶（yak's milk），而且現在到處啜飲駱駝奶的人數可能會多到讓人感到驚訝。

許多文化已經有好幾千年攝取乳製品的歷史，只是若從事物的宏觀格局來看，乳製品做為人類演進歷程的一部分時間並沒有太久。不過，就這一點來說，我們現今常吃的極大部分的食物也都是如此，其中包括了所有穀物，而且不管相信與否，我們現在說得出名字的大多數最健康的水果和蔬菜，其實都與人類祖先在幾千年前所吃的東西完全不同。或許讓人感到訝異，就連無辜的萵苣也是經過了多年的培育，使得其內含足以影響心理狀態性質的化合物越來越少。沒錯，從前食用沙拉可能會讓人很興奮，比在瑪莎．史都華（Martha Stewart）的家裡烘焙餅乾的繞舌歌手史努比狗狗（Snoop Dogg）還要更嗨。話雖如此，關於這是比較新的食品的觀點，或者說人類飲用來自其他動物的奶很奇怪的說法，這樣的爭論並沒有造成飲食中包含乳製品的許多文化無法存活，而且有一些還相當繁榮茁壯。然而，暢飲別人倒給你喝的那杯冰涼的哺乳類動物的奶飲之前，讀者應該要先了解幾件事情。

儘管部分的人口過著享受乳製品的美好生活，但是估計有高達四分之三的全世界總人口都有乳糖不耐症。我們在檢視發酵食品優格的時候就已經提過，乳糖是奶中含有的糖，而這是我們可以在乳製品中發現的主要碳水化合物的形式。許多人會在童年初期就停止製造乳糖酶（lactase enzyme，人體需此才能分解乳糖）。結果就是有些人攝取了充滿乳糖的乳製品後會出現一堆問題，包括：疼痛、腸氣、腹脹、感到徹底噁心，以及加劇的腸激躁症（irritable bowel syndrome，IBS）。如果你有乳糖不耐症，就算只是一點腸氣，那也會讓人覺得跟你在一起一點也不有趣。有一次，我真的就把大兒子趕到車外（當時還下著雨），因為他當時試著要「增大自己的塊頭」而攝取了更多乳製品，因此就在車裡放了屁。我很愛他，但是他肯定要因此而淋雨了。

另一個近來的發現則是與乳製品或乳品的過敏有關。這種情況是免疫系統變得極度活躍，其肇因是接觸了奶中所含有的某些蛋白質。這同時與消化問題和免疫反應有關，足以影響包括皮膚和肺部在內的許多事情。

哮喘和過敏與乳品不耐症之間的關聯性受到了極大關注。刊載於《兒科前沿期刊》（*Frontiers in Pediatrics*）的資料指出，約有四五％患有哮喘的兒童也對乳製品或其他食物過敏，而且刊載於《哮喘與過敏期刊》（*Journal of Asthma and Allergy*）的一份研究也顯示了，對食物過敏（包括了乳製品）的兒童極有可能會出現哮喘或與哮喘有關的病徵，而此可能性高達了四倍。這並不表示乳製品是這個問題的成因，而是指出了我們需要關注兩者之間的連結，對於家有小孩需要照顧的人來說更是如此。如果讀者有哮喘和（或）過敏的話，攝取乳製品很有可能會讓症狀加劇。

了解了以上的說明，我們要知道有某些人口的基因讓他們得以食用乳製品而不會產生任何問題，但是依據乳製品品質或準備的方式，其他人其實也可以享用。請記得，因為友好微生物會有吃掉乳糖的作用，許多患有乳糖不耐症的人因而能夠食用發酵過的乳製品（如優格和克菲爾）。此外，由於奶油已經移除了所含的乳糖和乳蛋白質（除非有少許偷偷留下），許多對乳品過敏的人會發現自己能吸收奶油。儘管或許對乳糖或酪蛋白（另一種乳蛋白質）會很敏感，其他的一些人可以食用乳清蛋白（whey protein）等東西而不會出現任何問題。因此還是在此重申，以上所有的情況都會依照個人和個人獨特的新陳代謝而有所不同。我不過是希望讀者確實掌握事實，並據之為自己做出最好的決定。

這就讓我們必須說明何以乳製品打從一開始就是蛋白質可行來源的原因。根據哈佛醫學院附屬布萊根婦女醫院所進行的一項研究發現，經常食用全脂乳製品的研究參與者的肥胖程度較低、血脂（三酸甘油脂）濃度較低、發炎程度較低，以及胰島素敏感性較高等情形。刊載於《歐洲臨床營養學期刊》的另一份研究也發現，攝取乳製品會提高多肽YY的循環程度（讀者可以回想一下第二章的說明，多肽YY是會降低食慾和減少體脂肪過度囤積的風險的一種激素）。把以上整合來看，乳製品（尤其是全脂的種類）能夠幫助一些人擊垮讓體脂肪增加的三個損友。請記得，我們談及乳製品時就是在說脂肪——我們可以從乳製品得到先前已提過的具有振興代謝好處的共軛亞麻油酸，以及能夠啟動飽足感激素脂聯素的強大脂溶性維生素K_2。為了清楚說明，我要再次重申，草飼乳製品含有較多的維生素K_2，而且根據美國威斯康辛大學麥迪遜分校的科學家，相較於一般的穀飼乳製品，草飼乳製品含有的共軛亞麻油要高達五倍之多！

倘若讀者選擇了乳製品做為蛋白質來源，請注意品質要來得更加重要。而且請同時注意，依據讀者所選擇乳製品的不同，從中獲得的蛋白質含量可能比起脂肪和碳水化合物的含量要顯得毫不足道。就以牛奶為例，選擇的是全脂牛奶時，其實際組成約為四八%是脂肪、三一%是碳水化合物，而僅有二一%是蛋白質。比起從中取得的微少蛋白質，我們攝取的主要是脂肪和碳水化合物／糖。對於一些人來說，這可能符合個人想要的整體巨量營養素比例，但對其他一些人來說則絕非如此。市面上有低脂牛奶（二%），其含有少了一〇%的脂肪且較高的碳水化合物與蛋白質的比例。另外還有脫脂牛奶，或者該說是「不，謝謝您，我寧願是在麥片中加入白色的水，麻煩您了」的牛奶。不過，無論是低脂或脫脂牛奶，我們都會因此錯失脂肪所帶來的寶貴益處，況且其中依然含有較高的液狀碳水化合物和蛋白質。

我們顯然要從幾個因素來考量乳製品，只是如果這對你來說是好的東西，你大可盡情享受。然而，要是你的奶昔並沒有把所有小男孩吸引到院子，反而是讓大家聞到了屁味，那麼你可能就該放棄乳製品而利用其他東西。

豆子、豌豆與扁豆

我們之前已經說明過豆類食品能夠維持微生物群系的健康，進而為新陳代謝帶來極佳的影響。不過，對於世界各地的好幾億人口來說，豆子、豌豆與扁豆也是獲取蛋白質的另一個必選食物。

以鷹嘴豆為例，因為是備受讚賞名為鷹嘴豆泥醬「沾醬」的主要成分，鷹嘴豆現在已經是極受歡迎的食物。我之所以會用上下引號來強調沾醬，那是因為我曾經看過有些人會用比塔包（pita bread）、蔬菜片、手指頭，甚至有次是看到有人用筆帽從包裝盒中挖出鷹嘴豆來吃。喜愛鷹嘴豆泥醬的人往往會以不良社會行為的方式來表達對它的喜愛。只要以適當的準備方式去除潛在的凝集素與抗營養素，鷹嘴豆（英文也做 garbanzo beans）本身就是蛋白質的攝取來源，並且要比起其他食物含有較高的脂肪比例和較少的碳水化合物。

刊載於《美國膳食營養學會期刊》（*Journal of the American Dietetic Association*）的一份研究發現，受試者每天食用約三盎司的鷹嘴豆就可減輕胰島素抗性的程度。在巨量營養素的三巨頭中，我們在第二章已經討論過碳水化合物是其中最容易煽動胰島素和造成脂肪囤積的東西。不過，雖然豆類（包括了鷹嘴豆在內）是以碳水化合物為主的食物，但是其豐富的纖維和生物可利用蛋白質的部分則實際上具有讓胰島素正常化的效應。

如果把鷹嘴豆和鷹嘴豆泥醬比喻成學校裡受歡迎的孩子的話，那麼海軍豆（navy beans）則是會在後來變為超級性感尤物（「真是的……早知道我就應該在還有機會的時候跟海軍豆搭訕！」。認真說來，海軍豆是植物性蛋白質的另一個可行來源。加拿大多倫多大學所進行的研究就揭露了，納入海軍豆的飲食能夠減少腰圍、減輕胰島素抗性，以及降低整體卡路里的攝取。

大豆和所有用大豆做成的豆腐、納豆和天貝等值得八卦報導的東西也都是屬於豆類食品。讀者應該還記得在我們關於大豆食品的討論中，對於大豆的主要擔憂之一就是其含有抗營養素。除了發酵的方法，製作豆腐等食品會前先行讓大豆發芽，不僅能減少高達八一%的植酸鹽（phytates）和其他抗營養素，同時可以提高多達一三%的蛋白質含量。這是根據刊載於《食品科學與科技期刊》（*Journal of Food Science and Technology*）資料的說明。

援引於《美國臨床營養學期刊》的另一份研究發現，當飲食中納入了如豆腐、納豆和天貝等少量大豆製食品，空腹血糖（fasting glucose）的濃度會出現有利的改變。不同於同樣是蛋白質重大來源的大豆，因為豆腐是用濃縮豆漿（去除了大部分的碳水化合物）所做成的食品，因此含有較高比例的蛋白質和較低比例的碳水化合物。豆腐是今日獲取植物性蛋白質的必選食品，但是重點是要注意豆腐的品質，並且記得食用大豆好幾千年的悠久文化絕對不是竭盡全力地狂吃大豆。大豆只不過是這些文化攝取各種蛋白質中的一部分，而這些文化的蛋白質來源還包括了魚類、蔬菜和其他種類的食物。

黑豆是世上許多文化的另一種主要食物。刊載於《營養素》期刊的另一項新近研究發現，食用黑豆有助於減輕胰島素抗性和全身性發炎。黑豆也是葉酸（folate，維生素B_9）的極佳來源，而根據《營養研究評論》（*Nutrition Research Reviews*）援引的資料，低濃度的葉酸與較高的身體質量指數和肥胖風險具有直接相關性。誠如前文所言，對於會影響到基因表現和脂肪代謝等一切事物的甲基化，葉酸也是很重要的東西。

談到葉酸，我們很難找到有比扁豆更好的來源。扁豆有約三〇%是蛋白質，此蛋白質含量要比其他豆莢類食物多一些。有些簡直就像是超級瑪利歐兄弟富冒險精神的科學家進行了一項研究，在享用吃到飽披薩吧之前，研究參與者被要求要先吃扁豆、鷹嘴豆、海軍豆或黃豌豆（yellow peas）。根據刊載於《英國營養學期刊》該研究的結果，所有的豆莢類食物都讓人出現了血糖降低的反應，但是扁豆要比其他豆莢類更能夠減少卡路里的攝取。食用扁豆似乎也會提高飽足感激素、減少飢餓激素，以及滋養微生物群系中的益菌菌株。

不論選擇的是豆子、豌豆或扁豆，重要的是要知道這些都是以碳水化合物為主的食物。只是因為它們要比其他食物擁有更豐富的蛋白質，那並不表示它們足以讓我們維持自己想要的巨量營養素的比例。黑豆約有七〇％是碳水化合物、二六％是蛋白質，以及四％是脂肪。腰豆（kidney beans）是另一種受歡迎的豆子，含有約六九％的碳水化合物、二七％的蛋白質，以及四％的脂肪。甚至連小且豐滿的扁豆都含有六八％的碳水化合物、三〇％的蛋白質，以及二％的脂肪。

為了得到所需的蛋白質，如果讀者猛吃豆類而讓身體攝取過多的話，讀者可能會意外地發現自己要穿比較大號的褲子了。儘管我們對碳水化合物的攝取量要謹慎面對（讀者可快就會了解相關情事），但是這並不意味著豆類不是極佳的飲食添加物。真相是豆類是極佳的添加食品，而這是因為除了含有部分的碳水化合物，豆類也含有可觀的膳食纖維含量。膳食纖維就像是第六號的板凳球員，有助於把那些碳水化合物「一網打淨」（net），進而降低整體碳水化合物的分量。淨碳水化合物（net carbs）實質上就是用餐期間被人體真正吸收的碳水化合物。想要計算淨碳水化合物，只需把食物的碳水化合物的總含量減去膳食纖維的總含量。例如，如果吃了半杯的黑豆，其中大約含有二十公克的碳水化合物和八公克的膳食纖維。二十公克減掉八公克就可以得出實際上會進入血流的淨碳水化合物為十二公克。雖然還是需要注意，但是如此一來影響會因而較小。

豆子具有膳食纖維和減少淨碳水化合物含量的作用，甚至連有些採行生酮飲食的人也會偶爾食用豆子，即使豆子顯然無法做為主要蛋白質來源，畢竟多吃一顆豆子可能都嫌太多而讓人離開酮症（ketosis）狀態。豆子的效用真的是端賴人們使用它們的方式，而它們絕對值得我們善加利用的許多選項之一。豆子並非是「完全蛋白質」的食物，而這是因為它們並沒有含有所有的必需胺基酸（essential amino acids，這是人體無法製造而需要從飲食中獲得來構建人體的蛋白質）。不過，只要懂得與其他蛋白質來源混合搭配並讓食物多樣化，如此一來就能確保自己獲得所有的胺基酸，並達到想要的巨量營養素的比例。

堅果與種子

這類食物是植物性飲食蛋白質的明智來源（就此而言，應該說是對於任何飲食來說）。與豆類類似，因為堅果與種子也不是以蛋白質為主的食物，我們因此需要注意的是不要為了達到蛋白質的需求而吃得太多。堅果與種子是以脂肪為主的食物，而這意味著比起其他許多食物，它們事實上每公克確實含有更多的卡路里。不過，如果讀者選擇食用堅果與種子且適當準備的話，其內含的天然膳食脂肪對我們新陳代謝將會大有助益。

杏仁大概是現今得到最多關注的堅果，而這是有充分理由的。刊載於《營養研究與實踐》（*Nutrition Research and Practice*）期刊，一份極佳研究試圖要找出攝取杏仁的每日攝取時間是否會對人體產生不同的影響。該研究指定一組研究組別要在餐前食用兩盎司的杏仁，而另外一個組別則是在兩餐之間把兩盎司的杏仁當作點心來吃。該研究也指定一組對照組的飲食不含有任何杏仁。彙整了間隔八周和間隔兩周的研究結果之後，以下是研究人員的發現……

相較於沒有食用杏仁對照組的研究參與者，餐前食用杏仁的那組參與者減去了明顯較多的體脂肪，而且甚至減少了內臟脂肪。至於在兩餐之間吃杏仁的參與者，他們並沒有比對照組的人呈現出更明顯的改善，但是他們確實減少了整體膽固醇數值，並有顯著改善的膽固醇比值。

杏仁是抵抗脂肪的食物，但是在餐前吃一把似乎能有最好的效用。誠如我先前就在本書這個部分提過，生的或除去水分的堅果與種子是最棒的。一旦用低品質的油烹煮過堅果，堅果所含的營養素就會減少、提高人體發炎機會，並且可能互損害微生物群系。脫去水分的堅果與種子依然會有人們喜歡的咬勁，而且可以為它們添加各種好吃的香料和口味。

就與杏仁有關的東西來說，市面上現在已經可以找到許多其他以杏仁做出低碳水化合物的選項，例如：杏仁粉、杏仁醬和杏仁奶。讀者現在幾乎可以在所有雜貨店購買到現成未加糖的杏仁奶，甚至可以使用堅果過濾袋（nut milk bag，這真的是最糟的英文產品名稱）來自己動手做。相較於傳統牛奶（含有四八%的脂肪、三一%的碳水化合物，以及二一%的蛋白質），無糖杏仁奶含有七一%的脂肪、一五%的蛋白質，以及一四%的碳水化合物。如果讀者在意的是巨量營養素比例的話，這樣的比例顯得蛋白質有點低，但是液態糖則顯著低上許多。

還有其他幾個可堪我們善加利用具有極佳益處的堅果，包括了核桃、榛果、巴西堅果和胡桃等等。我們會在接下來的章節進一步說明這些堅果，但是我們在此不能不先談一下它們種子家族的小表親。

談及蛋白質時，會贏得最有價值球員的種子絕對會是大麻籽（hemp seeds）。大麻籽實際上是我們可以在單一植物找到的少數完全蛋白質的來源之一。雖然大麻籽含有的離胺酸（lysine）少了一點，但是其中卻含有其他八種必需胺基酸。大麻籽的總重中有二五%到三〇%以上是蛋白質，而且也擁有極佳必需脂肪酸的比例。三大匙的大麻籽就能夠讓人輕易攝取到十公克極易消化的蛋白質，不僅只有一點點的碳水化合物，而且也含有各種維生素和礦物質。我們可以把大麻籽撒在沙拉上一起吃，或者是添加入蔬果昔、甜點或主菜中。

南瓜籽是可以善加利用另一個可行的蛋白質來源。按重量來看，南瓜籽大約二〇%是蛋白質，而且根據援引於同儕評閱的《糖尿病暨其併發症期刊》（*Journal of Diabetes and Its*

Complications）的一份研究，南瓜籽可能有助我們減輕血糖濃度，並且提供其他的抗肥胖效應。在同一份研究中，科學家不只納入能夠提供可觀蛋白質部分的亞麻籽（flaxseeds），而且也納入了寶貴的膳食纖維來幫助人體維持微生物群系的健康。

我們可以善加利用極多的堅果與種子來達到蛋白質的需求目標。不過，要注意的是堅果與種子是以脂肪為主的食物，故而吃得太多的話，那可能會讓人在攝取蛋白質時也順道

花生醬與嫉妒心

花生實際上是豆莢類但卻偽裝成世界上最受歡迎的堅果。事實上，花生更像是扁豆而不是開心果。造成這種困惑的部分原因極可能是因為花生的英文名稱「peanuts」中有「nut」（堅果）的緣故。考古學紀錄顯示，人類使用花生的歷史可以回溯至好幾千年前的南美洲。一直要到至今幾百年前，花生的分布和成長才擴展到亞洲、非洲和北美洲等地方。

比起其他的豆莢類食物，由於其滋味、烹調用途和營養組成，花生很容易被混淆為堅果。如同堅果，花生也是以脂肪為主，並且含有可觀的蛋白質比例。花生大約有七三％的膳食脂肪、一六％的蛋白質和一一％的碳水化合物。根據援引

於《營養素》期刊的一項為期十二周的研究，在臨床試驗中，花生幫助改善空腹血糖濃度的表現與杏仁旗鼓相當。

不過，且讓我們實話實說……花生醬是個能與各種東西搭配的東西，不管是味道或滋味，可以與果凍和巧克力等東西做出數不盡的組合。花生醬是伴隨數百萬人成長的東西。然而，不幸的是，花生醬現在已迅速地登上了潛在食物過敏原的名單。花生一般含有所謂的黃麴毒素（aflatoxin，而這種黴菌毒素（mycotoxin）有時被認為是過敏的問題所在，但是援引於《食品與營養科學期刊》的一份報告發現，花生醬的傳統加工過程已經去除了大約八九%的黃麴毒素。雖然黃麴毒素並沒有被全部移除，但是並不是所有的花生都會自然含有黃麴毒素。話雖如此，這依然有可能會造成問題，而且有其他可行的理論解釋了花生過敏在過去幾十年來遽升的原因。其中有許多理論都把這種過敏增長的情況連結到免疫系統功能不良和（或）微生物群系異常。

如果讀者覺得花生和花生醬為自己帶來健康與幸福，那就儘管吃吧。不過，要是你想吃但卻無法吃的話（如果身體告訴你不該吃堅果和偽裝成堅果的花生），市面上現在有許多可以善加利用的另外選擇，包括了腰果醬、杏仁醬、葵花籽醬和南瓜籽醬等等。

獲得了過多的額外卡路里。為了幫助抵銷這種情況，就讓我們接著探索以蛋白質為主的一種真實天然的植物性食物。

螺旋藻（Spirulina）、綠藻（Chlorella）與淡水束絲藻（AFA）

當我在多年前知道螺旋藻的時候，我真的是大吃一驚。首先，我完全不知道世界上真的有人會拿藻類當點心吃。跨越了好幾千年的歷史，不同的人類文明都把螺旋藻做為主要的蛋白質來源。螺旋藻被做為膳食使用的歷史可以回溯到中美洲古文明的阿茲特克人，還可以追溯到非洲國家查德。螺旋藻在一九八〇年代重獲人們喜愛，原因是當時的美國國家航空暨太空總署創始的一項研究，主張這種高營養蛋白質食物或許可以讓太空人在外太空中食用。在我小時候觀看的《傑森一家》卡通裡，人們想像了飛天車，並且只要按個按鈕就可以得到熱騰騰三道菜的一餐。現實中，我們依然沒有電影《回到未來》中馬力十足的「時光機」，而且我們能夠想出來未來派的食物實際上是某種流傳自於好幾千年前的東西。

螺旋藻（以及其他藍綠色藻類）仿造了陸地食物的做法，那就是利用了光合作用把陽光轉變為濃縮葉綠素（chlorophyll），只不過這些藻類做得更好。螺旋藻是世界上最富含葉綠素的食物之一，而且也是至今為人發現最濃密的蛋白質來源。以重量來看，螺旋藻含有超過七一％的蛋白質！這是真正以蛋白質為主的植物性食物，而且含有的是完全蛋白質。

必須說明清楚的是，以重量來看，螺旋藻含有超過七一％的蛋白質，但是這並不表示其重量很重。一大匙的螺旋藻可以讓人攝取到四公克的蛋白質。因此，為了得到等同於一般六盎司雞胸肉的蛋白質含量，我們需要吃大約半碗的螺旋藻粉。從臨床上來說，那可以說是一大堆的螺旋藻。

雖然螺旋藻含有極高的蛋白質比值，但那絕不表示其含有的實際濃度足以補足人體所需的大部分蛋白質。然而，螺旋藻（以及其他可食性藻類）所內含的蛋白質有個在其他地方找不到而值得大書特書的東西，那就是其含有的是高品質的蛋白質，並且還有額外的營養素，因此可以為人體帶來其他傳統食物無法與之相提並論的作用。

由於螺旋藻擁有如此豐富的營養素，聯合國因而著手要利用它來消除全球營養不良的狀況。螺旋藻含有豐富的抗氧化劑、維生素、礦物質和其他必需營養素，而我們之後會回頭再詳談。我們在此專注的是新陳代謝，以下是資料顯示的說明：

- 在一個新近的雙盲安慰劑對照的研究中，相較於食用的是安慰劑的人來說，接受安排食用螺旋藻的參與者會減去明顯較多的體重，而且身體質量指數也會降低較多。
- 刊載於《藥用食物期刊》（*Journal of Medicinal Foods*）的一項研究揭露，在兩個月的研究期間，只需每天食用兩公克的螺旋藻就能夠對降低血糖濃度帶來極佳效用。
- 援引於《胃腸病學年鑑》（*Annals of Gastroenterology*）一份極佳的新近研究證實，

只要每日食用六公克的螺旋藻為期六個月，罹患非酒精性脂肪肝疾病（nonalcoholic fatty liver disease, NAFLD）病患的代謝功能就有顯著改善，而這表明肝臟表現改進了，而且病患也表示生活品質獲得整體改善。

螺旋藻顯然是值得加入飲食的強效食物，但是讓我們現在探索一下與它近似的綠藻。因為綠藻是地球上最富含葉綠素的食物之一，因此它的名稱可謂恰如其分。說到維持新陳代謝，綠藻在這一方面可以說是明星等級的食物。刊載於同儕評閱期刊《食慾》（*Appetite*）一份研究發現，葉綠素有助於減重和降低人們想吃超級美味食物的衝動。我們在前一章就已經談過，食物製造商使盡全力想要打造出超級美味的食物，以便讓人們會忍不住想要吃更多。食用富含葉綠素的食物正是取回掌控自己食慾的一種方式。

饒富興味的是葉綠素也被發現能夠增加類升糖素胜肽的分泌，而根據刊載於《內分泌學期刊》（*Journal of Endocrinology*）的研究，這有可能會促使體脂肪的重新分配。這確實意味著葉綠素含量高的食物可能會促使內臟脂肪減少，並讓皮下脂肪得以健康地增加（這似乎更能夠防護代謝疾病的出現）。一旦我們理解這樣的東西，食物與人體的互動真的會讓人感到訝異。綠藻不只是葉綠素的極佳來源，而且其按重量來看大約有五〇％是蛋白質，並且富含超棒的微量營養素。

最後一個要提的是最受歡迎且有為人善用歷史的藻類是藍綠藻淡水束絲藻（英文全名

為 aphanizomenon flos-aquae，簡稱 AFA）。康乃狄克大學營養科學系的研究人員發現，淡水束絲藻能夠減少發炎細胞激素（inflammatory cytokines）的生產，進而極為有效地維持人體新陳代謝。除此之外，他們也發現淡水束絲藻可能能夠防止脂肪肝，至少部分原因是因為淡水束絲藻可以抑制肝臟組織的脂質生成（脂肪的製造）。淡水束絲藻按重量則約有六〇%是蛋白質，不只是葉綠素含量很高的食物，也是維生素、礦物質和必需脂肪酸的強大來源。

穀物

在前一章裡，我們已經深度討論過在飲食中納入某些穀物的易犯錯誤和潛在好處。根據極多的資料，我們已經很清楚對於減脂和整體代謝健康來說，含有大量穀物的飲食並不會很理想。不過，這並不表示穀物不能被用來做為飲食中的支持性食物，或者甚至是作為蛋白質的補充來源。藜麥（quinoa）、燕麥和莧菜籽（amaranth）是蛋白質含量高的一些穀物。

莧菜籽現在日益受到歡迎，而這也是另一個可以回溯好幾千年的食物。甚至當我第一次說出莧菜籽的名稱時，我當下會覺得自己好像回到了中世紀時期——「聽著，是誰在那裡？你想要搶我裝著莧菜籽的小背包嗎？」小背包是當時的腰包，而且顯然很適合用來隨身攜帶莧菜籽。甚至在中世紀之前，印加、瑪雅和阿茲特克等古文明都會種植莧菜籽來做為飲食中的固定食物。

莧菜籽天生就不含麩質、富含纖維，並且可能是含有最多蛋白質的穀物。相較之下，莧菜籽含有的蛋白質含量大約是稻米的兩倍。請不要忘記所有穀物都是以碳水化合物為主的食物，只不過相較於穀物類的其他食物，莧菜籽和燕麥與藜麥等其他英文加重母音的好友都有較高比例的蛋白質；這三者各自含有約一五％的蛋白質、一三％的脂肪，以及七二％的碳水化合物。

刊載於《分子營養與食品研究》（*Molecular Nutrition & Food Research*）的一份研究發現，莧菜籽能夠防止炎症前驅物質受到啟動，故而是有助於抑制發炎的另一種食物。根據援引於《營養研究》期刊的資料，燕麥似乎對多肽ＹＹ（這是會影響食慾和體脂肪囤積的一種主要激素）能帶來有益的效應。同時含有完全蛋白質的植物性食物極少，藜麥則是其中的另一個選擇。義大利米蘭大學食品科學和微生物學系的研究人員揭露了，相較於其他經過檢驗的無麩質穀物，藜麥更能夠減少血糖和三酸甘油脂的濃度。這三種穀物以其方式打擊了讓體脂肪成長的三個損友，幫助人體減輕發炎、平衡激素和維持正常食慾。

蛋白粉（Protein Powders）

沒有什麼能夠比裝滿粉狀穀物的搖搖杯更能傳達「我在健身」的訊息。曾經在搖搖杯裝入混合蛋白粉的每一個人都經驗過以下三件事的其中之一（如果不是全部都經驗過的話）。

1. 忘了清洗使用過的搖搖杯，等到幾天後打開杯子，只會發現氣味撲鼻，而溫熱垃圾臭水是最能夠用來形容那迎面而來的味道。
2. 把蛋白質粉和液體裝入搖搖杯後開始使盡全力地搖動時，卻發現蓋子沒有蓋好，而四周成為了灑滿潮濕粉狀物的犯罪現場。
3. 「充分地」搖混完搖搖杯裡的蛋白粉之後，喝上一口，但卻發現自己嚥下的彷彿是包著泥的沙子般的團狀物。

蛋白粉是現在世界上最受歡迎的補充品之一。而這就是需要記得的重要事情……蛋白質是補充品，意味著它們應該「補充」的是含有許多原型食物蛋白質來源的健康飲食。話雖如此，聰明地生產出來的蛋白粉絕對能夠用來幫助我們達到蛋白質和代謝的需求。讓我們很快地瀏覽一下最受歡迎的一些選擇。

乳清蛋白看似是相對新近的東西，但是其起源可以回溯到好幾千年前。古希臘醫者希波克拉底被視為現代醫學之父，而他據說就很珍視乳清且用來治療，以便讓病患恢復活力和提振免疫系統。有一份資料就主張他不只是讓病患食用蛋白質，而且還建議要用蛋白質沐浴。聽到這個說法，要是希波克拉經營著一家高檔水療館和讓人大開眼界的地方（當人們被古希臘搖搖杯的臭味臭到皺眉之後，讓他們沐浴在乳清中放鬆讓眉頭回復正常），那也不會讓我感到驚訝。

在此必須清楚說明，希波克拉底使用的是他稱為血清（serum）的新鮮乳清。獲得傳統乳清蛋白的方式類似於取自奶類的方式。在製作起司的過程中，液體部分會與凝乳分離開來，接著再加以過濾烘乾來取得熟悉的粉狀物質。到了這個階段之後，依照製造商的慣常做法，粉狀物質會被添加不同的味道、甜味劑和防腐劑。

請記住這一點：乳清蛋白的品質會受到其生產來源牛隻飲食的影響。「人如其食所食」這句話也適用在此。此外，乳清蛋白補充品還有其他幾種不同的形式。為了簡單說明起見，我們在此就只談到主要的兩種形式。其中之一是濃縮乳清蛋白（whey protein concentrates），以加熱、加酸和（或）加酶的方式從原型食物中提煉出蛋白質，結果就是有六〇％到八〇％的蛋白質，以及二〇％到四〇％的碳水化合物與脂肪的混合物。另一種是分離乳清蛋白（whey protein isolates），多了額外的過濾過程來移除更多的碳水化合物與脂肪，結果就是有九〇％到九五％的蛋白質產品。因為含有更少的游離乳醣（roaming lactose 或 milk sugar），對於乳醣不耐症的人來說，分離乳清蛋白會更容易消化。

至於植物性和動物性來源的蛋白質補充品，我們現在可以在市面上取得其他幾種類型。不過，大多數支持使用蛋白質補充品好處的臨床證據都是來自於針對乳清所做的研究。刊載於《營養學期刊》的一份隨機雙盲研究就發現，相較於每日攝取大豆蛋白或同源的碳水化合物（isogenic carbohydrate）飲品的受試者，體重過重的受試者經指示要每日攝取乳清蛋白並進行二十三個星期，結果會減去更多脂肪重量、縮小更多腰圍，並且降低循環飢餓素濃度（這是人體的主要飢餓激素）。這個研究真的讓人感到饒富興味的是受試者並沒有被要求在其他的膳食或生活型態做出任何改變。只不過添加了更多蛋白質就造成了前述的結果。

比較了乳清蛋白、分離牛肉蛋白（beef protein isolate，另一種動物性蛋白質的選項）與含醣飲料，刊載於《國際運動營養學會期刊》（*Journal of the International Society of Sports Nutrition*）的另一份研究想要揭露這三種東西對於人體組成和肌肉表現的各自影響。這個實驗的研究對象是有重量訓練經驗的男性和女性，相較於啜飲含醣飲料的人，研究結果發現乳清蛋白和分離牛肉蛋白都能顯著改善研究參與者的人體組成（提高了精實的身體質量且降低了脂肪質量），而且硬舉（dead lift）和臥推（bench press）的每次最大重量也顯著改進了。

乳清蛋白還有另一個特點，那就是它也是支鏈胺基酸（branched chain amino acids, BCAAs）的強效來源。研究發現補充支鏈胺基酸能夠直接增加新的肌肉組織粒線體的製造。我們在本書前文中已經討論過，人體「燃燒」脂肪做為能量的確實所在之處就是在粒線體之中。更多粒線體的製造（這也就是所謂的粒線體生合成〔mitochondrial biogenesis〕的過程）正是蛋白質補充似乎能夠對人體構成造成如此深刻影響的原因之一。

無以計數的研究都證實了乳清蛋白的功效，而現在市面上還有許多日漸受到歡迎的其他選擇，如蛋清蛋白（egg white protein，另一個素食性但非純素的東西），這種蛋白質補充品是支援肌肉與粒線體的支鏈胺基酸白胺酸（BCAA leucine）的極佳來源。豌豆蛋白（pea protein）是最受歡迎的一種植物性蛋白質之一，而且在近來被發現能夠促進參與了強度訓練研究測試者肌肉厚度的增長，情況就相當於食用乳清蛋白的人（相對於食用安慰劑的人而言）。市面上也有用大麻籽、糙米、大豆、藜麥等其他許多東西（甚至是其中幾種的組合）所做出來的蛋白質補充品。首重之事就是要注意品質，並要避免食用含有非必要材料的蛋白質補充品，例如不具任何營養價值的人工或高升糖的甜味劑、人工色素、填充物或任何其他東西。最重要的就是要確定食用的是會讓你的身體感到舒適的蛋白質補充品。

說到蛋白粉和其他補充物質，這在現在還是大部分都未受規範的一個產業。哈佛健康出版社就在最近援引了一份揭露內幕的研究，該研究針對一百三十種類型的毒素檢測了一百三十四項產品，結果發現許多蛋白粉都含有重金屬（鉛、砷、鎘和汞）、雙酚A（bisphenol-A，以下簡稱 BPA——可見於塑料中的一種仿雌激素〔xenoestrogen〕）、殺蟲劑或其他汙染物。儘管許多毒素都是微不足道的極微量，但是有一些則是數量顯著。不過，即使是有機的原型食物也會有極微量的一些重金屬和殺蟲劑，而這不過是因為事物的本質就是會在巨大的大氣環繞的地球環境中循環所致。我們需要謹慎面對的則是明顯且危險的那些高含量的東西。請注意補充品的來源，並要選擇深刻關注產品並且以可能的最佳方式來製造的公司所出產的產品。

蛋白粉能夠有極大助益，但是如果我們已經從原型食物來源獲取了許多蛋白質，我們的飲食其實不需要再添加蛋白粉。來源可以是適當豢養出來的雞肉、牛肉、魚肉和豬肉等等，或者是如雞蛋、乳製品、豆類和堅果等素食性和植物性的選項，像是我們已經在這一章討論過的蛋白質來源。刊載於《美國臨床營養學期刊》的一份研究就發現，相較於攝取蛋清蛋白（儘管其中含有相同的蛋白質含量），阻力訓練（resistance training）之後立即食用一整個雞蛋能夠刺激更多的蛋白質合成（protein synthesis）。人體與富含營養素的原型食物之間的互動能夠造成無法被取代的神奇作用。然而，符合道德來源的聰明補充品則讓我們更能夠得到所需的蛋白質。

蛋白質最寶貴的重點

誠如我們在前一部分的討論，談到要維持人體微生物群系和整體新陳代謝時，最重要的就是要有多樣性的食物。這個觀點也適用於蛋白質的來源。對大多數的人來說，那就表示要同時有植物性和動物性的來源。然而，這終究還是要由個人來決定飲食的比例和什麼能夠讓身體有最棒的感受。

當進行某個特定飲食計畫時，由於我們在許多時候都無法得到想要的結果，因而往往會歸咎自己是真正的問題所在，並且認為自己必需更加努力來讓飲食計畫奏效。我們以為自己要「吃得更原始」或「吃得更素」。但是不是這樣的，我們或許只需調整飲食計畫沒有顧及的一些小東西。必須在此表明的是，有些很棒的飲食計畫絕對可以為人們帶來改變人生的作用，只是許多人到頭來都是長期掙扎其中，甚至有更多的人就是完全得不到其他人獲得的極佳結果。其中的部分原因是因為每一個飲食計畫都有著一套清楚規則：做這個、不能做那個，這麼做才能夠實現所有最瘋狂的夢想。或許有一小段時間確實會是如此。然而，健康是不固定的，而成功也不會永久不變；並沒有要以一成不變的方法去達成和維持的某個最終目標。我們需要有能力去適應和調整，因為到了某個時候，那些設定好的一套規則可能反而成為了一種束縛。

每當我們想到蛋白質的時候，我們往往想到的是極端濃厚的蛋白質來源，但是所有的食物基本上都有著一定比例的蛋白質。我們不過是需要確保自己更經常地攝取更多含有蛋白質的食物（尤其是我們確定自己缺少蛋白質的話）。《吃得更聰明》這本書就是要提供讀者擁有所需的工具和洞見，以便讓自己一輩子都能夠進步、適應、調整和創造出健康強健的極佳狀態。

我們接下來就要開始談論健康團隊的巨量營養素三巨頭中的另外一個來幫助自己大獲全勝。

變向運球的碳水化合物

碳水化合物是巨量營養素籃球隊中愛現且耐操的一流球員，儘管可以爭取許多時間和使盡一些混身解數，但是也可能會比團隊中的其他人更快犯規。

碳水化合物的出現就像是街頭籃球出身的球員，啟發了全世界的許多運動員的球賽打法。多年以來，包括了聯賽小聯盟的教練和專業球員在內，所有的人都強調了碳水化合物對球場表現的重要性。人們開始耳語說到碳水化合物是球隊裡最重要的巨量營養素……講久了就連碳水化合物本身也開始如此相信著，而事情正是就此開始出了差錯。

過度使用碳水化合物會導致表現起伏不定。碳水化合物的穩定性和可靠度可以說是亂七八糟，有時展現出高能量和激動人心打法的火花，但接著卻是一蹶不振而在球場上慢吞吞地來回移動。教練會要它坐冷板凳，但是比起隊上的其他人，它相信教練更需要自己才能夠贏得勝利。唯有等到碳水化合物不斷因為技術犯規而被判下場（有次是涉及了奶油夾心蛋糕〔Twinkie〕、佳得樂運動飲料〔Gatorade〕和追逐敵隊的吉祥物——碳水化合物素為人知的就是會有一點過動），教練才會注意到其他球員已經適時挺身而出。當球場上沒有過動的碳水化合物之後，每個人就變得更精實、更穩定，而且組織中發炎內鬥的情況也下降了。碳水化合物現在總算可以是有著團隊合作精神的球員，並且不再需要負擔從來就不該它負責的東西。碳水化合物是一流的球員，但是當它使用過度時，反而會為整個團隊增加大量的負荷。

看到碳水化合物的時候，人們看到的往往是它讓一切顯得「簡單」的浮華東西：餅乾、糖果、蛋糕、洋芋片、麵包和義大利麵條。只不過碳水化合物的複雜面卻為人所忽視……

也就是真的讓碳水化合物顯得如此特別的綠葉蔬菜、低升糖水果和其他非澱粉類蔬菜，而這些才是真正重要的東西，碳水化合物也因此才能身為團隊的一員。此外，碳水化合物也真的能夠讓球賽打起來更有樂趣。

由於媒體近來所關注的都是碳水化合物簡單的一面，這可能會讓人在混亂之中忽略了許多強大的蔬菜也都是以碳水化合物為主！確實如此，碳水化合物是胰島素和潛在脂肪囤積的最大推手，但是擁有正確的碳水化合物球賽打法可以讓我們在減重方面得到高分。

基本概述

我們已經在前一部分討論過碳水化合物的簡單面，以及其可能會為人體的代謝表現帶來的損害。碳水化合物過多或錯誤的類型會減弱飽足感激素的效應、降低胰島素敏感性、增加發炎，以及提高內臟脂肪的囤積。然而，要是沒有足量的碳水化合物，許多人可能會出現活性甲狀腺激素濃度降低、皮質醇濃度提高，以及睪固酮濃度減少的情況。此外，要是沒有正確類型且適量的以碳水化合物為主的食物的話，我們就會錯失足以維持微生物群系功能的寶貴膳食纖維和抗性澱粉。真正的關鍵就在於要挖掘出人體自身碳水化合物的臨界點。

對於所有的人來說，我們攝入一定數量的碳水化合物足以讓我們擁有平衡的能量、最佳激素功能和持續的飽足感，而這可以自動幫助減脂。但是碳水化合物的攝取量有其臨界點，一旦過度攝取，我們就會出現不規則的能階（energy levels）、激素的失能、增加飢餓感，而且減脂也會自動下調。基本上，超過了攝取量的臨界點之後，碳水化合物就從幫助我們減脂轉變成讓我們發胖。

這之所以饒富興味，那就在於臨界點的發生是超出傳統卡路里管理的範疇之外。我們先前已經討論過，只是簡單地改變碳水化合物的比例，而沒有主動管理卡路里的話，那將會為減脂帶來顯著影響。根據我們在第二章提過的刊載於《細胞代謝期刊》的一份研究，減少碳水化合物的攝取比例（低於實驗對象的臨界點）能夠改善整體新陳代謝、減少肝臟脂肪和促進肝臟功能，但這不需主動減少卡路里的攝取。我們也討論過援引於《美國臨床營養學期刊》的另一份研究，該研究揭露了，只是降低研究參與者攝取碳水化合物的比例和提高蛋白質的比例（但沒有改變卡路里的攝取），如此就能夠有較高的飽足感、較高的靜止代謝率和較多的脂肪氧化率。

讓我們再進一步探討。根據刊載於《國際肥胖期刊》的一份研究，該研究是由聖路易斯大學的研究人員所進行，目的是要揭露，當三餐的卡路里攝取量維持不變，食用高醣早餐（貝果）和高蛋白質／脂肪早餐（雞蛋）會對減脂產生如何不同的影響。研究人員確實有讓該研究的參與者每天減少攝取一千卡卡路里的攝取量，但是不同組別的早餐則有不同的巨量營養素比例。以下是八周研究期間過後得到的結果……

屬於低醣早餐的研究參與者顯示了身體質量指數降低了六一％、體重減少了六五％、腰圍減少了三四％，以及體脂肪比例減少了一六％！這真是讓我感到異常興奮。多年以來，當今社會超級關注的是減少卡路里的攝取，但是真相現在已經浮現，那就是只需簡單地調整巨量營養素的比例……包括辨識出自己的碳水化合物的臨界點……會有多麼強大的效用。

杰德．泰塔博士（Dr. Jade Teta）是內科醫師和減脂專家，他在我與他的對話中與我分享，他自己會建議病患首先要把碳水化合物的每日總攝取量降至一百公克（依據個人生活型態，有時多一些，有時則少一點）。就這個起始量，他會鼓勵病患增加或減少攝取量，依據的是以下兩個量度：減脂結果，以及監控自己的飢餓感、活力和渴望。他表明：「密切關注這兩個量度將有助於你快速地設定出碳水化合物的臨界點。」

我們希望能夠減少碳水化合物的攝取量，減少到足以幫助我們減脂，但不至於少到讓我們增加食慾、降低活力，以及讓渴望變得強烈到像是有人在耳邊低語著甜甜圈而讓人感到毛骨悚然。吃得更聰明是要讓人感到強壯、有活力和掌控著體內的一切運作。任何飲食計畫鼓勵我們與這些事物爭鬥等於是奪走了我們的力量。

問題並不出在甜甜圈。我們可以吃甜甜圈。不過。要是甜甜圈開始像X教授（Professor-Xavier）般地控制我們的心靈和思想，那就是我們知道事情有點不對勁的時候。我們可能需要調整碳水化合物的比例、食用正確的類型、增加蛋白質和（或）脂肪，或者是要改善微量營養素的攝取量（我們很快就會對此加以說明）。

重點就是要找出碳水化合物攝取量的臨界點，而這需要我們聆聽人體激素傳來的線索，不只是我已經提過的飢餓感、活力和渴望，還包括了情緒、積極度、消化、專注力和睡眠品質。泰塔博士對此重申：「適當的反應應該是在兩個主餐間不會感到飢餓、不會渴望吃東西，而且活力增加。你應該也要感到受到激勵，並且能夠專注而不會感到焦慮和沮喪。體內不該有氣體和腹脹，而且睡眠要正常。千萬不要誤以為這些症狀都與食物攝取無關。」

即使是在進行生酮飲食（這是高脂肪、適量到低量蛋白質，以及低醣的飲食法）的情境中，我們也需要認真地讓自己符合碳水化合物的攝取臨界點。每種生酮飲食都會提醒人們不要超過碳水化合物的臨界點，否則的話就會使得人體酮症（人體在這種狀態所生產和仰賴的酮體〔ketones〕而不是葡萄糖）不再穩定。然而，人體的某些細胞和過程就是只能仰賴葡萄糖才能運作。收錄於《生物化學—第五版》（*Biochemistry*〔5th Edition〕）的研究證實了，人體的每個器官都有獨特的代謝輪廓（metabolic profile），不只各自需要不同的能量來支持運作（不論是大腦或腎臟），而且也需用到不同分量的葡萄糖和（或）酮體。當葡萄糖變低了，我們天生就會開始製造能在全身所有系統運作非常良好的酮體（拜令人讚嘆的肝臟之所賜）。不過，舉例來說，大腦有些部分和過程只有葡萄糖才能使其運作。有助於這部分的運作就要有足量攝取的高品質的碳水化合物，或者是人體在需要的情況下從蛋白質製造出葡萄醣（葡萄糖生成作用〔gluconeogenesis〕），而此過程使用的是胺基酸的膳食來源，或組成肌肉組織的胺基酸。

當出現了把不同的燃料（包括囤積的脂肪在內）加以燃燒的機會時，人體在這方面的能力是相當懂得應變的。當我與營養專家與《生酮重啟飲食》（*The Keto Reset Diet*）的作者馬克．西森（Mark Sisson）對談的時候，他告訴我飲食的目標不必然是要活在生酮的狀態中，而是要發展出代謝彈性，以便讓人體得以不疾不徐地因應不同情況之所需來善用不同的燃料（葡萄糖、酮體和囤積的體脂肪）。有些時候，人體會使用較多量的碳水化合物來幫助基本功能和表現，但是不會儲存額外的脂肪。而有些時候，比起韓國歌曲《江南Style》（*Gangnam Style*）暴起暴落的情形，攝入太多碳水化合物而讓人增加脂肪的速度要來得更快。

為了維持健康、幸福和減脂，每個人需要的碳水化合物的量都因人而異。重要的是要記得，對於身處於現今嗜甜文化中的許多人來說，減少飲食中碳水化合物比例極可能會讓人取得代謝方面的優勢。這實在很有趣，那就是最可有可無的這種巨量營養素竟然被提升到如此顯赫的地位，而且人們都相信它是最重要的。事實上，美國國家醫學院的食品與營養委員會（U.S. Institute of Medicine's Food and Nutrition Board）的一份報告指明：「只要人體得到了所攝取的足量蛋白質和脂肪，與生活相符的膳食碳水化合物的下限顯然為零。」不同於蛋白質和脂肪，人類實際上可以沒有碳水化合物而繼續存活。在以碳水化合物為主的食物匱乏之時，我們的身體天生就會如此運作。不過，由於我們現在已經了解到某些富含碳水化合物的植物性食物能為我們帶來的額外好處，因此即使我們不會因為沒有碳水化合物也可以存活，但那並不表示我們在沒有碳水化合物的情況下得以真正地茁壯成長。再次重申，本書想要的是讓讀者有正確的攝取量和類型的碳水化合物。這是每個人的需要量是如此不同的另一個深刻見解。

果糖是怎麼一回事？

勞勃·沃爾夫（Robb Wolf）是《紐約時報》暢銷作家，而且原本是個生物化學研究者，關於不同的個人對不同的碳水化合物來源的反應，他在與我的一次對話分享了一些令人大開眼界的資料。他分享的資料是來自篇名為〈依據升糖反應預測得出的個人化營養〉（Personalized Nutrition by Prediction of Glycemic Responses）的文章，先前已刊載於具同儕評閱機制的《細胞》期刊。該篇具開創性的研究揭露了，個人的升糖反應（一頓餐點後的血醣提高多寡）看起來會受到各種因素的影響，諸如基因、當下的人體組成，以及（這是最有趣的一點）微生物群系的組成。他說道：「這個研究最重要的發現之一就是顯示了，個人對於不同食物的反應存在著極大的差異。對於一些人來說，我們通常認為會造成血糖問題的一些食物根本不成問題，但是有些被人們視為『好』的食物卻會導致有些人的血醣顯著提高。」

例如，該研究的某個部分是給予實驗對象一塊餅乾，藉此來監控他們的血糖反應。在接下來的時間，研究人員給予同一批實驗對象的是一根香蕉（與一塊餅乾含有相同的碳水化合物含量），而且同樣會監控他們的血糖反應。由於香蕉是含有膳食纖維和其他營養素的天然食物，比起吃那塊天殺的餅乾，我們顯然會以為所有吃了香蕉的研究參與者將有較低的血糖反應，是不是呢？哦，如果讀者是這麼想，那麼就借用偉大的嘻哈音樂人聲名狼藉先生（Notorious B.I.G.）的說法：「你就大錯特錯了。」

沒錯，有些受試者者確實出現了人們認為該有的升糖反應，那就是因為吃了餅乾而驟升，而香蕉只造成低到中等的反應。只不過有些受試者的經驗卻恰好完全相反！人體對不同食物的反應差異實在是令人驚訝。這就重申了一個事實，那就是沒有所謂一體適用的飲食法，而與某個人的身體起著良好反應的食物，對另外一個人卻可能會造成全然阻礙。一些研究人員推測食物反應的部分巨大差異也可能是食物敏感性和不耐症所造成的結果。這就帶我們回到了關於微生物群系的討論，因為受試者遠離了不斷造成他們血糖驟升的食物，因此出現了朝向與精實、低度發炎和有利的血糖控制有關的微生物群系的持續性改變。勞勃告訴我，採行一種不會長期提高血糖的飲食法似乎能夠「重建」我們的腸道。

話雖如此，但是這顯然表示我們應該吃的是「餅乾脆」（Cookie Crisp）的品牌麥片而不是香蕉來當早餐。這不過是指出了另外一個有趣的事實：水果裡的糖可能對一些人來說是有問題的。有些專家斷言水果也會讓人變胖，而另外的一些專家則認為水果有助於減脂。真相是這其實會因為個人及其獨特的新陳代謝而有所不同。我可以毫不遲疑地說，我們絕對要當心今日常見的超甜水果。在談到萵苣的演變時（從具有潛在的精神活性麻醉物質〔psychoactive narcotic〕到利用培育消除了生物鹼〔alkaloids〕，現在就像小貓般完全無害——除非是人會對小貓和（或）可愛的東西感到過敏），我們就已經提過，現今的大多數水果都已被培育成含有較少毒素、較多熱量和更多糖，而且有些水果擁有很高的含糖量。

讓我們以容易用手握的回力鏢形狀的香蕉為例。香蕉是我們總是可以仰賴的旅行隨身點心，令人愉悅的蔬果昔添加物、香蕉船霜淇淋最吸引人的貨真價實的部分，以及最常被用在全世界性教育課程的水果（對我而言，那絕對是國中二年級時最奇怪的一天）。遠在一萬年前，人們就開始培育野生香蕉，而那時的香蕉跟我們知道的現代混種香蕉幾乎完全不同。最早的香蕉體積較小、含糖量要少很多，並且裡頭有著又大又硬的籽。為了要得到裡頭的糖和澱粉，那就需要避開和（或）咬掉一大堆籽才吃得到。這樣吃會讓人吃得很慢，並且（如果連著籽一起吃的話）讓人從野生香蕉得到比較多脂肪，我們不得不承認這需要費很大的功夫。

我們已經把香蕉培育到一種程度，可看到其含有的籽很少，而且微小到不起任何作用。這些我們在現今香蕉裡看得到的籽甚至完全無法自行繁殖。要是沒有人工介入的話，傳統香蕉已經不再能自行生長。

現今的香蕉含有明顯較高的含糖量，但是也同時含有較多的鉀、維生素C和抗性澱粉等幾種有益營養素。先前的討論就已指出，未熟的青香蕉富含有助於微生物群系的抗性澱粉。青香蕉實際上含有多達八〇％的澱粉。不過，香蕉所含的澱粉會在成熟過程被轉換成糖，等到完全成熟時，幾乎就不會含有任何澱粉了。

除了香蕉，我們喜愛的許多水果的體積都已被培育得更大，如桃子、鳳梨、芒果、西瓜、葡萄和李子等等，並且都混含了不同類型的糖（包括了葡萄糖和蔗糖）。然而，水果的獨特之處就在其普遍含有某一種以水果來命名的糖，也就是俗稱的果糖（fructose 或 fruit sugar）。我們在談的並不是高果糖玉米糖漿（high fructose corn syrup），因為根據刊載於《藥理學生物化學與行為》（*Pharmacology Biochemistry and Behavior*）期刊的研究，這種高度加工甜味劑正是造成皮下脂肪囤積和瘦體素抗性的主要物質。我衷心希望所有人現在都已經知道高果糖玉米糖漿是很糟的東西。我們在此想要說明的是水果會自然出現的果糖，只是這樣的果糖已經因為人類的干預而提高到不自然的程度。

誠如前言，因為水果的含糖量，尤其是果糖的含量，許多專家都斷言水果是會造成肥胖的東西。從表面上來看，果糖確實看起來是個很好的類型的糖，畢竟果糖不會進入血流，也不像蔗糖和葡萄糖會促進胰島素的釋放。正因如此，果糖實際上具有低升糖指數（low glycemic index），哦，至少其立即的效應是如此。

果糖的效應之所以會比較緩慢，原因是在於它必須先經過肝臟處理（又是這個令人讚嘆的器官！），我們攝入的二九％到五四％的果糖會因此轉換成葡萄糖。如此製造出的葡萄糖接著就會進入血流（就像是工作完後走了不同的路徑回家），而此時胰島素就已在等著伺機而動。另外大部分果糖會在肝臟中轉換為肝醣（人體的活期帳戶），而且其中一小部分會直接轉換為脂肪（經過所謂的內生性脂質合成〔de novo lipogenesis〕的過程）。根據美國國家衛生研究院（National Institutes of Health, NIH）所進行的研究，合理的果糖量實際上能夠促進燃燒更多能量，只是倘若肝臟因為果糖而負荷太多，那就可能會觸動更多脂肪細胞並提高它們的儲存能力。

重點如下：水果提供了我們通常無法在其他種類的食物找到的一些驚人好處。水果有益於微生物群系、飽足感和幫助減脂。刊載於《肥胖評閱》（*Obesity Reviews*）期刊的一份統合分析援引了八個不同研究的結果，全都發現水果與減脂之間具有統計方面來看的一種有益關係。經常吃水果的研究參與者擁有較少的體脂肪。不過，研究確認了食物的種類和食用量也需要一起考慮。（具體來說）吃了過多很甜的水果絕對會造成肝臟過度負擔，不知不覺中就降低了胰島素敏感性和增加了體脂肪。

除了一些健康脂肪和蛋白質，如果讀者想要在蔬果昔中加入半根成熟香蕉的話，那就這麼做吧。只不過吃幾根香蕉當點心可能對大多數人來說不會是個好主意（尤其是對於不活躍的人，或者特別是身體對香蕉有不佳反應的人，如血糖驟升後又隨即崩潰）。不論想拿來當點心的是一些鳳梨切塊或葡萄，或者是一邊慢慢細咬桃子、一邊送出桃子的表情符號，那就完全要由讀者自行決定。我能給的最好建議攝取量就是很甜的水果為少量，漿果等比較不甜的水果為中等分量，而被當作蔬菜使用的大多數水果則可大量食用（我們後來會再談論這部分）。

對於減脂有困難的許多人來說，問題並不是出在他們吃了太多葡萄，而是極可能是他們吃了太多加工食品或喝了太多葡萄口味的碳酸飲料。水果不是我們的敵人，但是也不該為所欲為。要善用水果，而不是讓水果致我們處於不利的情況。現在就讓我們接著談論關於蔬菜部分的一些真相。

裝扮成蔬菜的水果

早在一八九三年，美國最高法院就必須決定番茄應該要被歸類為蔬菜或水果。最高法院被迫要決定進口番茄是否該根據《一八八三年關稅法案》（Tariff Act of 1883）加以課稅，因為該法案只適用於蔬菜而不是水果。最高法院做出了有利於把番茄歸類為蔬菜的判決，但是根據的不是科學，而是人們的使用習慣。從植物學來看，水果是從植物（不管是藤本植物、灌木叢或樹等等）長出來的食物，而且水果也是植物散布種子到世上的手段。根據如此的定義，番茄顯然是水果。不過，新聞記者麥爾斯・金頓（Miles Kington）曾說道：「知識是知道番茄是水果；智慧是不要把番茄放入水果沙拉」，這個說法最能夠用來總結番茄的使用。

知識告訴我們還有其他幾種水果也被放入了蔬菜的種類。黃瓜、甜椒、南瓜、小南瓜（squash）、櫛瓜、茄子、酪梨和橄欖都是水果。不過，部分原因是因為這些水果會被用在烹飪方面（通常會被頂替當成蔬菜來做成非甜味、鹹味和辣味的菜餚），它們具有「不甜的」

味道使得它們在文化上被歸類為蔬菜。

不同於植物含有種子的部分（水果），被植物學歸類為蔬菜的是植物的根、葉和莖等部分。當我們吃胡蘿蔔、蘿蔔和甜菜時，我們其實吃的是植物根部。植物葉部包括了菠菜和羽衣甘藍在內。蘆筍則是人們現在喜歡吃的一種植物莖部。

在此再次提醒，不論是蔬菜或水果，其中大多數都是以碳水化合物為主的食物。雖然說碳水化合物被貶低了，但是我們千萬不可不分好壞就通通捨棄。我們已經觸及了聰明地在飲食中納入一些水果的好處，而蔬菜家族（以及一般被歸類為蔬菜的水果）也有讀者即將發現到的一些對減脂最有效的效益。

刊載於《營養素》期刊的一份統合分析檢閱了十篇經過同儕評閱的研究，藉此辨識出飲食納入更多蔬菜能為新陳代謝帶來的效應。分析人員在幾個為期多年的研究中發現了以下事項：

- 增加蔬菜的攝取會從根本上提高減脂率。
- 分析發現增加蔬菜的攝取量能夠抑制體重增加和肥胖。
- 每天吃超過四份蔬菜的人比較不會有體重增加的風險。
- 每天吃的每一份蔬菜能夠讓研究參與者的腰圍在研究期間減少〇・三六公分。

這個檢閱結果清楚顯示了，蔬菜不只有助於減重，而且攝取蔬菜也能夠實際地抑制體重增加。刊載於《亞太地區臨床營養期刊》（*Asia Pacific Journal of Clinical Nutrition*）的一份特定研究就揭露了，吃更多蔬菜能夠在一年之間把增加過多體重的風險降低七三％！儘管大多數飲食法都同意要大幅納入更多蔬菜，但是通常都不會說明原因。讀者現在應該總算明白箇中道理了吧。

當我們談論碳水化合物時，我們希望不要把它講得像膳食脂肪般那樣不堪。碳水化合物是很重要的，尤其是來自蔬菜之中的那些碳水化合物。

我們還需要關照碳水化合物的另一個更重要的面向，那就是攝取的時間。

為碳水化合物計時

在先前談論碳水化合物時，我們已經提過刊載於《國際肥胖期刊》的一份研究，該研究發現食用高醣早餐和高蛋白質／脂肪早餐（餐點的卡路里量都一樣）會導致研究參與者出現截然不同的減脂結果。在此回顧該研究的結果，在為時八周的研究期間，低醣早餐群組研究參與者的身體質量指數降低了六一％、體重減少了六五％、腰圍減少了三四％，以及體脂肪比例減少了一六％。這個研究證明了吃得更聰明的另一個重點和重大關鍵：攝取碳水化合物的時間極為重要！

如果減脂是你的目標，一大早就攝取大量碳水化合物大概不會是個好主意。資料顯示了，食用碳水化合物較高比例的早餐會讓人儲存更多脂肪和更有食慾。刊載於具有同儕評閱機制的《食慾》期刊的一份研究發現，相較於食用低醣早餐的人，食用高醣早餐的研究參與者在餐後很快就會有飢餓感。

如果有任何適合大量攝取碳化合物的時機，那大概不會是在每日的早餐階段。只需改變自己每天食用以碳水化合物為主的食物的時間，那就可以為新陳代謝帶來可觀的效果。要請讀者注意的是，在前面提到的刊載於《國際肥胖期刊》的研究中，使用於該研究的碳水化合物食物是貝果，而貝果既不是低升糖水果，也不是非澱粉類的蔬菜。當我們計算了淨碳水量（net carbs）並考量了膳食纖維、維生素、礦物質和其他有益微生物群系的因素，早餐時攝取一些聰明的碳水化合物是有極大益處的。不過，要是你決定要吃甜點當早餐的話，那麼你極可能會出現困難。

我所謂的吃甜點當早餐是什麼意思呢？哦，那是指許多人會吃某種蛋糕來拉開一天的序幕。「喔，沒有！我從來不會做那種事。」那麼瑪芬（muffin）算是什麼呢？它不過是沒有裹上糖霜的一種蛋糕。貝果又是什麼呢？它其實是小孩子不允許吃甜食所吃的蛋糕，而且還會為了顯示叛逆而在上頭抹奶油起司。哦，更別忘了還有鬆餅呢（我個人的最愛）。藉由改變外型和做得扁平，吃甜點當早餐突然間就成了社會可接受的事。「這些油煎過的蛋糕真的很薄，大概沒有什麼卡路里。就讓我吃三片，並在上頭淋半杯的楓糖漿。」難道這些食物都不能碰嗎？當然不是。我們會在說明下一個要領時再進一步說明這一點。我們可以大幅地升級這些食物的品質。我們也可以把高醣食物放在每天更有益的時間點來吃，如此一來，我們就不會在試著有生產力的時候出現醣類昏迷（carb-coma）的狀態。根據一份很棒的研究，改變碳水化合物的攝取時機能夠實際地改善減脂的情況。

在刊載於具有同儕評閱機制的《肥胖》期刊的一份研究中，體重過重的實驗對象被要求採行全面減少卡路里的飲食，或者是大部分（約八成）的碳水化合物都是在晚餐攝取減少卡路里的飲食。到了六個月研究期間終止時，相較於採行傳統限制卡路里飲食的人，晚餐時攝取大部分碳水化合物的研究參與者的體重、腰圍和整體的體脂肪量都減少較多。此外，夜間攝取碳水化合物的人會大幅改善空腹血糖、有比較好的胰島素敏感性、膽固醇比值變得較好、發炎情況減輕（以C反應性蛋白〔CRP〕進行的評估），以及瘦體素和脂聯素的濃度變得較佳。這只能用威漫英雄人物盧克·凱奇（Luke Cage）的口頭禪來妥善說明：「這也太神了吧！」為什麼只是改變了巨量微生物的攝取時機就能有這麼顯著的效果呢？這實際上從表面來看是不合邏輯的事。只不過若能進一步深究，這一切其實很合理。

傳統智慧都是如此宣稱，夜間攝取較多的碳水化合物和卡路里會讓人儲存更多脂肪。原因不外乎是人沒有做任何事情來「燃燒掉脂肪」，只不過這是以攻擊性觀點來看待新陳代謝，然而，防禦才能贏取最後的勝利。

就攻擊性觀點來看，我們攝取了碳水化合物和卡路里，接下來人就必須要動起來才能消耗掉它們。不過，要是我們採取守勢的話，我們反而能讓參與新陳代謝的各種東西各就其位，從一開始就阻止碳水化合物和脂肪被儲存起來（那就是能讓腹部或背部減少更多脂肪）。

從基本的防禦觀點來看，當我們沒有在一天的開端就吃入大量碳水化合物，我們的代謝防禦就會轉而使用肝醣來做為身體的整天能量。在碳水化合物還來不及被轉換為脂肪前，就先把碳水化合物畫分到夜間攝取來補足儲存的能量。我們可以這樣來類比，那就是要是我們開了一整天的車而用完了汽油，我們就需要為了隔天上路先行加好油。只要沒有像電影《名模大間諜》（*Zoolander*）中的瘋狂場景一樣加到太滿的話，我們就有足夠的空間去填入更多的碳水化合物。

當我們以豐富的碳水化合物和卡路里來拉開一天的序幕，我們就強迫了身體要展開攻勢。這就要回到我們在第二章談過的能量利用的次序。一般來說，人體首先會消耗的是手邊就有的現金（葡萄糖）、接著是使用需要花比較多功夫去處裡的活期帳戶（肝醣），再接下來（有需要的話）才會使用到儲蓄帳戶（儲存的脂肪），以便讓能量足以進行所有應該要完成的工作。早餐攝取了快速燃燒的碳水化合物，那就等於是讓手頭有更多可以消耗的現金，於是人體就更不需要動用到儲蓄帳戶去燃燒脂肪。這有點像是我在大學會計課學到的後進先出法（Last in First out, LIFO）。這個會計法指的是後購入的資源會被首先使用。當我們的身體能夠得到所有這些剛攝入的新碳水化合物，那又何必要辛苦地分解體脂肪來當能量呢？

不只是如此而已，我們現在也知道早餐時攝取比較多碳水化合物，那實際上會促進食慾，讓我們感到更餓且餓得更快。如此一來就造成了這樣的結果：我們會再進食……手頭有更多現金……脂肪就更安然無恙地囤放在儲蓄帳戶中。

這與現實中採取冠軍等級的防禦手段完全不同。當我們每天一開始的時候攝取比較少的碳水化合物（一般來說，同時也攝入較少的卡路里——尤其是我們的滿足感已經被提高的蛋白質攝取量得到滿足），這就會讓人體更快去動用儲存於體內的東西。如果我們手頭沒有那些可用的所有現金，人體就會提取活期帳戶和儲蓄帳戶來開始燃燒脂肪。此處的關鍵就是我們不能讓自己餓到（因為這樣會調降燃燒脂肪激素的分泌）。我們受到滋養、感到有活力，並且促使身體表現出代謝靈活度。此外，把碳水化合物分配到夜間攝取，這甚至會讓我們更有滿足感，而且能在隔日消耗脂肪。

刊載於《英國營養學期刊》的一份新近報告已經發現，夜間多攝取一些碳水化合物能夠讓體重過重的研究參與者在隔天早上比較沒有食慾。美國佛羅里達州立大學的營養、食物與運動科學系所進行的另一項研究則顯示，就健康的實驗對象而言，夜間攝取蛋白質或碳水化合物能夠改善他們在隔日早上的靜止代謝率。

讓我們把前文扼要重述，不要在每天一開始就攝取碳水化合物和吃太多，我們的身體就會有能力去更快速地動用儲存的肌肝醣、肝醣和囤積的脂肪。不過，這是很難做到的，倘若我們的身體從早到晚不斷攝入碳水化合物和卡路里，為了要消耗掉其他已經儲存的那些部分，大多數的人都必須奮力運動到精疲力竭。如果讀者很沉迷於把自己運動到精疲力盡的話，那就沒有什麼問題，但我只是想讓讀者知道，就一般來說，那並不是持續燃燒脂肪最有效的方式。

這就讓我們要談到碳水化合物攝取時機的另一要點。要運動的時候，許多人都被教導要採取攻擊性飲食方式。他們會在運動前吃一些碳水化合物，甚至是「肝醣超補」（carb load），反正我們既然需要那樣的能量，不是嗎？同樣的道理，我認為這根本錯失了重點。在訓練前先分解一些碳水化合物，這在一些情境絕對是適當的。如果我們進行訓練是為了競賽、運動活動，或者大體上就只是想要讓身材變得更高大、速度更快或更加強壯，那麼在健身前，甚至是健身過程中，攝取碳水化合物可能是不錯的選擇。不過，倘若我們的目標是要減脂，在健身前吃東西就可能有違目的了，尤其是吃的還是碳水化合物的話。

動用能量的相同次序也適用（就大部分而言）於運動方面。如果訓練前吃了碳水化合物，首先會被消耗的會是這些剛吃的碳水化合物，接著是肝醣，再接下來身體才會開始分解一些脂肪。因此，即使目標是要減脂，許多人都被教導要在健身前攝取碳水化合物。遺憾的是他們試著要用運動消耗的其實不過是剛吃下的東西。要以運動消耗掉食物的真相，那就像是想要跑得比攝取高度咖啡因的獵豹還要快一樣，真相是永遠做不到的。

當我在大學擔任肌力和體能訓練教練的時候，我目睹人們做過一大堆瘋狂的事。有些人花了更多時間拿手機講電話而不是舉重，或是超級會流汗的傢伙從來不清潔自己使用完畢的機器，還會有身上噴了太多香水的女性（說真的，她到底是想要掩飾什麼？）。至於我看過最瘋狂的事情，其中之一就是有人會在健身前吞香蕉和穀物棒。不知有多少次，我會彷彿慢動作般……跑步前撲滑到正要把穀物棒放入嘴裡的那些人面前……及時地把穀物棒從他們手中打落。人們會圍站在前撲後躺在地上的我的四周並說著這樣的話：「你有沒有看到？他為了碳水化合物而前撲到他們面前。他真的是個英雄。」我會說：「我不是英雄。我只是一個不害怕挺身對抗壞建議的平凡人。」我會有點頭暈，聚集的現場終將解散，而士力架（Snickers）的廣告還是會播放。當然，根本沒有發生以上的事情……但我確實這麼想過。

健身房總是有許多人，而對於那些苦於想要減脂的人，當他們在健身前啜飲佳得樂（Gatorade）或吞嚥著充滿碳水化合物的點心時，我只要有機會提供建議，我就會這麼做。一次又一次，只不過是改變了碳水化合物的攝取時機，他們就能看到改善的成果。刊載於《國際運動營養學會期刊》的研究顯示，運動後才攝取碳水化合物已被發現能夠直接提高肌肝醣再合成（muscle glycogen resynthesis，肝醣的補充），而不是被儲存為脂肪。該研究也發現，相較於攝取安慰劑的人，人在阻力訓練之後攝取碳水化合物和蛋白質能夠促進肌力和人體組成的改善。

丹麥哥本哈根大學醫學生理學系的科學家所進行的另一個研究揭露了，運動後的肌肉胰島素敏感性會直接增加，而這會促使一部分的碳水化合物／葡萄糖在運動後被送至肌肉（再次重申，而不會儲存為脂肪）。如果目標是減脂，攝取碳水化合物的時機就應該是健身後而不是健身前。當然，我們想要得到的是水果和甘藷等較高質量的碳水化合物來源。不過，要是想吃的是瑪芬的話，那麼此時就是吃它的時機。此時所吃的碳水化合物會更有可能只是補足肌肉所需而不是被儲存為脂肪。

為了清楚起見而必須說明的是，飲食中納入一些簡單的糖是一個「撇步」，只是過度攝取就很不聰明了。刊載於《營養素》期刊的資料發現，人在運動後過度攝取碳水化合物會降低身體消耗最多脂肪的能力。請記得該研究的受試者會攝取多達二百二十一公克的碳水化合物麥芽糊精（maltodextrin，這是一種經過高度加工且可快速吸收的糖）。因此，他們攝取的碳水化合物的類型和數量可說是相當不正常。正因如此，儘管健身後攝取的糖量看起來並不會阻礙運動所帶來的潛在益處，但是實際上肯定把益處減少了。

有鑑於此而必須再次重申，碳水化合物的攝取時機是另一個被忽視的營養素的面向，而這正是吃得更聰明的策略要提醒讀者的地方。要運動時，如果你覺得自己想在訓練前吃一點碳水化合物，你永遠有這麼做的自由。我不過是想鼓勵你改變自己運動前攝取的燃料來源，改吃以蛋白質為主的東西（一些高品質的支鏈胺基酸或蛋白質將會很不錯），看看自己有什麼感覺和表現。你可能會發現自己根本從來就不需要碳水化合物。你可能也可考慮在禁食的狀態下健身（至少在健身前的幾個小時不吃任何東西）。早晨健身可以讓這件事更容易達成。然而，最重要的是要進行對自己當下的狀況來說最好的事情。儘管運動有其價值，但是你吃的東西會對你帶來超過運動足以造成的影響。個人會造就的是如何驚人的身體其實是真正取決於個人的食物選擇。

脂肪燃燒與運動的說明

要說明清楚的是，我們可以藉由進行不同類型的運動，讓身體實際上更快速地轉換和燃燒脂肪（而不是肝醣）。低強度運動（如快走）可以促使身體動用脂肪而不使用肝醣。這看來很不錯（確實是如此），而強度運動（如舉重和高強度間歇運動〔high intensity interval training, HIIT〕）則能夠在更短時間內燃燒更多整體卡路里和脂肪。舉重或高強度間歇運動會鼓勵我們的身體先消耗掉肌肉裡的肌肝醣，然後才會開始燃燒脂肪。不過，最大的好處則是「後燃」（afterburn）效應。刊載於具同儕評閱機制的《生理學報告》（*Physiological Reports*）期刊的一份研究揭露了，在健身過後接下來的幾個小時之間，相較於低強度有氧運動，高強度間歇運動顯然能讓人體消耗更多卡路里。其中的部分原因乃在於這樣的運動對肌肉組織和減脂相關激素所造成的正面影響。這裡的重點就是，混合進行不同類型的運動才是聰明的做法。不過，最重要的運動類型則是我們真的會去做的運動！不論是舉重、游泳、慢跑、競技性運動、舞蹈、蹦床彈跳、爬山或騎自行車，做我們真的愛做的運動，如此一來就能讓運動不再是件苦差事，而是變成為我們帶來幸福的一件事。

眾人矚目的碳水化合物

不管對碳水化合物是愛或恨，人們對巨量營養素的關注現在都聚焦在碳水化合物。我不過是想要確保讀者能夠有關於碳水化合物的詳細說明，讀者因此可以更加了解碳水化合物會有怎樣的作用。碳水化合物的攝取時機、品質和攝取臨界點都很重要。不過，最重要的就是要了解，積極主動地納入更多高營養和非澱粉類的蔬菜有多麼重要，而這絕對能改變整體狀況。這些碳水化合物足以讓人在減脂方面得到難以置信的有利條件。請記得，資料已明顯指出，非澱粉類的蔬菜（以及被統計表歸類為蔬菜的水果）不僅能提高減脂率，而且也能夠防止脂肪再次上身。

在每一餐（包括早餐）的餐盤裡，如果我們能夠確保其中大部分是綠葉蔬菜和其他非澱粉類蔬菜的話，我們所吃的每一餐其實都在幫自己減脂。就算我們想要吃點瘋狂的碳水化合物食物，只須確保自己也吃了基本上健全的碳水化合物食物。想吃披薩？沒問題，但請記得要先吃一份大沙拉。又到了星期二墨西哥塔可餅時間（Tuesday Taco）？記得吃的時候要同時來一大份炒青菜。我真的很愛把炒過的櫛瓜和（或）小南瓜搭配塔可餅一起吃。如此一來，我們就可以1）獲取人體需要的有助於減脂的營養素，2）啟動能夠抑制我們過度食用比較不營養的食物的飽足感相關激素，以及3）能夠在不破壞自己成功的情況下享受食物。反正就是要多吃這樣的食物，而且不要再把它們從飲食中剔除。

談及食物時，人類就像是小學所學的第一部分數學。我們會從加法開始學是有原因的。你有一顆蘋果，比利再給了你一顆蘋果，你現在有幾顆蘋果呢？答案是兩顆！沒多久就會學到減法。你有一顆蘋果，比利拿走了一顆，你現在有幾顆？我不知道，但是比利最好是快點把那該死的蘋果還給我！

就從此刻起，讓我們更努力納入有助於減脂的食物，而不是避吃那些自己認為不好的食物。我們之後會談到有關這一切的科學，而我們有時甚至會發現，我們相信的那些對自己不好的東西，實際上根本一點也不差。對於我們接下來談論的三個巨量營養素之一的脂肪，這更是一點也沒錯。

擅長投籃假動作的脂肪

沒有什麼可以比一個好的投籃假動作更能夠讓某人顯得愚蠢，而脂肪對整個人類社會所做的假動作更是一件已經很久很久的事……

聯盟中大多數的人都認為脂肪是個麻煩製造者，並且主張它在代謝團隊中總是搞小動作、表現不穩定且會搞破壞。脂肪被賦予了害蟲的角色，但是它一聲不吭、保持低調，並總是讓行動來為自己發聲。

碳水化合物和蛋白質常常上營養素的報導節目，但是除非脂肪斥責了某個記者說它壞話，或者是沒有讓它上十大球員的名單，不然的話，脂肪是不會上頭條的。但是後來發生了一件事。

讓我們回到二〇〇二年，《美國醫學期刊》（*The American Journal of Medicine*）刊載了由哈佛公共衛生學院流行病學系的科學家所進行的一份有關脂肪的研究。該研究是關於脂肪造成影響的幾個研究的統合分析。當時對於脂肪最大的理解之一就是它會讓整個聯盟都變胖。不過，該研究受到這個具有同儕評閱機制且聲望極高期刊的表彰而登上頭條：膳食脂肪並非是體脂肪的主要決定因素。這動搖了我們對於營養素的認識。

這些年以來，脂肪具有搞小動作和壞隊友的敗壞名聲。然而，當詢問其他隊友和彙整統計數據之後，人們發現脂肪其實能讓整個代謝團隊有更佳的運作。事實上，人們發現脂肪是個老練的球員兼教練，有助於管理從大腦到肌肉的所有事物。哦，脂肪的假動作確實很惡劣，表面上看起來做某一件事，但到頭來做的卻是完全不同的另一件事，而這讓許多人看似相當愚蠢。至於人們之所以會受到誤導，極大原因是因為脂肪這個名稱的緣故。

說我的名字，說我的名字

打從一開始，脂肪就被賦予了壞名聲，因為它與每個人都記得的惡名昭彰的體脂肪有著近似的名稱。在過去幾十年之間，因為占用了團隊的空間和破壞團隊的新陳代謝，體脂肪因此贏得許多惡名，而且其他團隊成員都已經無法繼續忍受。任何與體脂肪的名稱相近的東西都隨即被排斥並成為代罪羔羊……即使說它們跟體脂肪實際上沒有一點關係！

體脂肪和膳食脂肪是兩種完全不同的東西。不過，甚至只要聽到脂肪這兩個字眼，人們就會把它們混為一談，視為同屬於快樂且令人髮指的家族，儘管它們事實上毫不相干，就像是美國藝人琥碧・戈柏（Whoopi Goldberg）和摔角手戈柏（wrestler Goldberg）沒有任何關係一樣。相同的名稱，但有著全然不同的來歷。

隨著社會上的腰圍和心臟問題日漸增長，人們需要在膳食方面找個代罪羔羊。在膳食脂肪的惡名於二〇〇二年獲得平反之前，一直回溯到一九七八年（當時的脂肪才剛在營養界初出茅廬），當時為了扭轉美國境內心臟疾病的盛行，美國前參議員喬治・邁高文（George McGovern）主持的一個參議院委員會發布了第一個「美國膳食目標原則」（Dietary Goals for the United States）。其建議的飲食大幅降低了膳食脂肪，並顯著提高了原型穀物的攝取量。官方所提出的每個美國人的低脂高糖飲食就此誕生。問題是並沒有任何健全的科學能夠證明這種飲食會奏效。猜猜看發生了什麼事？哈佛大學科學家於二〇〇二年的一份統合分析提出指明：「……在美國國內過去的二十年期間，獲取來自脂肪的能量比例明顯下降，而對應的卻是肥胖的普及率大幅提高。」

他們對此的解釋是……好幾百萬的人開始攝取較少的脂肪和更多碳水化合物，以至於我們的體脂肪組織從一個問題演變成一種流行疾病。

問題是我們怎麼會花了這麼長的時間才搞清楚這一點呢？雖然這個資訊出現至今已經過了許多年，為何人們要這麼久才能接受膳食脂肪並不是個壞蛋？喔，簡而言之，這是與語義學有關的問題。

語義學是涉及文字意義的一支語言學。以「racket」這個英文字來說，網球名將塞雷娜·威廉斯（Serena Williams）用來主宰大滿貫冠軍紀錄的網球拍的英文是「tennis racket」，而我的小孩每次聽《歌舞青春》（High School Musical）原聲帶吵鬧聲的英文也可做「racket」。同一個英文字，但意思不同。提及脂肪時，我們也面臨類似的語義學問題。我們已自行編碼而相信食物中的脂肪和身體裡的脂肪是相同的東西。因為脂肪這個名詞極為強烈且令人恐懼，我們很容易打從心裡就把它們混為一談。我們開始認為攝取食物中的脂肪會直接造成身體裡出現更多脂肪。只不過生物化學方面根本不是如此運作的。這就像是認為吃綠色豆子會讓人變綠，或是吃藍莓會把人變藍一樣。我認識有些吃了一堆藍莓的人，但是我從來不曾看過他們會出現如同藍色小精靈（Smurf-like）的任何特徵。

我們已經在這本書的前文中討論過，沒錯，過度攝取任何巨量營養素會導致過多的體脂肪囤積。不過，誠如讀者將會了解到，以真食物為主的健康膳食脂肪的正確攝取量，這實際上能夠為人體提供新陳代謝和減脂極為有利的條件。我想要用這本書倡議的是改變膳食脂肪的名稱，以便讓人們可以就此永久地制止一切相關的困惑。我們可以輕易地把膳食脂肪的名稱更換為膳食脂質（dietary lipids）、膳食油脂（dietary oils），或者是某個新創的名稱，如脂感（fexies，融合英文字 fat 和 sexies）。不管我們在社會上把它改稱為什麼，這都會有助於讓我們甩開與這個主題有關的好幾十年的困惑。我們還可以用另一個方式來修復我們與膳食脂肪之間的關係，那就是更進一步了解它的個別特質，而這就是我們接下來要討論的部分。

你說的脂肪是什麼？

儘管膳食脂肪都被歸為同一類的東西，但是我們需要知道幾個不同類型的脂肪。因為不同的脂肪有不同的益處，我們因此要在接下來的部分一一談論。因此，這裡只先簡短地概要說明。

首先要提醒的就是脂肪的主要類別名稱是依據個別化學鍵的形成。脂肪基本上就像是碳和氫的樂高玩具組合，差不多就是這個樣子。對脂肪的大驚小怪，都不過是這兩個化學物質把每個人都嚇壞的結果。不過，就像生活中的一切，東西被組合在一起的方式能夠帶來極為不同的結果。這些碳與氫的樂高玩具積木被組合在一起的方式不只會改變它們的名稱，也會改變它們對人體產生的效應。

飽和脂肪

這種營養素是脂肪中最常受到肥胖羞辱的脂肪類型。飽和脂肪的每個碳的「尾端」（tail）會以單鍵與其他碳原子的任一面連結，同時也盡可能地連結許多氫原子。由於這種脂肪盡其可能附著了許多氫，一般認為其充滿了氫原子。

因為飽和脂肪的外觀和組成如此一致，它們可以像一般吸管般被緊緊地包成一捆。這種緊緊包捆的組成使得它們在室溫中會比較穩定和密實。

認為飽和脂肪會有害心臟嗎？刊載於《美國臨床營養學期刊》的一份涵蓋經同儕評閱過超過四十個研究的統合分析指出：「沒有任何顯著證據得以論斷膳食脂肪與冠狀動脈心臟病或心血管疾病的罹患風險提高有關。」然而，與此相反的主張卻還是繼續會偶爾出現而成為頭條新聞。關於飽和脂肪多數研究的真相是，它們一般來說都不會考量飽和脂肪的攝取來源或種類。比起實驗室以化學方式分離出來的脂肪的作用，完整的真食物中的飽和脂肪往往是有益健康的。是的，這兩者都是我們需要考慮的，但是我們總是需要記得人類吃的是食物，而不是被分離出來的營養素。

事實上，根據涵蓋了不同十八個國家超過十三萬五千名參與者的一份為期十年的研究，其研究資料顯示，不只是飽和脂肪不會提高心血管疾病的風險，而且攝取較多脂肪（包括飽和脂肪在內）的人實際上會比較長壽！

飽和脂肪對人體組成有什麼影響呢？刊載於《代謝》（*Metabolism*）期刊，一份針對一百四十四位體重過重成年人飲食的新近研究中，該研究把他們飲食中的卡路里攝取比例提高了約五〇％。在研究人員安排他們攝取的這個較高的脂肪攝取量中，三分之一是飽和脂肪、三分之一是單元不飽和脂肪（monounsaturated fats），以及三分之一是多元不飽和脂肪（polyunsaturated fats）。在為期十六周的研究結束之後，研究人員有了以下的發現：

研究參與者顯著減少體脂肪量、增加了瘦肉量（肌肉），而且發炎細胞激素（inflammatory cytokines）的血液濃度也大幅下降。相較於安慰劑的組別，同時攝取飽和脂肪補充品的實驗對象的發炎生物標記甚至會下降更多。這樣的結果顯然與我們被告知有關飽和脂肪（大體而言是包括了所有脂肪）的了解相去甚遠。不過，我們還需要談論一下脂肪的細微差別。

飽和脂肪的家族中其實也有幾個不同的類型。最常見於人類飲食的飽和脂肪可以分成長鏈（long chain）脂肪、中鏈（medium chain）脂肪和短鏈（short chain）脂肪等三種不同種類。鏈的長短基本上是與被包成一捆的脂肪「稈」（straws）的數目有關。富含長鏈飽和脂肪的食物（含有十二個到二十二個碳秸稈〔carbon straws〕）包括了不同種類的動物脂肪（那些可以在乳製品和肉類裡發現的脂肪），而且還有椰子脂（coconut fats）、棕櫚油和可可脂（cocoa butter）。中鏈飽和脂肪的食物（含有六個到十個碳秸稈）則包括了椰子脂、棕櫚油和山羊奶。一個有趣的事實是己酸（caproic）、辛酸（caprylic）和癸酸（capric）都是中鏈脂肪酸（MCFAs），而它們的英文名稱的拉丁字源「*capra*」，拉丁字義為「母山羊」（山羊奶中富含了這些中鏈脂肪酸）。最後一類是短鏈飽和脂肪（含有少於六個碳秸稈），我們可以在奶油等食物中找到，但是我們獲取它們，那主要是拜腸道細菌的活動所賜，誠如前文的討論，只要我們攝取了充足的膳食纖維和益生元，那些細菌就可以製造出這種飽和脂肪為我們所用。

這些膳食飽和脂肪都很重要，並對我們的健康起著顯著作用。不過，我們尤其要堅持納入飲食並加以維持攝取的是短鏈和中鏈飽和脂肪。援引於《歐洲臨床營養學期刊》的一份研究證實了，即使每日飲食只納入了少至十五公克的中鏈脂肪酸，那也足以讓研究參與者的卡路里消耗率提高五％！此外，讀者應該還記得，根據刊載於《英國醫學期刊》的一份研究，短鏈脂肪丙酸鹽（short chain fat propionate）被發現能夠減輕發炎，甚至有助於減少內臟脂肪。指稱飽和脂肪是「不好的」其實是個過度簡單化而我們應該要永遠背棄的說法。任何東西只要太多都會讓我們陷入麻煩，而錯失了足量的飽和脂肪實際上對我們是弊大於利。

單元不飽和脂肪

不飽和脂肪不同於飽和脂肪，不同之處不只是不飽和脂肪是以單鍵來連結碳原子，而且也具有雙鍵。當碳原子忙於形成雙鍵連結時，那就會使得氫原子無法加入，因而不再能夠完全充滿氫原子。

請記得脂肪就像是吸管一樣被包成一綑，而雙鍵就像是吸管上刻意彎曲的那部分。我記得彎吸管首次問世的時候，我在夏令營就是用它來喝果汁盒。直吸管自此之後就不再讓我滿意了……我想要像個成熟的小學一年級生是頭直挺挺地喝東西。直吸管就是不再具有任何魅力！

單元不飽和脂肪的稈上有個彎曲，而多元不飽和脂肪（我們接下來很快就會談論）的稈上則有許多彎曲（就像是根瘋狂的吸管一樣）。這兩種脂肪也都擁有一些極佳的健康益處，但是我們還是需要關注一些值得注意的地方。由於這些不飽和脂肪有更多的「彎曲」，它們因而比較不穩定。這些彎曲使得這些脂肪能在室溫時維持液態，但是也會讓油品較為脆弱且更容易損壞。如果我們選擇極佳的食物來源來獲取這些脂肪，並且以妥善方式來準備和保存的話，這些脂肪絕對會給予我們同等回報。接著就讓我們來了解納入更多單元不飽和脂肪所帶來的一些顯著益處。

以二十四個研究所做的一份統合分析發現，相較於低脂高糖的飲食，採行富含單元不飽和脂肪飲食的實驗對象能夠降低血脂濃度和改善胰島素敏感性。在刊載於《國際肥胖與相關代謝失調期刊》（*International Journal of Obesity and Related Metabolic Disorders*）的另一份研究中，為期十八個月，體重過重的實驗對象分別採取了較高脂肪（特別是單元不飽和脂肪）比例飲食和低脂高醣飲食來做為比較對照的組別。比起採行低膳食脂肪的組別，採行較高比例的單元不飽和脂肪飲食的實驗對象減去了較多體重、較多體脂肪，和更多腰圍。事實上，低脂飲食組別的人在這些方面都是增加的情況！這個研究有個很有趣的地方，那就是獲准在研究期間攝取更多健康脂肪的研究參與者會始終遵照和持續進行飲食計畫。分派到低脂飲食組別的人則更常會退出研究。

單元不飽和脂肪一些最受歡迎的來源是橄欖油、堅果和種子（如杏仁、巴西堅果、腰果和南瓜籽）、奶油、豬肉、牛肉、鴨肉、酪梨、酪梨油、橄欖，以及切達起司（cheddar）和寇比起司（Colby）等特定種類的起司。誠如我們針對營養素來源多樣化關鍵主題的討論，相同的原則也適用於脂肪。多年以來，我會吃橄欖油和不同的堅果與種子，但是我是到了晚近的生活才開始試著吃酪梨。酪梨和酪梨醬（guacamole）在我眼中看起來是個綠色、陌生和怪異的東西。我實在很蠢，竟然真的一直以為酪梨和酪梨醬是完全一模一樣的東西。然而，酪梨做成的酪梨醬實際上就像是天使有了一對翅膀一樣，那是來自天堂的東西，而且也是任何派對會最先被吃完的東西。如果讀者在派對的什錦點心中間看到一個空碗的話，那個空碗先前裝的肯定就是酪梨醬。

由於酪梨是人們通常可以從農產品中取得含有最多脂肪的食物，我因此真的想要在此特別表彰一下。根據刊載於《營養素》期刊的一份研究，因為酪梨含有充足的膳食纖維、極佳的維生素與礦物質的供給量，以及令人讚許的多種膳食脂肪，這種充滿脂肪的食物實際上能夠幫助人們減脂。當研究參與者接受指示而以一些酪梨來取代一些膳食碳水化合物的攝取，他們的血糖濃度就有所改善、飢餓素的激素濃度會降低、飽足感激素多肽YY與類升糖素胜肽的濃度會比較高，並且整體會有較長期且較高的主觀滿足感和較低的飢餓感。酪梨是外皮皺巴巴的特別小水果，讓我總是感到驚奇不已。

拜多元不飽和脂肪酸 omega-3 日益受到歡迎之所賜，人們近年來已經更加關注 omega 類型的脂肪。只是讓我感到意外的是，竟然沒有什麼人注意到單元不飽和脂肪酸 omega-7。

Omega-7 的極為特別之處就在於我們所知的脂質激素（lipokines）。脂質激素是類似激素的分子，並實際控制了其他脂肪在體內所發生的作用！為了確保人體的能量儲存和利用達到最佳化，這些 omega-7（也就是所謂的棕櫚烯酸〔palmitoleic acids〕）會連結不同的器官與組織而產生廣泛效應，而這就表示 omega-7 對減脂有著一些重大的影響。例如，刊載於《健康與疾病中的脂質》（*Lipids in Health and Disease*）期刊的資料顯示了，相較於飲食納入的是安慰劑的人來說，納入較多 omega-7 會讓人減去更多體重、改善胰島素敏感性，以及降低血脂濃度。研究發現 omega-7 真的很棒的地方就是能夠調降脂肪組織中的促炎性基因（proinflammatory genes）。

《紐約時報》暢銷作家邁克．羅益生醫師（Dr. Michael Roizen）是我的朋友和同仁，正是他所進行的另一個研究讓我開始注意到 omega-7 和新陳代謝之間的關係。他率領克里夫蘭醫學中心（Cleveland Clinic）的團隊進行了一項雙盲、隨機和安慰劑對照的研究，想要辨識出 omega-7 對參與實驗的成年人對象能產生（如果有的話）的效應。在三十天的研究期間，利用 omega-7 的實驗對象不只顯著減輕了發炎狀況（以C反應性蛋白〔CRP〕來加以測量），而且三酸甘油脂也驚人地減少了。就如同其他脂肪一樣，羅益生醫師士指出了 omega-7 的攝取來源也關係重大。

Omega-7 的一些最佳食物來源是野生捕獲的冷水魚（如鮭魚、鱸魚和沙丁魚）、酪梨、夏威夷果（macadamia nuts）、夏威夷果油和沙辣果油（sea buckthorn berry oil）。（不過，要注意的是，這些食物——尤其是夏威夷果油和沙辣果油——內含的棕櫚烯酸似乎是會減少 omega-7 效益的拮抗物質）我們也可以找得到 omega-7 的補充品，但是根據羅益生醫師的說法，重要的是要確保攝取的補充品是來自於淨化過的高品質魚類來源，並確定其中大部分的拮抗物質（棕櫚烯酸）都已被移除。

我們接下來要談的也是被稱為油酸（oleic acid）的 omega-9，而這是健康飲食中最常見的單元不飽和脂肪。正是基於 Omega-9 的緣故，橄欖油才會被吹捧為確實有益健康的一種油品，而且研究也肯定支持了這個看法。刊載於《歐洲臨床營養學期刊》的一份多年研究發現，比起採行傳統低脂飲食的人，攝取高量橄欖油的研究參與者會減去明顯較多的體重。

在另外一個雙盲、安慰劑對照的實驗中。在整體降低卡路里的飲食中，體重過重的實驗對象被指示要在早餐中攝取比一匙半多一點的特級初榨橄欖油（extra virgin olive oil）或比一匙半多一點的大豆油。研究結束時，研究人員發現攝取特級初榨橄欖油的實驗對象會減去八〇%以上的體脂肪！

不過，在讀者跑去狂飲橄欖油之前，有幾個重要的限制警告需要注意。由於橄欖油富含不飽和脂肪，橄欖油因此更容易氧化和因遇熱而受到破壞。讀者可能有注意到市面上販售的多數橄欖油都是深色玻璃瓶裝，目的就是要防止橄欖油腐敗變質。根據篇名為〈儲存狀況對特級初榨橄欖油品質的影響〉（The Effect of Storage Conditions on Extra Virgin Olive Oil Quality）的一份二〇一二年的研究，接觸光線會損害橄欖油。因此，請讀者千萬不要購買透明瓶裝的橄欖油！橄欖油光敏性（photosensitivity）的部分原因似乎是因為其葉綠素的含量。我們先前已經討論過葉綠素具有令人大開眼界的益處，而葉綠素實際上正是高品質橄欖油所含有的主要色素之一。深色玻璃能夠安全地保護單元不飽和脂肪與葉綠素的組合……而且最好是能夠存放在涼爽的地方。這是因為不同於一般的看法，橄欖油其實具熱敏感性（heat sensitive）。沒錯，橄欖油可以用來烹調，並且比起用所謂的植物油來烹調要來得好上太多，但是因為橄欖油容易氧化而遭到破壞，因此烹調時以小火到中火來使用才是最理想的。橄欖油富含濃縮的抗氧化物，而這才讓它得以在某種程度上受熱和得到保護。然而，如果是要以中火到大火來烹調的話，那就最好是使用比較穩定的飽和脂肪（椰子油、奶油和酥油〔ghee〕等油品）。

想在飲食中納入更多的特級初榨橄欖油，最棒的做法就是用它來做新鮮沙拉的淋醬，或者做為不同菜餚的「潤飾調味醬」（當烹煮完成一道菜餚後，在上頭淋上一些橄欖油）。總之，橄欖油是 omega-9 脂肪的極佳來源，而其他豐富的來源包括了酪梨油、夏威夷果、杏仁和葵花籽。

多元不飽和脂肪

多元不飽和脂肪的字首「poly」是「多」的意思，而用先前脂肪吸管的比喻，這些不飽和脂肪就像是有著許多彎曲的吸管。再次提醒一下，有更多彎曲的油品會顯得更為不穩定。儘管富含多元不飽和脂肪的食物能帶來一些極佳益處，但是我們必須像對待敏感性營養素一樣來看待它們。

諸如堅果、種子、魚、牛肉和各種植物性油品等食物中，我們一般都可以連同其他膳食脂肪而在其中找到多元不飽和脂肪（簡稱為 PUFAs）。在多元不飽和脂肪中，最有價值的就是必需脂肪酸 omega-3 與 omega-6。這些重要的營養素之所以被稱為是「必需」的，那是因為人體無法製造它們而需要從飲食才能獲得。

Omega-3 絕對是膳食脂肪整體卡司中最閃亮的巨星。誠如前文所言，援引於《歐洲臨床營養學期刊》的研究已揭露了，omega-3 脂肪酸具有抗肥胖效應，而且能夠改善脂聯素濃度（有助於調節食慾）。不過，它們真正為人所知的就是具有保護身體不致出現脂肪引發發炎效應的強大能力。刊載於《美國臨床營養學期刊》的研究發現，omega-3 脂肪酸具有強大的抗炎特性，足以治療幾個急性發炎和慢性發炎的狀況。

最受歡迎的濃縮 omega-3 就是來自於魚油，而相關資料也著實令人驚異。刊載於《公共科學圖書館：綜合》一份新近研究發現，當實驗對象攝取三公克魚油連續十二週之後，他們的代謝率會提高近一四％！只是攝取這種食物性補充品就能夠讓人每天額外燃燒大約兩百卡的卡路里。此外，根據就十二個研究所進行的一項統合分析發現的結果，相較於沒有攝取魚油的人，攝取魚油的研究參與者能夠更有效地減少腹部脂肪和改善腰臀圍比例。

這裡要提到極為重要的一點：魚油會如此有效的原因是在於其中含有特定類型的 omega-3，也就是所謂的二十二碳六烯酸（docosahexaenoic acid, DHA）和二十碳五烯酸（eicosapentaenoic acid, EPA），而這些是我們可以從動物性來源攝取的 omega-3 的類型。我們從植物性來源取得的主要 omega-3 是 α- 亞麻油酸（alpha-linolenic acid, ALA）。資料清楚顯示 ALA 並不如 DHA 和 EPA 那般有效。如果讀者採行素食飲食或不喜歡吃海鮮（或其他生物可用的 omega-3 的密集來源），好消息是人體能夠把我們攝取的一些 ALA 轉化成 DHA 和 EPA。欠佳的消息則是這種轉化過程會流失極大分量的 ALA。援引於《應用生理學、營養學與新陳代謝》（*Applied Physiology, Nutrition, and Metabolism*）期刊的資料發現，只有五％的 ALA 能夠被轉化成 EPA，而轉化成 DHA 的 ALA 則是比例更低。年齡、基因和微生物群系的健康程度等因素能夠讓轉化比例有稍微的差異，但是程度並不顯著。

雖然 ALA 並不具有為人所知的減脂效益，但是還是具有保護心臟和神經系統的價值。我們可以發現 ALA 的食物包括了亞麻籽、亞麻籽油、核桃、羽衣甘藍、馬齒莧（purslane）、大麻籽和大麻油，而且在一些動物脂肪中也可以找得到。再次重申本書的一個主要看法，那就是 omega 來源的多樣性也很重要。儘管飲食中納入富含 ALA 的不同食物是很棒的事，但是重要的是也要攝取一些富含 DHA 和 EPA 的食物。這些 omega-3 一些最佳食物來源包括了鯖魚、鮭魚、沙丁魚和鯷魚（anchovies）等富含油脂的魚類、草飼牛肉和蛋黃，當然還有魚油。如果讀者實在是對食用魚類和（或）魚油沒有興趣，另外一個取得方式就是自行食用藻類，也就是直接從魚類得到 omega-3 的來源來取得。市面上有富含濃縮 omega-3 的藻油補充品。藻油還沒有像魚油一樣經過徹底分析，而現在的相關新研究一直在進行中。一如既往，我會在「吃得更聰明」額外資源持續為讀者更新我的建議。

接下來要談的 omega 是 omega-6。這種必需脂肪酸的主要作用就是被當作能量來使用，而且也能與其他 omega 脂肪一起幫助人體幾個器官的正常功能。如同 omega-3，不同類型的 omega-6 也對人體帶來極為不同的影響。

γ 次亞麻油酸（Gamma-linolenic acid, GLA）就是一種 omega-6 脂肪酸，在月見草油（evening primrose oil）、琉璃苣油（borage oil）和大麻油等油品中都可以找得到，而大麻籽和螺旋藻等食物也含有較少量的這種脂肪酸。有幾個研究都吹捧了 GLA 對幫助減輕疼痛的效用。不過，若是談到減脂效益的話，我們則需檢視另一種 omega-6 脂肪酸，那就是共軛亞油酸（CLA）。

關於 CLA 具有與新陳代謝相關的一些驚人屬性，我們先前已經提了好幾次。援引於《營養學期刊》另一個研究證明，在十二週的研究期間，攝取 CLA 的實驗對象（相較於攝取橄欖油——儘管也會帶來自身的好處——的安慰劑對照組）會明顯減去更多體脂肪量。雖然牛肉、羊肉、牛奶和優格裡可以發現顯著分量的 CLA，但是含有真正可觀分量的則是草飼奶油。

奶油是人類原先食用了數千年的另一種食物，只是後來因為對膳食脂肪的偶然抗拒而不再討喜。奶油的好處就在於具有多樣的脂肪、潛在過敏原的數量有限（因為乳糖和蛋白質都已被移除），以及能在不同溫度維持穩定狀態。我們已經提過奶油是短鏈脂肪和單元不飽和脂肪的可行來源，但是真正讓奶油與眾不同之處則是其富含濃縮的 CLA，以及其對新陳代謝的影響。

事實上，刊載於具有同儕評閱機制的《公共科學圖書館：綜合》中，涵蓋了六十三萬研究參與者一份令人感到訝異的統合分析發現，當研究參與者每日飲食每添加一大匙的奶油，他們罹患第二型糖尿病的風險就可以額外降低四％。此外，一份新的隨機雙盲研究發現，奶油含有的 CLA 能夠降低幾個與發炎有關的蛋白質濃度，包括了腫瘤壞死因子（tumor necrosis factor, TNF）與C反應蛋白。如果讀者決定要在減脂計畫中納入奶油，記住以下的資料將會很重要，那就是根據美國威斯康辛大學麥迪遜分校的科學家的說法，草飼奶油要比傳統穀飼奶油含有多達五倍的CLA。

接下來要談的另一種omega-6是脂肪酸中的老大哥亞麻油酸（linoleic acid）。大部分的膳食omega-6都是屬於亞麻油酸。奇怪的是亞麻油酸似乎與omega-3截然相反。Omega-6亞麻油酸不只不具抗炎性，而且看起來還具有促炎性。這種現象或許是真的，但是並不是從人們相信的傳統意義上來看。

許多專家確信亞麻油酸是與生俱來就有炎性，並且會提高與它有關和因它引起的慢性疾病。不過，刊載於《營養與營養學學會期刊》的一份涵蓋數個實驗的系統文獻回顧則揭露了，實際上，沒有來自隨機對照介入的研究的證據足以顯示，飲食中攝取亞麻油酸會提高發炎生物指標的濃度。然而，關於omega-6和發炎的關係需要在這裡進一步探討。

如果讀者還記得先前討論的話，我們談過了發炎並不算是一件「壞」事。發炎實際上對人的生命和維持人體的許多過程是很重要的。就以免疫系統為例。當免疫系統為了某個病原體而展開防禦，或者是為了保護傷口而提出援助，人體會發炎是為了要提供保護，而我們在此時就可在其中發現到一些omega-6。

只不過要是發炎狀況無法控制，或者從飲食的角度來說，要是亞麻油酸失去了控制，此時就出現了問題。當今社會的一般飲食都含有數量多到荒謬的omega-6亞麻油酸的分量，而這主要是因為我們納入了極不穩定的植物性「植物油」。植物油這個詞本身就是個錯誤用詞。既不是青花菜油！也不是羽衣甘藍油！我們所謂的植物油其實是含有以玉米、棉籽（cottonseed）、紅花籽（safflower seeds）、菜籽（rapeseeds）和大豆做出來的工業生產的種子油。所有的這些油都是經過極高溫度加工而成，而且必定要經過精煉、漂白和除臭才適合人類食用。還記得我們提過多元不飽和脂肪（有許多「彎曲」）是最不穩定和最敏感的脂肪嗎？因此，當它們經過了如此的加工處理之後，你認為會對這些 omega-6 造成什麼影響呢？簡而言之，它們會氧化和敗壞，而且根據刊載於《吸入毒物學》（*Inhalation Toxicology*）期刊的研究，甚至連在烹飪時吸入它們的氣味都能夠損害人的 DNA。這是什麼鬼東西啊？

在整個人類演化過程中，我們接觸到天然食物的亞麻油酸從來就不曾是個問題。資料顯示人類各自攝取的 omega-6 和 omega-3 的比例約為三：一（來自於諸如堅果、種子和各種肉類）。不過，根據援引於《生物醫學與藥物治療》（*Biomedicine and Pharmacotherapy*）期刊的資料，主要是因為我們攝取那些工業製造的植物油（主要是來自烹飪和加工食物）的緣故，那個比例現在是大約平均為一七：一。更讓人值得擔憂的是，某些部分的美國人口攝取的 omega-6 和 omega-3 的比例已接近五〇：一，而這種不均衡的情況還繼續加劇。

取得 omega-6 和 omega-3 平衡比例的飲食能夠減輕發炎，但攝取過多比重比例的 omega-6 的飲食則不僅會促使發炎，而且也會促使發胖。刊載於《營養素》期刊一份新近研究發現，相對於 omega-3，大幅提高飲食中的 omega-6 的比例會直接提高肥胖的風險。另一個研究則發現，omega-6 和 omega-3 的比例失衡會導致與飢餓相關的激素出現功能異常，而且會增加脂肪囤積。研究人員也發現，這甚至對卡路里的攝取量也會有相同的作用，那就是相較於擁有較有利的 omega-6 和 omega-3 比例的飲食，含有較多 omega-6 的飲食會讓體重增加更多。

重點就是我們的飲食已經納入了更多含有 omega-6 亞麻酸油的食物，我們因此需要堅持讓自己攝取許多的 omega-3 脂肪。在膳食脂肪組成的男子樂團中，我們已經確立了多元不飽和脂肪是超級敏感的成員（想要讓男子樂團成團，其中至少要有這樣的一個成員），因此我們在處理時必須要小心。用高溫來烹煮多元不飽和脂肪會使得脆弱的 omega 脂肪退出樂團，跑去寫些充滿情緒的街歌，關於它們被如何錯誤對待，而它們現在要做的就是讓人體重增加（嘻哈歌手德瑞克〔Drake〕正是這種歌曲的最佳影子寫手）。既然如此，用所謂的「植物油」來烹調真的是個很糟的主意。讀者是否曾注意到，裝著亞麻籽油和大麻油等濃縮多元不飽和脂肪的瓶罐都是存放在店鋪的冷藏區？有些民眾知道這些油品很敏感，但是其他人還是在不知情的情形下使用菜籽油，不知道那會損害人體的 DNA 和壓抑新陳代謝功能。但願我們能夠改變自己的要求，讓吃得更聰明成為一種規範，藉此制止油品公司繼續販售那些毒性油給毫無戒心的家庭。

就連刊載於《英國醫學期刊：開胸心臟手術》（*BMJ: Open Heart*）的一份研究也發現，

這些植物油可能是器官衰竭、心臟驟停和猝死的罪魁禍首。這些工業生產植物油的出現顯然不是人類社會最偉大的五大發明之一。好消息是在準備食物和為自己與愛人購買食物時，我們可以決定自己要的是怎樣的脂肪和油品。

關於脂肪的忠告

在探討所謂的三大巨量營養素之一的強大脂肪細微差別時，我同時想要鼓勵讀者能夠每一天都積極主動地從餐點中攝取許多健康脂肪。讀者現在應該已能有自信地控制對於高品質脂肪的攝取和獲取改善後的減脂成果，就如同刊載於《新英格蘭醫學期刊》的一份具標誌性意義的研究所示。該研究的研究人員找來了一百三十個參與者（其中許多人都有代謝症候群或第二型糖尿病），並把他們分成高脂／低醣和低脂／高醣兩個組別，進行為期六個月的研究。研究結束時，研究人員發現高脂／低醣組別的人平均體重減少了近六公斤，但低脂／高醣組別的人卻平均只減少了近二公斤。儘管兩個組別的卡路里攝取量是一樣的，但是改變飲食中巨量營養素的比例且納入較多脂肪，反而能夠讓參與者減少三倍的體重！

脂肪不只會影響到人們想要減少的體脂肪……同時也會影響到能讓我們擁有另一種代謝優勢的寶貴棕色脂肪。援引於《營養學期刊》的一份研究發現，飲食納入了較多脂肪，特別是必需脂肪酸，那將極有可能會提高人體棕色脂肪組織的數量和活動。讀者還記得的話，我們在第一章就已經提過，這種類型的脂肪會消耗脂肪，而這也是我們在這個部分談論的必需脂肪酸有助於身體和健康最佳化的另一個方式。

構成減脂的五個先發陣容的其他強大巨量營養素

儘管人們談論減脂時通常會忽視五個巨量營養素先發陣容的另外兩個成員，但是整個陣容缺少了它們就不算完整。我們將在這裡提出這兩個液體成員的一些重點，以便讓讀者能夠自信地控制使用它們來贏得這場減脂的賽事。

空中接力灌籃的酒精

談到爭議，沒有其他東西能夠比酒精更習慣於造成紛亂的局面。關於酒精一個饒富興味的一點就是其具有難以置信的活力。事實上，當酒精進入人體之後，它立即就會優先於其他東西而被首先燃燒來做為能量之用。只要人們攝取了酒精，人體就會暫時擱置體脂肪、葡萄糖或其他膳食巨量營養素的消耗。這是因為酒精是熱量密集的化合物，足以提供大量生物可用的能量。不過，酒精也是對人體系統很不好的東西，並且無法如同蛋白質、碳水化合物和脂肪一樣被儲存於體內做為能量。因此，當酒精進入人體之後，馬上就會快速地引起反應，一副勢不可擋的態勢。其他的東西可能會試著要發揮作用，但是酒精卻會獨攬一切，使出就像是籃球場上空中接力灌籃的招式，即使沒有人要它那麼做。

我們在第一章就已經提過，每公克的蛋白質含有四卡路里，每公克的脂肪含有四卡路里，每公克的脂肪含有九卡路里，至於酒精則是落在高卡路里密度的一端，每公克含有七卡路里。酒精與其他東西的顯著差異就在於酒精是液態，並且沒有任何有助於新陳代謝的其他營養素（像是富含 omega-3 的油品）。這就是為什麼飲酒被廣泛認為所攝取的是「空熱量」（empty calories）。不過，要重複說明的是這些卡路里並不會被儲存……既然如此，到底飲酒為何能夠引發新陳代謝的戲碼呢？第一幕戲是與酒精如何燃燒儲存的脂肪有關，而第二幕戲則是它會影響到其他人體系統運作的方式。

酒精是人類使用了數千年的另一種東西。老實說，比起其他的營養素，酒精極可能造成了成年人更多的打鬥、爬到桌上跳舞和尿褲子的情況，但是應該不會盡是一些壞事，對吧？

是這樣的，如果我們坦誠地查看資料，我們會發現其中透露了一些極為有趣的事情。根據刊載於《美國心臟病學會期刊》（*Journal of the American College of Cardiology*）的一份研究，該研究分析了含有超過三十三萬三千名參與者的八年資料，在這段研究期間，輕度到中度飲酒的人（每天約喝兩杯以下酒精飲料的男性和每天喝一杯酒精飲料的女性）會因為任何原因過世的可能性會大約少於二%（相較於不喝酒的人）。這個研究確實提到其中並沒有考量幾個其他生活型態的因素，而且對於有些飲酒者後來不喝酒，或者是原本不喝酒的人後來開始喝酒，該研究也沒有明確說明。除了謹記住這一點，研究人員也申明了，一輩子不喝酒的人「不應該只是為了健康理由就開始喝酒，而是應該受到鼓勵去採行健康的生活型態（如規律運動和不抽菸）」。

該研究著實引人入勝，但是真的讓人恍然大悟的是，研究人員提醒我們，重度飲酒的人（男性每日飲酒超過三杯，女性每日飲酒多於兩杯）會大幅提高因為各種原因而死亡的風險。該研究作者群做出了如此的說明：「給予個人或廣泛人口飲酒的建議時，要在飲酒對健康的好處和害處之間取得平衡。」他們還提到：「減少有害或高度飲酒依然是必需且重要的事。」飲酒似乎有點像是電影《愛恨一線間》（*A Thin Line Between Love and Hate*）的情節一樣，喝一點可能會讓人得到一些好處，但是喝太多的話，你可能會在醒來後發現有陌生人在你的廚房做早餐。

不過，酒精對於體重和體脂肪到底有什麼影響呢？首先，根據刊載於《當前肥胖報告》（*Current Obesity Reports*）期刊一份統合分析的推斷，儘管在一段短期的追查時間中，許多研究顯示了飲酒量（男性每日最多兩杯，女性每日最多一杯）似乎與肥胖風險沒有關聯。然而，大量飲酒則顯然與肥胖風險和內臟脂肪囤積有關，就算是輕度到中度的飲酒，長期下來也會引發嚴重問題。

因為會被快速燃燒為能量，酒精因此是以狡猾的方式來影響體重和體脂肪。研究人員發現經常性飲酒會導致所謂的無脂肪（fat sparing）的情況，也就是脂肪酸氧化會受到壓抑。

換言之，脂肪會越來越不會被燃燒來做為能量，如此長期下來，反而會導致出現統計數據更高的體脂肪。

該統合分析還指出了《臨床內分泌學》（*Clinical Endocrinology*）期刊所重點強調的另一件事，那就是即使是中度飲酒量也能造成壓抑瘦素的效應。幾個研究都表明了這一點，顯示出人們在飲酒時往往會吃得更多，而且會做出較差的食物選擇。

變得比較不受拘束是隨著飲酒而來的亮點之一，只不過大多數的人在做出食物選擇時都不會想到這一點。我是不知道你是怎樣的人，但是我看過人們大半會在飲酒後緩步走進速食店白城堡（White Castle）去吃些小漢堡，次數要比其他時間來得多。談及減脂，酒精並不是碰不得的東西，但是我覺得我們需要提醒自己，酒精絕對是世上最強大的精神藥物之一。我認為我們之所以不會有意識地把酒精歸類為精神藥物，原因包括：1）酒精不是我們要向醫生或藥頭購買的東西，2）酒精是為社會所接受而能公開飲用的東西，以及3）名為「裂縫之沙」（Sand in the Crack）的調酒能夠對人帶來什麼壞處呢？（如果讀者好奇的話，這是混了蘭姆酒、鳳梨汁和蔓越莓汁的一種調酒）

這就讓我們必需提到下一個重點：飲酒形式至關重要。正如其他的巨量營養素，酒精的準備和飲用方式會對人的腰圍帶來天差地別的差異。老實說，添加了來自碳酸飲料和果汁的糖的酒精飲料真的是成年人版的酷愛（Kool-Aid）飲料。把酒精和糖混合在一塊，那肯定會為新陳代謝帶來負面影響。

想要減脂的話，是不是意味著我們就不能喝酒呢？當然不是！我們還是可以喝酒，只不過這相當敏感而沒有太多彈性的餘地。即使只是多喝了一點酒也可能會導致過多脂肪儲存——而儲存量的多寡則端視個人的基因、性別、年齡、腸道細菌平衡、現有體脂肪程度，以及其他構成代謝藍圖的幾個因素。例如，美國賓州大學護理學院（University of Pennsylvania School of Nursing）的一份研究就發現，相較於不喝酒的人，體重過重的飲酒者會更難以減輕體重。該研究也提到，人們往往會高估了自己的酒量，而這是另一件讓人恍然大悟的事情。酒和調酒的杯子通常沒有分量之分。我們需要有很棒的眼力才能夠目測。然而，問題是當我們喝了更多的酒，我們的眼力和目測能力就開始越來越不聽我們使喚了。

酒精被吹捧的大部分好處是來自紅酒世界，因為我們可以從中找到抗氧化劑和白藜蘆醇（resveratrol）！「我聽過抗氧化劑能夠讓人活得更久……是這樣的，我想要活到六百歲，因此就讓我們乾完另一瓶酒吧。」不過，說實在話，根本沒有人是為了健康才喝酒。沒錯，紅酒具有一些值得注意的好處，但是千萬別因為這樣就把它歸類為一種健康食物。如果你喜歡喝酒或其他酒精飲料，我能做的就是鼓勵你要喝品質較佳的酒（避開含有殺蟲劑和其他過敏原的酒品），要注意自己飲酒的分量和次數，而且倘若你沒有得到想要的結果的話（即使配合的是減少卡路里的飲食），讓你沒有進展的東西可能就是酒精。至於箇中原因，那可能也跟你的微生物群系有關。

援引於《美國生理學期刊》（*American Journal of Physiology*）的一份研究發現，微生物群系的微生態失調在重度飲酒者身上更為常見。研究人員發現，重度飲酒者不只是有助新陳代謝的擬桿菌門的數量會明顯較低，而且會有數量較多的病原菌。此研究的科學家言明：「飲酒與微生物網絡的連結性降低有相互關聯，甚至在戒酒後的一段時期也還會存在著這種改變。」

這種情況的一個小小例外可能還是紅酒。刊載於《美國臨床營養學期刊》的研究顯示，連續二十天，每天喝一杯半紅酒的研究參與者確實會提高益菌的比率和降低病原菌的數量。

不過，在有人跑去開另一瓶酒來喝之前，我想要重申關注飲酒與減脂和整體健康的關聯性是相當重要的事。我們要額外關注的問題是酒癮、認知功能降低，和肝臟損害的可能性提高（誠如所知，肝臟在減脂方面有著很大的作用，而且肝臟擔負著處理酒精來保護器官免於受到毒性傷害的責任），而這應該都讓人不禁提高警覺，促使我們更加注意酒精對人體造成的影響。人要懂得及時行樂……但是如果減脂是你的目標的話，你就絕對要多喝以下談及的另一個強大的巨量營養素。

致勝的水

在五位先發成員中，最被低估的巨量營養素就是水，不只沒有得到許多應得讚許，而且事實上通常會被視為理所當然而忽視其真正價值。不過，若是減脂的話，水知道要怎麼做的就是讓人達陣奪標。

因為水被認為是不會提供任何能量的一種巨量營養素，所以有關巨量營養素的討論都不會談到水。只不過這是完全不準確的看法。

認為水不會提供能量，那其實又是以卡路里的視角來看待新陳代謝。在本書較早的章節中，我們已經剖析了這種卡路里的狹隘見解有著很大的瑕疵。水提供的代謝力量正是我們應該要擴展思考視野的另一個例子。

單單喝水就可以帶來如升糖素和生長激素等強大減脂激素的代謝效應。根據刊載於《肥胖》期刊的一份經過同儕評閱的研究，喝足量的水可以實質地促使囤積的體脂肪被釋放出來（這就是解脂作用）！如果這還沒有引起你的注意的話，刊載於《臨床內分泌學和新陳代謝期刊》則發現，喝水也能夠促進所謂的水產熱效應的過程而提高人體代謝率。

研究人員發現，飲用十七盎司的水（在幾分鐘之內），人就可以短暫地提高三〇%的代謝率！這種提高的情形被發現會發生在十分鐘之內，並且在三十分鐘到四十分鐘之後達到最大化。經過熱產效應所燃燒的總卡路里為二十五卡。因此，一天照此喝水三次或四次就可以幫助人們多燃燒七十五到一百卡路里。

我們因此要將此說明清楚，那就是只要多喝水（這麼做不會有熱量）就能夠促使身體消耗更多的卡路里。就算只是從卡路里的視角來看待這種情況，那也是相當讓人驚喜（而這實際上也解釋了何以「喝很多水」確實能夠讓體重減輕）。有鑑於減脂絕對不只是卡路里而已，就讓我們接著探索水對人體系統帶來影響的其他方式。

以下羅列的只是水所負責的一些人體的事物：

- ■維持DNA
- ■促進粒線體（脂肪被燃燒之處！）的反應
- ■維持血液的完整（血液有超過九成是水，以便傳送全身的許多營養素、氧氣和免疫細胞，並協助移除廢物）
- ■製造淋巴液（幫助免疫系統和廢物移除）
- ■生產出消化道和消化分泌所需的液體
- ■調節體溫
- ■製造中樞神經系統的腦脊液
- ■製造關節與椎間盤的滑液

我想要讀者知道兩件相當重要的事。第一件事是人體利用水所構建的途徑來把激素與神經遞質傳送到全身各處。水讓細胞、組織和器官之間能夠實質進行溝通。第二件事則與大腦有關，而這大概是水幫助人體製造的最重要的事。我們會在下面的章節進一步談論這一部分，但是這裡請記得大腦（先前的討論已經指出）對新陳代謝的調節具有極大作用。

事實上，位於每個人驚人大腦中的下視丘被視為人體激素的主要調節器（我們在第二章就已經談及這一點），有助於調節飢餓感和影響甲狀腺功能等眾多作用。有兩種主要的狀況會損害下視丘功能：發炎和脫水。

我極力想要在此傳達的是沒有水就不會有新陳代謝的過程。水真的就是這麼重要。因為水可以讓一切運作更佳，因此只要喝水就能夠立即促進人體新陳代謝。好幾百萬的人都處於長期脫水的狀態，而這讓他們在不知情之下處於不利代謝的情況。吃得更聰明的一大部分就是要確保自己有飲用足量的水。

但是我們應該要喝多少水呢？是這樣的，我們身處的是「一些就很好，但是更多的話必然會更棒」的文化，有些人就把這個視為一種提示，每天都咕咚咕咚地喝下好幾加侖的水。問題是喝太多水會使得效應遞減，而且可能也會讓新陳代謝出現問題。因此，為身體補水的時候，我們可以遵循幾個基本原則。

水智能

重要的是要知道自己所飲用的水的類型至關重要。你現在可能會這麼想：「他所謂的水的類型是什麼意思？」是這樣的，水並不只是學校所教的一氧化二氫而已……事實上，你根本不可能在大自然中找到一般的一氧化二氫。比起地球上的其他液體，因為水更能夠與物質相結合，而且能夠溶解更多物質，水因此是為人所知的「廣用溶劑」。不管是經由空氣、土壤或是人體，只要是水所到之處，水就可以與寶貴的化學物質、礦物質和營養素融為一體，並將它們帶著走。水因而絕非是一氧化二氫而已，而是裡頭含有溶解的其他東西的一氧化二氫。溶解其中的東西則有助於決定水會讓細胞補水，還是脫水。

這真的是個怪異的現象，但是讀者大概都很清楚喝了太多海水能夠實質地致人於死。這是因為飲用海水時，海水中含量過多的鹽／礦物質會阻擋水被輸送到細胞。如此一來，反而會讓水被隔離在細胞外液（extracellular fluid），而且（因為滲透作用〔osmosis〕的緣故）原本就在細胞中的水會因而滲出，以便降低細胞外的礦物質濃度。因此，儘管你可能喝了水，但是過多的礦物質含量反而讓你的細胞脫水，而這可能會危及性命。

水帶有一種獨特形式的智能。在大自然中，水總是會從低濃縮液的地方（水較多而礦物質較少）移往高濃縮液的地方（礦物質較多而水較少）。水總是會流往需要它的地點。從另一方面來說，這也是所喝的水沒有含足夠的礦物質／鹽會對人造成傷害的緣故。請記得，你不會在大自然中找到不含任何物質的一氧化二氫。人類已經演化成會飲用其中溶解了礦物質／鹽的一氧化二氫。儘管含量很少，但是這些少量的含量卻至為重要！

咕嚕咕嚕地喝下蒸餾水或過濾掉所有礦物質的水，則會導致一種狀況，也就是細胞內會含有高度濃縮的礦物質。正因如此，水會不斷地從細胞外液中被陸陸續續抽出送入細胞之中。細胞外液如此一來就會脫水，但當你為了解渴而不斷地喝下不含一物的水，所有的水都會被送入細胞，你的一些細胞可能就會因此爆開！這絕非是個迷人的狀況，但你可以有把握地說自己的細胞成了炸彈。

這裡要說的重點就是你需要飲用的是含有一些礦物質的水。如果你使用的是如逆滲透法（reverse osmosis, RO）或蒸餾法的水過濾系統，你只需在水裡添加一些礦物質／鹽來讓水有些結構。這可以是離子礦物質滴劑或高品質的鹽。不管加的是哪一種，這是讓所喝的水實質「充電」的一種方式。另外一個做法就是在水裡加入一些新鮮水果或蔬菜（諸如檸檬、萊姆、薄荷等等）。這些植物能為水添加礦物質和電子，也能讓水充電和有些結構。因為這些礦物質都是天然且低濃縮的東西，因此與生俱來便更能讓人補充水分。讀到這裡，是否感到有點口渴了呢？

說到天然濃縮的礦物質，天然泉水是含有（普遍而言）理想礦物質含量結構水的極佳來源。泉水是經過地球水文循環的水（地球本身就像是某種巨大的淨水器），而這已經成為了人類演化中最寶貴的商品。在近代的人類能夠「處理」水之前，人類往往會移居到有泉水的地方。到頭來，我們學會了不再尋找泉水，而是直接下挖到泉水的源頭，也就是所謂含水層的地下湖來取得飲水。在有著幾十億人口的這個星球上，我們現在已經找到更多創新方式來為世界各地的人們提供安全的飲水。

化學滴水

如果讀者喝的是市府提供的自來水，那就可能會想要知道美聯社所出版的一份報告，該報告發現有將近四千一百萬美國人的飲水都受到藥物化學物質的汙染。從南方的加州一直到北方的紐澤西州，我們可以在沿途的供水中發現包括了抗憂鬱劑、止痛藥和激素替代藥物在內的五十六種藥物化學物質。研究人員提到，儘管這些化學物質都只是微量，但是確實存在於飲用水裡。

如果你很好奇這是怎麼發生的（而不至於深陷渾水之中），那是因為人類近年來開始攝取這些藥物，而代謝後的副產品（也就是在人們排便和排尿時）就會隨著管道進入供水之中。儘管人類的廢水（來自於馬桶、水槽和浴缸等等）都會經過重度處理，我們現在擁有的系統並無法有效地排除人們攝取的所有新化學品和藥物。當處理過的廢水被排入河川和海洋之後，最終還是會間接地回到我們的供水系統之中，或者是直接做為額外用水，用於農業與景觀灌溉、工業處理、馬桶沖水、補充地下蓄水庫，甚至是做為飲水。事實上，有些水專家聲稱再生廢水是完全可以安全飲用的。他們相信這是面對日漸升高的乾淨水源需求的部分解決之道。最瘋狂的是人們似乎很喜歡這麼做。

在一個盲目試飲的實驗中，美國加州大學河濱分校和聖塔芭芭拉城市學院的研究人員發現，比起傳統自來水，更多人偏愛的是再生廢水的自來水。在這個刊載於《食慾》期刊的研究中，研究人員讓一百四十三位參與者飲用瓶裝水、再生廢水的自來水，以及傳統地下水的自來水，並在不知道水源的情況下為那些水進行評比，而大多數的人都是選擇再生廢水——他們將之稱為「馬桶直通自來水」（toilet to tap）。

我不知道你有什麼反應，但是我突然間不再感到口渴了。老實說，這還不是市政當局常見的做法，而我不過是想要讓你了解到，要是你飲用的是自來水，大概最好是能夠有夠強的過濾器來移除更多現今尚未被證明的可疑東西。要是你不使用過濾器的話，真相是你就變成過濾器了。

逆滲透系統是有效的，其方式是把水推入通過一張很緊的薄膜（大約是〇．〇〇〇一微米——相較之下，一個細菌是〇．四微米，而許多類似的藥物殘留和殺蟲劑則是大得多），如此一來就去除掉了許多東西。不過，要記得的是，不論是採用逆滲透法或蒸餾法，你都需要在水裡添加一些礦物質。鹼化（Alkalizing）的機器根本無法處理這些藥物化學物質。你喝的其實是含有泰諾止痛藥（Tylenol）調味的鹼性水。這沒有什麼大不了，可是真的是這樣嗎？

我們真的需要了解的是，這些東西本質上就會影響我們的細胞、激素和新陳代謝，其影響的方式很細微，但也很真實。是的，我們絕對需要堅持為身體補水。不過，我們要採行比較安全和聰明的做法，關鍵就是要選擇經過再礦化（remineralized）的那些有信譽的泉水源、井水、逆滲透水或蒸餾水。

我們到底需要多少水？

我們需要飲水量最重要的指標就是要聆聽自己的身體。不過，因為我們現在面對的外在干擾、壓力，以及激素與神經遞質出現不完善的情況，這一切讓事情說起來容易，但做起來很難。因此，如果你知道情況並沒有與身體口渴和對水需求的溝通完全「連結上線」，那就逕可使用以下的簡單指標。

標準的建議飲水量是每天八盎司，但是這沒有考慮到個人身高、體重、活動量或現有健康狀態的差異。我們並沒有每個人需要喝多少水的硬科學，但是我們確實知道的是大多數的人都喝得不夠。話雖如此，我想要以一個簡單公式來計算出一般人可遵循的基本飲水量，藉此讓人重新開啟準確的細胞間溝通。將以磅計量的體重數字除以二，得出折半的數字就是個人每日需要飲用的目標飲水量。例如，體重一百五十磅的人，得出的折半數字就是七十五，因此七十五盎司就是目標飲水量。一般來說，如果個人的體重超過兩百磅，我就會以一百盎司做為基本飲水量。我們並不需要喝超過太多的水，不該讓喝水和上廁所變成一份兼職工作。

因此，請使用這個公式來計算出基本飲水量，接著再根據個人活動量和身處的環境來加以調整。大體而言，倘若你比較好動、容易流汗，或者是有一些急性或慢性健康問題的話，多喝一點水將會有所幫助。以下是確保自己有足夠飲水量的兩種最佳方式：

1. 從「體內洗滌」（inner bath）開始展開一天。當我們睡覺時，我們的身體會進行包括了修復受損組織、強化免疫系統、移除老舊細胞等等好幾百個不同的過程。這一切過程的結果就是產生出極大量需要被清除的代謝廢物。醒來後喝水確實有助於把這些東西排出體外（不然的話，你就要承擔讓這些東西出現如激素阻塞而減緩新陳代謝的風險）。而且單就邏輯上來看，在幾個小時的睡眠期間，因為我們有絕大部分的時間都沒有喝水，身體的含水量因此很低，故而在醒來之後，我們的身體首先需要的就是水。不是咖啡，也不是陽光喜樂（SunnyD）的果汁飲料。我們要的是水。

a. 此外，我們也會得到先前已經談過的經由水產熱效應所引發的代謝提升。這有助於我們是在代謝系統處於「開啟」狀態之下來展開每一天。這將帶來極大的好處，而且可以讓我們在忙碌的每一天展開之前，有補足所需補水量的極佳機會。我建議要在醒來後的十分鐘之內喝下十六到三十盎司的水。這麼做就是進行體內洗滌。我們通常會為身體外部泡澡或淋浴來為一天做好準備，難道體內洗滌不會更加重要嗎？

2. 讓自己隨時可以喝水。想要確保自己喝了足量的水，最重要的手段就是手邊要隨時有水。你要是沒有水就不可能喝水。因此，請保持手邊隨時有水。你要是蝙蝠俠，水瓶就是你的搭檔羅賓。如果你是露西（Lucy），水瓶就是你的閨密艾瑟兒（Ethel）。如果你是威爾・史密斯（Will Smith），水瓶就是你的哥兒們卡爾頓（Carlton）。我不想要看到你們不是一起出現。時至今日，這已經是很容易做得到的事。

b.有一些很棒的水瓶，不僅可以讓水安全有保障，而且容易攜帶。此外，許多電腦包、書包和錢包都有放置水瓶的專屬隔層。請買個自己喜愛的水瓶吧！買一個自己愛看且愛拿的水瓶。我不在乎水瓶是否印上了你去度假的地名、有著你最愛的顏色，還是說上頭印有《金剛戰士》（*Power Rangers*）。只不過最好是買個你自己喜歡的東西。那是你的水瓶，不只你的健康提供者，也是你信任的小跟班。

c.不鏽鋼水瓶很棒（可以較長時間讓水保持較為涼爽），市面上也有高級的玻璃水瓶（顯然要小心使用）和其他的一些選擇。我想要提醒的一件事就是要盡可能地避免使用塑膠製瓶。為了清楚說明起見，用塑膠杯倒水來喝，或者是使用不含BPA的塑製水瓶一整天，那並不會有什麼大問題。要注意的是水存放和靜置於塑膠水瓶中的時間太久，或者水瓶過度暴露於光或熱之中，如此一來就會開始出現問題（請閱讀以下《BPA：迷思或危害？》來對此進一步了解）。不過，不管你選用的是哪一類的水瓶，請記得要放在隨手可得的地方，否則的話，你可能會發現自己陷入了不想要有的口渴陷阱。

直到現在，水還是沒有受到應有尊重的巨量營養素而只被當成支援性的角色。事實上，大多數人注意的都是最新穎和最熱門的飲食趨勢，故而忽視了水到底擁有多大的真正能耐。

達文西曾說：「水是所有自然事物的驅動力量。」因為水是讓你擁有想要的健康、精力和身體組成的關鍵，因此要謹記水的力量，並好好善加利用！

BPA：迷思或危害？

你是否曾經把水瓶放在車裡或屋中曝曬在陽光下一段時間，後來拿起來喝時卻發現自己實際上喝到了塑膠味？那絕非只是你的想像而已。傳統塑料無法生物分解（biodegrade），但會光致降解（photodegrade），也就是說曝曬到光線會讓塑料分解。你還記得的話，前面提過水是為人所知的廣用溶劑，因此當塑料化合物分解到你的飲水中，你實際上就是為自己泡出了一杯很棒的塑料茶。而這之所以是個大問題，那是因為資料已確定塑料中的化合物雙酚A是著名的外源性雌激素。外源性雌激素是能夠仿效人體雌激素的外來雌激素化合物。根據刊載於《尖端生物科學》（*Frontiers in Bioscience*）的資料，BPA等外源性雌激素能夠黏合在人體雌激素受體處而擾亂內分泌系統的功能。

因為塑料要完全光致降解需要花上許多個世代的時間，因此我們從店裡買的一般瓶裝水不太可能會有超多的塑料含量。只不過研究發現，就算是含量微少也對人類有害。BPA的安全性已經爭議多年，而且據說發現於包裝食物與瓶裝飲料中的合法塑料含量「並不會有顯著影響」。然而，檢視刊載於具有同儕評閱機制的《環境研究》（*Environmental Research*）期刊中一項針對一百多份研究的統合分析則發現，即使只是接觸少量BPA也會有明顯的有害影響。

不孕和肥胖等許多問題都與接觸BPA有關。刊載於《生育與不孕》（*Fertility and Sterility*）的一份研究發現，對於身體系統含有可偵測的BPA含量的男性來說，他們出現精子濃度較低和精子數目較少的可能性要多出三到四倍，而且援引於《環境健康視野》（*Environmental Health Perspectives*）的一份研究也發現，對於接受生育治療的女性來說，體內有較高的可偵測的BPA含量的人無法懷孕的機率會高於兩倍。就科學而言，我們的目標是要有足夠的證據，以便讓我們做出某個東西與此具關聯性的結論。談到更多的證據，刊載於《臨床內分泌學與新陳代謝期刊》也發現，體內系統含有至少高於五〇％的較高BPA含量比例的人比較有可能會體重過重或肥胖。

這與BPA的關聯性可能是因為更多體重過重或肥胖的人在統計上會食用較多的包裝食品。BPA並不只是存在於你的水瓶，也存在於食物的包裝……包括了罐頭食品的內裡。我們在為了防止生鏽而塗在罐頭內裡的環氧樹脂（epoxy resin）裡頭也可以找到BPA。在哈佛公共衛生學院的研究人員所進行的一項隨機研究中，受測者分別被安排食用五天新鮮烹調的湯或罐頭湯。結果發現食用罐頭湯的人的尿液會含有高於一二二一％的 BPA 含量。套用 C+C 音樂工廠（C+C Music Factory）的歌詞來說，這些都是「讓人遲疑卻步的東西……」。

不含 BPA 就夠了嗎？是的，這樣大概比較好。但是我想要提醒讀者的是傳統瓶子（用來裝果汁、碳酸飲料和水等等）和食物包裝還有其他令人擔心的化合物，如雙酚 S（bisphenol-S, BPS）和雙酚 F（bisphenol-F, BPF）。援引於《環境健康視野》的一份報告表明：「根據現有文獻，BPS 和 BPF 是與 BPA 一樣激素活躍的東西，都會造成擾亂內分泌的效應。」

當我們談及減脂時，最重要的就是要維護我們的內分泌系統與激素。相較於人體對於健康食物和飲水的整體需求，從總體來看，BPA 可能是微不足道的東西。然而，我們的目標是要累積對自己有利的條件，以便讓自己想要的結果水到渠成。如果要我據此相應規畫的話，我會選擇飲用不是用塑膠瓶儲裝的水。要是我是處於只能取得用塑膠瓶裝水的處境（例如，長途飛行途中），我還是會喝瓶裝水而不是讓自己脫水。等到下次有機會時，我一定會升級自己的飲用水源。總而言之，說穿了就是要盡可能不接觸 BPA，而最重要的就是要持續為自己補充水分！

夢幻團隊

我們到此終於了解了營養先發陣容的五個巨量營養素！在這裡要提醒讀者，不管你贊同的是哪一種飲食架構，關注巨量營養素是獲取長期成功的三大要素之一。

如果你注意到了任何的這些食物，可是當你想要將之納入自己的飲食，卻不知道該如何著手的話，請別擔心，本書的食譜部分提供了讓你能夠納入許多巨量營養素食物的一些食譜。

接下來就要談到最後一個減脂要領，就讓我們來掌握這個部分吧！

第五章

減脂要領3：優化激素功能

肚子飽了，人就心滿意足。

荷蘭諺語

我們已經從胰島素談到升糖素，也從飢餓素談到瘦素，藉此進入了激素的廣大宇宙，確實揭開了人體控制代謝的太陽系的面紗。誠如讀者已經了解到，對於身體會如何實際處理我們攝取的食物，人體激素起著重大作用。既然如此，這就產生了一個問題，那就是我們應該要如何給予激素更多的支援，以便獲得期盼的結果呢？

我們在本章將會抵抗地心引力，前往探索能夠優化激素功能的特定事物。因此，讓我們繫好安全帶聚焦出發，一同去揭露這些身為銀河守護者（Guardians of the Galaxy）的激素吧！

微小但強大

我們在前一章已經分析了關注巨量營養素的重要性。沒錯，巨量營養素顯然很重要，只不過從許多方面來說，巨量營養素的所做所為都是受到微量營養素的控制。

一般大眾很難獲得這方面的訊息，原因就在於大多數的營養專家都過度聚焦於巨量營養素，以至於他們不太重視微量營養素的效應。在許多方面，他們認為微量營養素是很迷人但並不是必要。就像是要滿十八歲的我去上大學的時候，我的祖母給了我一張夾了十美金的生日卡片，她還附了一張小紙條寫道：「別告訴祖父，」彷彿她私下給了我全家財富或某種東西一樣。我向她保證不會說。那少少的十美金絕對不會為我的生活帶來任何改變，其流露出的情感極為迷人，但不是必要。

只不過微量營養素絕非只是甜蜜的小紙條。微量營養素對人體的激素功能和其他更多層面是極為必需的。例如，讀者還記得我們提過細胞內的能量工廠粒線體（體內實際燃燒脂肪的部位）嗎？在與暢銷醫師作家泰瑞・華茲（Dr. Terry Wahls）的一次交流中，她告訴我：「當粒線體不健康，它們就不會製造足量的三磷酸腺苷，細胞能強健和健康不能缺少的東西……我們的能量多寡（以及囤積脂肪的燃燒）都相當仰賴充滿活力的粒線體。」她指出人體的粒線體亟需諸如維生素B、硫和鎂等微量營養素，如此才能有效運作。

事實上，鎂是人體製造新的粒線體不可或缺的東西！鎂是做為酶輔因子（enzyme

cofactor），以便讓體內的粒線體能自我複製。如果體內的鎂濃度很低，人自然很難製造出新的粒線體（結果就是新陳代謝會遭殃）。只要確保攝取了足夠的這種必需礦物質，就能夠維持粒線體燃燒脂肪的能力，同時也能優化自己的激素。問題是至少有五六%的美國人都有鎂缺乏的狀況。

刊載於《*Journal of Internal Medicine*》（內科醫學期刊）的一份統合分析檢閱了將近三十萬人的資料，結果發現攝取富含鎂的食物（如菠菜、杏仁和酪梨）會顯著降低出現胰島素抗性和第二型糖尿病的風險。誠如本書前文的討論，聰明地控制胰島素激素是減脂計畫的關鍵。另一份經過同儕評閱的研究也發現，體內擁有最佳鎂濃度的受試者始終會有較少的腹部脂肪和較低的身體質量指數。不過就只是一種小小的微量營養素，但卻足以造成巨大的效應！請牢記在心，還有其他許多強大的微量營養素能夠幫助我們強化新陳代謝。因此，在進一步檢視之前，讓我們先搞清楚微量營養素究竟是何物。

基本上，除了五大核心巨量營養素，我們在食物裡發現的所有其他營養要素都是微量營養素。這意味著影響人類健康和新陳代謝的各種微量營養素實際上有數百種。簡單來說，微量營養素包括了所有的維生素、礦物質、微量礦物質、抗氧化物、酶、多酚和類胡蘿蔔素（carotenoids）等等。現代科學已經辨識出其中的許多微量營養素，但還有許多亟待我們發掘。

食物的特別之處正是讓我們得以獲得這些重要的微量營養素。真食物絕不會只含有單一的營養素，而是富含微量營養素以及輔因子和生物增強因子（biopotentiators），以便強化它們對人體的效用。合成的人工補充品和經過加工處理的「強化」食品就是無法達到真食物的作用。這就讓我們不得不提到吃得更聰明的一個最重要的原則，即控制人體激素的不只是巨量營養素和微量營養素的攝取，也受到基因的宰制。

保持真實的模樣

你知道食物會深深影響基因表現嗎？營養基因組學是現在正全面蓬勃發展的科學領域，致力於研究我們所攝取的食物是如何影響人體基因的表現。我們的基因含有決定你之所以是你的一切資訊：不只是諸如眼睛顏色和身高等公認是不會改變的表徵，還有能調整的諸如體脂肪、胰島素敏感性和疾病表現等的事物。

我們的基因本質上控制了我們被列印出來的是哪一種「版本」的自己。我們都有提供攸關健康、能量和活力表達的基因，但是我們也同時有編碼為各種疾病、衰弱和萎縮的基因。人類一度相信基因掌控了人的命運，此外就沒有什麼好說的。如果你有肥胖、心臟病和關節炎等基因，那就最好嚴陣以待，因為疾病終會找上門來！謝天謝地，還好表觀遺傳學已經在近幾十年來躍升為主要學科，幫助人們更加了解基因並掌有更多權力。

身為人類的我們集體共享著兩萬五千到三萬五千個基因。至於我們為何會如此多元（我們的外表、個性，以及與本書最密切相關的健康體能的狀態），那是因為每個基因都有數百個，甚至是數千種不同的潛在表現。表觀遺傳學讓我們了解到，數不勝數的事物可以無時無刻地影響到基因的作用。表觀遺傳學揭露了，包括壓力和活動量等環境因子，當然還有我們所攝取的食物，都對某些基因變異是否會表現出來具有重大的影響。

例如，每個人本質上都有著與肥胖高度相關的一種基因，其稱為脂肪量與肥胖相關基因（fat mass and obesity-associated gene，FTO 基因），但是許多帶有這種基因的人卻是身體結實且健康，而該基因表現的最大特色並沒有顯現出來。對於調節攝食行為和能量消耗的基因的控制，這個脂肪量與肥胖相關基因起著某種作用。因此，如果這種基因表現出來，那就像是我們的身體在跟自己作對一樣。正因如此，羞辱和批評減重有困難的人通常是判斷失誤的。人們會以為這些人欠缺紀律且沒有決心，但是為了達到想要的健康成果，他們事實上都跟其他人一樣努力，甚至是更加努力。

我來自於有體重明顯過重或肥胖的家人的家庭，我一直是家裡那個瘦巴巴的小孩。然而，基於足夠的不良表觀遺傳的影響，我的肥胖基因是以復仇之姿開始發揮作用；當我在二十幾歲身體健康崩壞的時候，不到幾年的時間，我就幾乎認不出鏡中的自己。

這就是累積有利自己的條件為何是如此重要，不只有助於減脂，而且也能幫助基因有健康的表現。這真的是掌控一切的可行之道。

話雖如此，我們吃入的每一口食物都會實質地影響到基因表現。以邏輯性的角度來看，到底是人類已經吃了好幾千年的食物，還是食品科學家上個星期才創造出來像食物般的加工產品，你認為哪一種會對基因有比較正面的影響呢？我們不是因為流行才吃真食物。這麼做其實是要控制基因的命運。

有個大問題是真食物今日在推廣宣傳方面實在令人困擾，其中多與敘述框架與公眾認知有關，那就是一般都相信健康食物會不太好吃。在全家族的一次烤肉聚會上，我記得有位家族成員這麼對我說：「我才不要吃那些有機的東西。」哦，你是說那些沒有殺蟲劑、除草劑、滅鼠劑、人工香料、色素和防腐劑的食物嗎？喔，沒錯。可是那才真正稱得上是食物的東西。我知道有機的標籤會讓人打消購買的念頭（儘管人們在許多方面都輕率地使用這樣的標籤）。不過，一般來說，這樣的標籤表示的是食品含有較少的化學物質，因此不會導致基因大發雷霆。

另外一個問題就是名人背書代言而使得食用加工食品成為常態。不管是麥片、碳酸飲料或速食，大多數民眾會效仿的人都在告訴大家要吃對自身有害的東西。這實在是令人遺憾的情況，但是那些名人只不過是為了混口飯吃，而沒有理解到代言的食品對人們的影響，與其責怪他們，我更樂見的是有更多名人能夠挺身倡議健康食物。現在並沒有人想讓真食物變得更有魅力。可是要是有人真的這麼做呢？要是阿諾・史瓦辛格（Arnold Schwarzenegger）這麼說：「哎呀！快坐上直升機，我們才能去農民市集！」或者是山繆・L・傑克森（Samuel L. Jackson）在電視上告訴觀眾：「快吃抱子甘藍，你們這些天殺的混蛋！」

我知道這聽來很瘋狂，但我認為這麼一來會有助於力量的均衡。不管是否為名人，所有的人都能以一己之力來為真食物背書。如此一來，我們就可以讓更多人有力量取得有助於發揮最大基因潛能的食物，進而活出最好的自己。

有個更簡單的原則能幫助我們達此目的，我將之稱為80+ 法則。我的方式就是鼓勵人們設定每日食用八〇%以上的真正原型食物。誠如前述，相對於今日已過度攝取的高度加工食品，經過時間考驗的食物與生俱來就會與人體基因有著熟悉的交互作用。涉及減脂的話，某些原型食物比其他種類的來得好，而且也不是所有以原型食物加工製成的食品都是不好的。

我的方式之所以如此不同且有效，部分原因就在於沒有食物是真的碰不得的。要是食用豆類罐頭可能會讓你的廁所面臨如第三次世界大戰般的慘狀，但是倘若我們在殭屍末日時就只能吃這樣的東西，那麼請遞給我一把開罐器和一些衛生紙，因為我想要的是活著再戰鬥一天！不過，當我每天都可以選擇食用那些讓身體能實際感覺良好的美味食物，那些焗豆罐頭大可束之高閣，而我也不用再跑最近的流動廁所。

我在這裡真正要表達的是，儘管有些食物比其他來得更有價值且對健康更好，但是每一種食物都有其價值。沒有東西被禁止食用，但是我們需要了解食物的種類，可以從整隻火雞、砂鍋火雞到火雞起司熱捲派（turkey-and-cheese Hot Pocket），數不勝數。以其他天然材料搭配火雞肉進行最少的加工和烹調，這也算在真食物的範疇之中。但是有些時候，因為所有的額外加工和人工材料，整個食物會變成了你覺得吃完以後需要沖個澡的東西。

一切都可選擇，只是自己每天所攝取的食物中，務必要有八〇％以上是你實際上仍可認出來源的真食物。原型食物不只包括了蔬菜、水果和肉類（如果你不是素食主義者或純素主義者），雞蛋和乳製品（依據你從前幾章學到的知識，如果這些食物符合你的需求）、堅果、種子、草本植物和香料也都囊括在內。這些填滿了真食物的食物銀行……我們因而有成千上萬的食物可供選擇！

至於另外二〇％（或更少）的飲食，我們可以享用其他的高品質食品，像是有機蛋白粉、發芽穀物麵包（如果身體不排斥的話）、無糖的堅果奶或種子奶，以及各式各樣的零嘴和點心。你先前或許根本不會把高品質和點心放在同一個句子中，但是只需提升製作材料的質量，你便可以做出內含促進新陳代謝營養素的點心，同時享用著心中渴望的點心。

謹記住這一切並掌握 80+ 法則，我們接著就來談論符合所需的一些食物！

那些基因讓人看起來很不賴

在此重述富含生物可用的微量營養素真食物的重要性，刊載於具同儕評閱機制的《環境健康視野》期刊的一份研究對此重申，諸如維生素、礦物質和類胡蘿蔔素等微量營養素會以多元的方式來調節基因表現。該研究表明：「食物中的許多微量營養素和生物反應化學物質（bioreactive chemicals）都會直接影響到代謝反應，其決定了激素平衡、免疫能力、排毒過程，以及利用巨量營養素來做為能量與成長之用等一切事物。」

請謹記這個說明：慢性微量營養素缺乏會導致長期過量進食。飢餓感的最大驅動力之一就是想要找到並攝取關鍵的微量營養素，以便讓人體的每個細胞和器官能夠運作。如果我們缺乏了諸如鋅（為了DNA合成和免疫功能之所需）、鐵（為了造血之所需）和鉀（為了維持適當液體平衡和肌肉功能之所需）等礦物質，那就可能會引發較高食慾，因為這個原始本能機制是為了幫助人生存而尋找這些營養素。雖然身體會以提高飢餓感的方式呼求富含營養素的食物，但是當今世界中的我們卻可能會去開啟冰箱或櫥櫃，或者是到速食店去吃數量不拘且不含所需營養素的高度加工食品。是的，我們的肚子會獲取一些卡路里和物質，但是我們高漲的食慾會不斷反覆出現，一直到我們給予了身體真正需要的微量營養素。欠缺了微量營養素，巨量營養素甚至會無法作用。想要減脂的話，那就需要有燃燒脂肪的酶，像是激素敏感性脂酶，以便一勞永逸地消耗掉儲存的脂肪。

想要優化基因表現與減脂，儘管沒有食物是絕對的仙丹妙藥，但是攝取更多的這些食物（以及從本書所認識的其他食物）將有助於累積對自己有利的條件，確保達成目標。以下是一些含有最多微量營養素的食物，有助於良好的基因表現，並給予激素正面的影響。

有益健康的水果

針對能為人體微生物群系帶來益處和防止體重增加等方面，我們已經在書裡談論了各式各樣的水果。這裡則是再補充一些資訊，說明能針對新陳代謝帶來一些美妙好處的數種水果。

藍莓

根據美國密西根大學研究人員發表的資料發現，食用藍莓可能足以影響與脂肪燃燒有關的基因。藍莓是許多蔬果昔和水果沙拉中的無名英雄，這些小小的莓果是微量營養素的強力來源，包括了維生素C、維生素K、錳（manganese），以及抵抗發炎的抗氧化物。此外，根據哈佛大學的科學家的發現，藍莓所含的類黃酮（flavonoids）能夠防止體重增加。還有一個附帶好處就是，研究也揭露了每週吃三次、每次吃一份藍莓（和〔或〕草莓）可以降低心臟病發作的風險三四%。如果食物能夠幫助減脂，那大概對心臟也是好的食物！

如果我們檢視藍莓對激素所帶來的直接效應，《營養學期刊》所刊載的一份研究顯示了，攝取藍莓能降低研究參與者的胰島素抗性。請記住，胰島素抗性的一致跡象就是腹部會有較多體脂肪。任何能讓我們用來改善胰島素敏感性的事物，也會是受我們的腰圍歡迎的朋友。

新鮮或冷凍的有機藍莓都是很棒的選擇，而野生摘採的藍莓則是更佳選擇（因為含有更多的微量營養素）。從小到大，我吃到最接近藍莓的東西就是「女主人牌」（Hostess）小瑪芬裡的配料。因此，當我第一次嚐到新鮮藍莓時，我對藍莓甜酸雜陳的風味感到驚訝。藍莓現在不僅是我最愛抓一把來吃的點心，也絕對是我長久以來最愛的水果，可以為我的蔬果昔增添纖維和強力抗氧化物。請謹記這一點：每天攝取半杯莓果將有助於遏制你的肥胖基因！

櫻桃

我們把櫻桃與甜點（糕點的點綴裝飾）、雞尾酒，甚至是車內清新劑連結在一起。不過，因為人們不知道櫻桃有多棒，所以我認為許多人根本沒有嚐過新鮮櫻桃。根據刊載於《國際食品科學與營養學期刊》（*International Journal of Food Sciences and Nutrition*）的資料，櫻桃所含名叫花青素（anthocyanins）的微量營養素具有實際縮小肥胖細胞的潛能！研究人員也提到，這些櫻桃花青素足以降低與發炎有關的基因表現。

甜櫻桃與酸櫻桃具有類似的益處。然而，根據《紐約時報》暢銷醫師作家李維麟的看法，明確來說，酸櫻桃實際上具有抗血管新生效應（antiangiogenesis effects），有助於切斷肥胖細胞的血液供給。李醫師是血管新生基金會（Angiogenesis Foundation）的創辦人，素以癌症治療的研究而聞名。他跟我分享到，癌細胞等肥胖細胞都需要吸收營養素才能成長。血管新生會造出新血管來供給那些營養素。飲食納入嚴格篩選的如櫻桃等抗血管新生食物，連同其他可以促進代謝的富含微量營養素的食物，如此一來將有助於減輕肥胖。

生命的種子

堅果與種子經常在營養討論中會被放在一起討論，而這麼做是有其道理的，那是因為兩者的益處實際上極為相近。兩者通常是纖維和健康脂肪的極佳來源，並且富含微量營養素。不過，儘管兩者很相似，但還是有一些饒富興味的差異。

嚴格說來，堅果是某種植物的硬殼「果實」，硬殼包覆著一顆乾果，以及一、兩粒種子。堅果的特色並不只是在食用的時候要把殼打開而已，而是必須要把殼完全敲開（也就是說手邊要有堅果鉗，否則就別想吃了）。真正的堅果包括了栗子、橡子和榛子。另一方面，種子是有種皮包覆的可食性小植物（用來滋養植物使其成長的儲糧）。有些種子需要移除外皮才能食用，有些則不用。大多數人首先想到的是許多水果的種子，如蘋果籽、西瓜籽和南瓜籽。然而，就種子的定義來看，像是杏仁，甚至連巧克力（原生可可）「豆」等被歸類錯誤的堅果其實都屬於種子類。這兩種種子都有助於活化新陳代謝，以下是關於它們的一些強力資訊。

巧克力

從小到大，每當我想起巧克力，腦海浮現的都是好時牌（Hershey's）的巧克力條，或者是情人節會收到的心型盒裝巧克力，讓我玩起一種巧克力俄羅斯輪盤的小遊戲。

我會盯著一盒「什錦」巧克力：好的，就看我選擇了哪一種巧克力，我吃到的要不是很美味，不然就是嚐起來像牙膏。

我們在本書前文中談論了益生元可可所具有的令人驚喜的好處，藉此釐清了巧克力（原生可可）和我們現今能在許多商店貨架上看到的變形手足（巧克力條和巧克力風味的糖果等等）之間的不同來源。在前文提及的《美國臨床營養學期刊》刊載的一份研究中，受試者連續四週飲用無糖可可黃烷醇飲品之後，他們的腸道益菌群比率明顯增高，而且梭菌群（與體重增加有關的厚壁菌門的一綱）的數量也明顯減少。讀者還應該知道的是，巧克力也會對新陳代謝帶來其他一些饒富興味的影響。

在《國際醫學檔案》（*International Archives of Medicine*）刊行的一份精湛的研究中，兩組受試者都遵照指示採行低醣飲食。其中一組照指示採行低醣飲食，並同時每天額外食用一份原生可可含量八一％的一點五盎司的巧克力，而另一組則是照指示進行低醣飲食，但不吃巧克力。等到這項為期數週的研究結束之後，研究人員發現飲食中納入巧克力的受試者多減掉了一〇%的體重！研究人員還發現他們「比較容易」減重，而且比較容易維持低醣飲食。真的就是要來杯熱巧克力。

壓碎的原生可可豆碎塊（這稱為原生可可碎粒〔cacao nibs〕）就是微量營養素的極佳來源，其中富含鎂（讀者應該知道鎂有多重要）、鐵和銅。順帶談一下銅，美國加州大學柏克萊分校能源系勞倫斯伯克利國家實驗室（Department of Energy's Lawrence Berkeley National Laboratory）的研究人員最近證實了，銅在脂肪代謝中具有關鍵性作用。我們因而更需要去了解攝取各種富含微量營養素食物的價值。藉由食物，我們能夠得到足量的這些維生素，並有額外的輔因子促使它們在體內有更好的作用，而且還更能幫助我們不要飲食過量和防止中毒（即使是如銅這樣有用的營養素），合成補充品則無法發揮同樣的功效。黃金法則就是食物優先。再者，優質巧克力是對人體有益的食物。

杏仁

在援引於《醫學科學研究期刊》（*Journal of Research in Medical Sciences*）的一份研究，其安排受試者進行三個月的相同低卡路里飲食，但不同組別有著一個有趣的差異：一組的飲食納入了杏仁，另一組則沒有加入杏仁。根據研究結束時所匯集的資料，相較於不含杏仁的飲食組別的人，飲食中有杏仁的人所減掉的體重是其兩倍，而且臀腰比也縮減較多！研究人員發現，杏仁飲食組別的人大幅改善了胰島素敏感性和飽足感激素類升糖素胜肽。杏仁是鎂、鈣、銅、維生素B群和維生素E等微量營養素的極佳來源。誠如我們在前幾章的討論，許多堅果類和種子類食物都是促進新陳代謝的強力助手。在這項研究中，杏仁的攝取量是四分之一杯的帶皮生杏仁（每天分成兩次食用）。不過，自行搭配和食用各種堅果與種子絕對是吃得更聰明飲食法的一部分。

令人激動的蛋

說到微量營養素濃度和控管飽足感激素，最符合要求的食物非蛋類莫屬。然而，令人意外的是，我們對於蛋類的認識卻往往不足。可供選擇嘗試的蛋類其實種類繁多，就讓我們先談一下（大多數的人會想到的）雞蛋，之後再討論另外一種的蛋。

雞蛋

人類想出烹煮雞蛋的方法可要比儲存電子資料的方法來得多。（說真的……軟磁碟片害了我的一生，我至今還是無法相信自己居然遺失了關於休息時間應該要延長至中學的原因的整篇文章。）水煮蛋、炒蛋、雙面半生荷包蛋、義式烘蛋……可以說是族繁不及備載。不管人們是用哪一種方法來烹煮雞蛋，重要的是敲開蛋殼後可能會得到的額外減脂益處。刊載於《營養素》期刊的一份研究發現，受試者每天吃兩顆雞蛋（相較於吃的是等量卡路里的燕麥片）會在兩餐之間有較低濃度的飢餓激素。就主觀的角度來說，吃雞蛋的人也自稱整天比較不會有飢餓感。

雞蛋（特別是蛋黃）是維生素B群（包括了對能量很重要的維生素B_{12}）、膽鹼（choline）、鋅和維生素D的極佳來源。順便一提，維生素D是體內作用強大的激素，其影響所及包括了免疫系統、防止癌症、控管血糖、當然還有減脂在內的過程。刊載於《美國臨床營養期刊》的新近資料揭露了，在長達一年的研究發現，擁有較高維生素D濃度的女性會減輕較多體重、減少近兩倍的體脂肪，並且會縮小平均四吋的腰圍。想要改善維生素D濃度，重要的不只是要有健康的陽光曝曬量，膳食來源也很重要。接下來的另一種極佳蛋類食物則是更好的維生素D來源。

鴨蛋

在美國文化，想到蛋類的時候，人們通常想到的是雞蛋。然而，世界各地的許多文化都很珍視諸如鵪鶉蛋、火雞蛋和鴨蛋等的益處。尤其是鴨蛋，因為含有比雞蛋更高比例的能消炎的 omega-3 脂肪酸，因而在美國日漸受到歡迎。鴨蛋所含的維生素D也是雞蛋的六倍以上！

在《農業與食物化學期刊》，有一份研究就強調了鴨蛋特別值得注意的一點。該研究發現鴨蛋中的胺基酸能夠顯著提高人體對於鈣的吸收和利用。重要的不僅是食物含有的營養素，而是人體是否能夠迅速使用。這再次說明了真食物具有與人體細胞有效溝通而讓人更健康的力量。

誠如援引於《肥胖評閱》期刊的一份研究談到，鈣是攸關減脂的另一種營養素。該研究安排受試者進行一套運動計畫和低卡路里飲食，其中一組為低鈣（每日五百毫克）的低卡路里飲食，而另一組則是鈣質足量（每日一千四百毫克）的低卡路里飲食。研究結束時，研究人員發現攝取鈣質足量的受試者會多消耗三〇％的脂肪。鈣不僅是與骨骼健康有關，而且有些生物可用的鈣的最佳來源都不是媒體會報導的東西。菠菜、芝麻籽和多脂魚都是很棒的鈣來源。這就讓我們來了解富含微量營養素且有助減脂的下一類食物。

來自海底世界的食物

許多科學家都斷言地球上的所有生物的源頭都可以回溯到海洋。這些水域有著能增進我們的健康和福祉的一些最有價值的營養素，自然是合理的事。好消息是我們不需要變成人魚，就可以理解和取得以下要了解的一些有助燃脂的食物。因此，在《小美人魚》塞巴斯丁螃蟹的旋律優美的歌詞中，讓我們了解是什麼在「海底世界」（Under the Sea）四處擺動！

少脂魚與多脂魚

在《國際肥胖期刊》所刊載的一份研究中，受試者被安排採行低卡路里飲食，但菜色有納入鮭魚（多脂魚）、鱈魚（少脂魚），和不吃魚的組別。雖然所有人的飲食都有相同的巨量營養素含量，但是不管是吃哪一類的魚，只需每週吃三份五盎司的魚，結果顯示男性受試者在四週內多減掉了兩磅以上的體重。情況還是一樣，儘管飲食有相同的卡路里和巨量營養素比例，但是納入魚類就可以進一步加速新陳代謝。

除此之外，在前一章中，我們已經討論過富含健康脂肪的魚是必需脂肪酸 DHA 和 EPA 的極佳來源。對了，近來日本研究人員所進行的一份研究也發現，即使飲食中含有如高果糖玉米糖漿等劣質食物，這些脂肪酸都足以抑制體脂肪的成長。

野生捕撈的魚也是維生素 B_{12}、碘和鉀等微量營養素的極佳來源。刊載於《營養學期刊》的另一份研究發現，飲食納入少脂的白肉魚（如比目魚）有助於讓飽足感激素最佳化，而且比其他富含蛋白質的食物更能顯著提升飽足感。除了比目魚和鱈魚，少脂魚還有紅鯛魚、吳郭魚和龍脷等。

海洋蔬菜

海洋是人類經常食用的一些最後的真正野生食物的家鄉。這類食物或許看似有些奇怪，但是當現代人忙著尋覓著電影《海底總動員》中的尼莫，人類的祖先卻是努力找尋著一些海藻來嚼食。

讀者將要發現的是海藻神奇到讓人難以置信的益處，而數世紀以來，有許多文化早已珍視海藻（親切地稱之為海洋蔬菜）能帶來的益處。紀錄顯示，日本飲食把海藻當作輔助食物已有超過兩千年的歷史。中國使用海藻的歷史可以回溯到西元前三百年，當時就有作家記載了海藻的益處，並著書談論海藻的重要性。

在歐洲，偉大的希臘與羅馬帝國時期就已經把地中海海藻當作藥物使用。在夏威夷和南太平洋島嶼，有六十種到七十種海藻用於飲食、藥物和儀式典禮。時至今日，因為其所具有的獨特健康屬性和極佳的高含量微量營養素，越來越多海洋蔬菜出現於美國商店的貨架上。十五年前，我首先就注意到了海帶（Kelp），那是能輕易加冕為海藻中的《小美人魚》特萊頓國王（King Triton）的食物。

海帶最受人關注的就是其為取得碘的最佳天然來源之一。至於碘與減脂的關係，人體需要碘才能製造三碘甲狀腺素（T3）和甲狀腺素（T4），其都是甲狀腺激素。我們的飲食只需少量的碘，但是目前的預估顯示，大約有四〇%的全球人口都缺乏碘。我們還可以進一步指出海帶對減脂的益處，即是海帶也是生物可用的鈣的極佳來源之一。根據美國加州大學舊金山分校醫學中心，海帶的鈣含量比其他所有蔬菜都要來得高，若以每一公克來比較的話，海帶的含鈣量是牛奶的五倍多。我們先前已經指出，鈣是有助於健康代謝率的一種微量營養素，但是刊載於《國際肥胖期刊》的一份研究則強調了海帶對減脂的另一個影響，那就是科學家發現攝取足量的鈣能抑制會製造脂肪的酶，並能減少三酸甘油脂的濃度。實在是令人印象深刻，而這還只是初步的了解而已！

在諸如裙帶菜（wakame）、鹿尾菜（hijiki）和海帶等海洋蔬菜中，我們可以發現的一種最棒的微量營養素就是名為褐藻素（fucoxanthin）的類胡蘿蔔素。援引於《食品科學與人類健康》（*Food Science and Human Wellness*）期刊的研究指明了，海藻具有改善代謝率和提高飽足感的抗肥胖效應。具體來說，研究發現海藻所含的褐藻素能促進第一型解偶聯蛋白（uncoupling protein 1, UCP1）的活性，如此一來就可以強化棕色脂肪組織的活性，而且同時有助於減少腰部的白色脂肪組織。

其他海洋蔬菜包括了紫紅藻（dulse）、荒布（arame）、海萵苣、紫菜（nori）等藻類食物。這類食物富含鉀、鎂、硒、鋅；維生素B群，以及其他豐富的營養素，故而可能稱得上是地球上微量營養素含量最高的食物。

我們可以購買完整的乾燥海洋蔬菜、海帶或紫紅藻等的粒狀海藻片，而且甚至可以找到研磨成粉的產品。這些海洋蔬菜因為帶有鹹味，所以很適合添加到沙拉或雞肉與魚肉等主菜中。一般人最常見到海洋蔬菜的地方就是用來包捲最愛的壽司的紫菜片。有幾個方式可以在飲食納入一些海洋蔬菜，三份到四份是極為適當的每週分量。

喝的飲品

飲用液態的食物是把許多營養素運送入人體的極快運送方式，但是也可以造成很多問題（喝的若是碳酸飲料和果汁等含糖飲品）。如果讀者想要一面喝東西，一面為身體提供輔助減脂的豐富營養素的話，請閱讀以下令人意想不到的相關細節說明。

咖啡

咖啡是我很早就下定決心要戒除的飲品。我看著祖父母每天早上都要啜飲咖啡，而且似乎非常享受的樣子。我因此在六歲左右就喝了第一口咖啡。當我的舌頭一觸碰到咖啡的時候，我心想1）我的祖父母一定有問題，不然怎麼會享受這麼糟的東西，以及2）我這輩子永遠不會再碰這種東西。

我經起司通心粉訓練的味覺馬上排斥了這樣的經驗，好不容易克服了，我才看到了祖母為自己和祖父煮咖啡是很快樂的一件事，因此就在那年的聖誕節，我用存下來的八美元幫祖母買了一個微型福爵士（Folgers）咖啡罐（這是她的最愛），罐子上還黏了一個蝴蝶結。聖誕節早晨，我把咖啡罐藏在背後，走到了祖母的身旁，才拿出了那個小咖啡罐，舉得高高的，好讓她能看清楚。我真的不得不說，我想那是我這輩子得到的最大的擁抱。我不禁捫心自問：「哇，她真的是很愛喝咖啡！」而那個擁抱真正彰顯的其實是這樣一個事實，那就是我注意到她喜歡的事物，並且送給她一份對她有意義的禮物。她將那個咖啡罐和上頭的蝴蝶結全都收藏起來，她在我快要三十歲的時候離開了人世，那未曾開封過的咖啡罐依舊保存得完好如初。

正因如此，我第一次的咖啡經驗是甜苦參半的。咖啡對我來說有著一種特殊的聯繫，但是我自己還是不會想喝咖啡。要知道，不僅是我毫不享受自己覺得噁心的東西（咖啡），而且健康領域對咖啡也始終有所爭議。這兩個原因讓我不願意再碰咖啡。後來則是我的妻子挺身而出為我揭示了真相。

當時的我們已經在一起超過十年。自從我們在大學相識以來，我們一同經歷了許許多多得事……但是我真的從來沒有看過她喝咖啡。直到有一天，我們收到了友人寄來的一些有機咖啡和茶的關懷包裹。我毫不遲疑選擇了茶，而我的妻子卻決定要試喝咖啡。隨著日子一天天過去，在我早上泡茶喝時，她持續要我幫她泡杯咖啡。到頭來，我就成了她的專屬咖啡師。

如此過了大約一年，每當我遞給她一杯咖啡時，我可以看到她的臉上露出了一股我曾在祖父母臉上看到的幸福感。我終於開口問她為什麼會那麼喜歡喝咖啡，她告訴我咖啡很好喝，而且她喜歡咖啡帶給她的感受。很好喝？那可跟我的記憶完全不同！不過，經過了這麼多年，我決定是該重新試喝咖啡的時候了。

不僅如此，我一直會不經意讀到那些經同儕評閱過的證據，推崇著咖啡的驚人好處。雖然從表面上看似有所爭議，但是正面的證據多到讓我無法忽視……尤其是關於減脂的助益。例如，刊載於《營養學》期刊的一份研究指出，相較於不喝咖啡的人和重度咖啡飲用者，輕度到適度咖啡飲用者（每天喝一杯到四杯）會有最少的內臟脂肪量。這是根據在調整了運動、飲酒和抽菸等其他各種生活型態因素之後的結果。喝咖啡有著清楚的U型曲線效益，而每天喝一、兩杯咖啡有助於維持人的腰圍。

因為我總是會問「這到底是如何發揮作用的？」這樣的問題，我深究之後發現咖啡中的一些化合物對某些激素有著出人意料的影響。如果讀者還有印象的話，脂聯素這種激素基本上能把體脂肪趕出內臟（腹部脂肪區域），再移至皮下脂肪區域。研究也發現脂聯素能夠在不提高食慾的情況下幫助減脂。是這樣的，哈佛醫學院的研究人員發現，經常喝咖啡的受試者有較高濃度的脂聯素和較低濃度的發炎生物指標。事實上，這不僅會影響減脂，史丹佛大學的科學家近來也推斷咖啡的咖啡因能讓人體抵禦與年齡相關的炎症。他們的研究指出輕度到適度的咖啡飲用者會更健康長壽，部分原因是因為咖啡因會抑制與發炎相關的基因而有保護作用。這是以新鮮沖煮方式所呈現令人讚賞的營養基因組學成就。

延續減脂方面的說明，援引於《美國臨床營養學期刊》的一份研究發現，咖啡的咖啡因能提高三％到一一％的代謝率，而且新陳代謝之所以加速，大部分都是直接肇因於增加燃脂。關於咖啡因，有個有趣的說法是它運作的方式有點像是運動，也就是會啟動分泌兒茶酚胺（catecholamine，還包括了腎上腺素），進而會釋出囤積的脂肪來做為燃料之用。腎上腺素可以繞過一般的人體存取過程而更迅速抓住那些儲存的脂肪。讀者應還記得我們前文的激素討論，密蘇里大學醫學院的研究人員已經得知，脂肪細胞具有能與腎上腺素結合的受體，進而敦促脂肪細胞釋放儲存的脂肪到身體做為能量，這是咖啡能促進少量到中量減脂的另一種方式。不過，過多的咖啡因會調降體內的溝通，如此一來即會讓人體愈來愈少從中獲益。

《科學報告》期刊中一篇全新的重點研究也強調了咖啡與新陳代謝另一個引人入勝的關聯。諾丁漢大學醫學院的科學家發現，咖啡或許能刺激棕色脂肪組織的活性。誠如我們在第一章的討論，特定生活型態因素會觸發米色脂肪細胞（其能轉變成白色脂肪或棕色脂肪）的「棕變」，而喝咖啡看起來會鼓勵這些細胞轉變為會燃燒脂肪的棕色細胞。此外，當研究人員利用熱成像進行觀察，發現了喝咖啡會讓主要是棕色脂肪的身體部位發亮，而這表示了產熱效應增加了。

就在我決定姑且要相信「咖啡很好喝」這樣的看法，我其實已經約有十年之久都會在我喝的茶裡混入健康脂肪，而我會這麼做則要感謝我那位身為營養專家的朋友丹尼爾・維塔利斯（Daniel Vitalis）的一些洞見。椰子油、酥油或草飼奶油是我每日的一些選項。我是妻子的不支薪咖啡師，而她喜歡我在咖啡中拌入草飼奶油和幾滴英式太妃甜菊糖漿（toffee stevia）。多年以年，我從祖父母杯中啜飲到的那口咖啡肯定沒有拌入這些東西，我因此決定要嚐嚐以妻子最愛方式泡出來的咖啡。

第一口：嗯，沒有很糟，可是我還是準備要把咖啡倒到水槽。

第二口：哇……我或許真的會想喝。

第三口：我終於知道為什麼有人愛喝咖啡了！

咖啡的所有好處似乎都棒極了，只不過因為自己的童年經驗，我後來都不願意喝。謝天謝地，還好我壯著膽子再試了一次。進一步檢視咖啡領域（現在是世界上前五大交易大宗商品之一）之後，我發現咖啡優缺點的差異主要是攸關於咖啡本身的品質（因為不良的栽種方式而導致充滿農藥、發霉和營養素不多），而且人們一般加入咖啡的劣質成分也會有影響，包括了高度加工製造的糖、用植物油和人工調味料製成的咖啡「奶精」，以及（或者）來自於穀飼乳牛的牛奶或鮮奶油（根據華盛頓州立大學的資料，這樣的乳製品擁有較少的營養素，並含有較多的發炎性 omega-6 脂肪酸）。咖啡可以是減脂營養計畫的健康添加物，只不過其品質極為重要！我為讀者提供了我最喜愛的咖啡食譜（請見第五二〇頁），這份特製的食譜可以強化新陳代謝、促進認知功能，並讓味蕾飛舞起來。

綠茶與紅茶

雖然世上其他地方的人們飲用綠茶已有數千年的歷史，但是綠茶卻是在幾十年前才進入美國，並且以比人們最愛的社群媒體迷因（memes）更快速地傳播開來。而這是有充分理由的……綠茶的益處似乎近乎奇蹟。

至於減脂方面，綠茶所含的咖啡因具有類似咖啡的作用（我們會在本書第二部分再來說明兩者稍微出入之處），但是有助於新陳代謝的不只是咖啡因而已。刊載於《健康科學期刊》（*Journal of Health Sciences*）的一份研究揭露了，綠茶含有名為兒茶素（catechins）的抗氧化物，能夠提高人體燃燒體脂肪做為能量的比率。在八週的研究期間，受試者被分成兩個組別，其中一組飲用的是含綠茶兒茶素的飲品，另一對照組則是飲用不含綠茶兒茶素的對照飲品。所有的受試者都依指示每週做三次三十分鐘的有氧運動。研究結果發現……

不論是在運動期間或久坐期間（不做運動），飲用含綠茶兒茶素飲品的受試者都會減去明顯較多的脂肪。因此，不管是不是在運動，啜飲一些綠茶都有助於促進脂肪燃燒。而這就指出了我不希望讀者錯失的一個重點。茶與咖啡含有的咖啡因和其他獨特微量營養素能夠跟運動一起產生增效作用。這些化合物有助於動用脂肪酸做為燃料，此時再做一些運動會有助於確保所動用的脂肪確實燃燒（而不會在途中重新囤積於某處）。再次重申，關於肥胖細胞釋放脂肪，以及脂肪確實被粒線體燃燒來做為能量，這兩者之間是有差別的。綠茶兒茶素有助於兩者的發生，而做些運動（就算只是快步走）也能讓效益最大化。

發表於《美國臨床營養學期刊》的一份研究發現，運動前攝取綠茶萃取物的受試者會比沒有攝取的人多消耗一七％的脂肪，研究人員指出這也能大幅改善胰島素敏感性。這再次突顯了綠茶與運動有相輔相成的效益。不過，容我再說一次，若想要有一些極佳的功效，建議要運動，但並非是必要。《生理學與行為》期刊的一份研究企圖了解綠茶對於自願參與研究的肥胖人士所產生的效應。當十二週的研究結束之後，每天喝綠茶的參與者比沒喝綠茶的人平均多減掉了三點三公斤的體重，每日則多消耗了一百八十三卡卡路里。至於這份研究最令人佩服的部分，就是所有的受試者每日都是食用由協助此研究的醫院所準備的三餐。每位受試者食用的是卡路里相同的三餐，但是納入綠茶的受試者則會減掉較多體重！每日引用兩杯到四杯綠茶似乎是取得最佳效益的最佳飲用量。不過，我希望讀者千萬不要遺漏了一種相對於綠茶的茶系。

紅茶和綠茶的源頭實際上相同，都是來自茶樹（camellia sinensis）的葉子。跟綠茶一樣，世界各地的文化珍視紅茶已有好幾千年的歷史。綠茶和紅茶的外觀與效益並不相同，而這是發酵導致的結果。要做出紅茶，摘下的茶葉要先揉捻，接著曝置接觸空氣以便觸發發酵過程。這個反應會導致茶葉變成深棕色，味道才能更濃郁……微量營養素的整體樣貌也會隨之出現變化！

紅茶含有名為茶黃素（theaflavins）一群高度聚合的多酚，而這些會為新陳代謝帶來一些驚人效益。援引於《功能性食品期刊》的一份研究揭示了，紅茶茶黃素具有實際改變人類基因表現的能力，使得基因圖譜變得有助於脂肪分解和β氧化作用（使用脂肪做為燃料）！為了突顯這一點，挪威奧斯陸大學的科學家進行了一項雙盲、安慰劑對照的研究，指示一組受試者每天喝三杯紅茶，另一組則是飲用含有同量咖啡因的對照飲料。三個月的研究結束之後，喝紅茶的受試者參減去了明顯較多的體重，而且腰圍也縮小較多。

紅茶還有另一個迷人的部分，那就是即便具有會暫時促進兒茶酚胺（與壓力相關的激素）分泌的咖啡因，整體來說，紅茶也經證實能夠實際減輕壓力程度。刊載於具同儕評閱機制的《精神藥理學》（*Psychopharmacology*）期刊的一份研究發現，相較於飲用安慰劑飲品的人，連續六週每天都喝四杯紅茶能直接降低受試者的皮質醇濃度。在該研究中，經歷充滿壓力的事件之後，飲用紅茶的自願受試者血液中的皮質醇濃度會比對照組的人低二〇%。

讀者已經認識到，長期下來，皮質醇升高對減脂是不利的。因此，當涉及健康的新陳代謝時，我們顯然有許多理由不該忽視紅茶。總歸來說，不論是紅茶、綠茶，或介於兩者之間的茶，把幾杯紅茶納入每日養生之道絕對有助於人體新陳代謝。不管讀者選擇的是哪一種飲品，請務必納入讓自己感覺舒服暢快的飲品。若有心如此，大可讓自己轉換調整一下，畢竟真的有許多很棒的選項值得去發現與探索！

大口吃菜

談到微量營養素的話，蔬菜類真的是具有無法匹敵的作用，而有數類蔬菜特別能強力抗拒體脂肪。

綠色蔬菜

刊載於《食慾》期刊的一份研究揭示了，包括了菠菜與羽衣甘藍在內的綠葉蔬菜，其含有的化合物能夠顯著提高受試者在餐後的飽足感激素類升糖素胜肽的濃度。在十二週的研究期間，與這相對應的就是受試者的體重、體脂肪和腰圍都會明顯減少。誠如我們提過的一篇刊載於《營養素》期刊的統合分析，該分析揭露了，當受試者每天每多吃一份蔬菜，他們的腰圍就會多減少〇・三六公分。這實在是很重要且很強大，以至於真的很難將之訴諸文字。在三餐納入更多綠葉蔬菜，人們就會擁有極大的優勢來促進減脂。

每日食用綠葉蔬菜的分量是越多越好。有個被許多人遺漏卻有小兵立大功之效的訣竅，就是在每天第一餐納入綠葉蔬菜。在早餐時攝取綠葉蔬菜，這會讓人擁有更好的代謝優勢來展開一天。有益減脂的一般早餐食譜會像是這樣：兩顆到三顆全蛋（照個人喜好料理）、一小份牧場放養肉品做成的香腸、以橄欖油或椰子油嫩炒的兩份綠葉蔬菜（如菠菜與羽衣甘藍），以及一份酪梨切片。這樣的早餐特別納入的食物和營養素，都是能促進脂聯素、類升糖素胜肽和膽囊收縮素的分泌（這些都是抵抗脂肪的激素）。此外，研究也證實這些食物和營養素能夠減少飢餓素、改善胰島素敏感性，以及提高整體代謝率。我們可以混搭不同的富含蛋白質的食物和脂肪，但是綠葉蔬菜才是提供了終極有利條件的東西，因為其中含有極高的微量營養素濃度和膳食纖維。一份針對五十二項研究所做的統合分析就指出了，只需提高膳食纖維的攝取量就能增加六〇%到一一五%的脂聯素濃度！

我們可以選擇的有助燃脂的綠葉蔬菜種類實在是非常多。除了羽衣甘藍和菠菜，我們還可以選吃瑞士甜菜（swiss chard）、甘藍葉菜（collard greens）、芥菜（mustard greens）、小白菜（bok choy）、蘿蔓萵苣（romaine lettuce）、皺葉萵苣（green leaf lettuce）和芝麻葉（arugula）等蔬菜。早餐吃兩份，一天試著吃滿五份到七份。

十字花科蔬菜

甘藍葉菜、小白菜、甘藍，和羽衣甘藍等屬於帶葉蔬菜，同時也是十字花科蔬菜。十字花科蔬菜還有花椰菜、蕪菁甘藍（rutabagas）、抱子甘藍，以及十字花科蔬菜之王青花菜。令人讚嘆的是，十字花科蔬菜富含了天然的芬香環酶抑制劑（aromatase inhibitors）的微量營養素。

讀者可以回想第二章，我們談論了雌激素對男性與女性的代謝健康都極為重要。雌激素濃度太低會減少脂肪燃燒、提高食慾，並且會把更多脂肪重新分配到內臟脂肪區。然而，相對來說，雌激素濃度過高則會加速製造出更多的皮下脂肪，而諷刺的是這種脂肪後來甚至會製造出更多雌激素！

雌激素占優勢（estrogen dominance）在今日是比雌激素缺乏（estrogen deficiency）更常見的用詞。其主要原因是因為我們能在環境中接觸到大量的外源性雌激素，以及芳構化（睪固酮等同化激素〔anabolic hormones〕會被「竊取」來製造出更多雌激素）速率的提高。誠如前文的討論，長期出現胰島素會促進芳構化反應。沒錯，控制胰島素濃度是讓芳構化降至谷底的重要關鍵，而十字花科蔬菜也對此有驚人助益。

刊載於具同儕評閱機制的《藥物化學的抗癌藥劑》（*Anti-Cancer Agents in Medicinal Chemistry*）期刊的資料透露了，青花菜和高麗菜等十字花科蔬菜中的化合物能有效阻擋芳構化反應過量。讀者可能會很好奇，這樣的訊息為何會刊登於癌症研究的專門期刊，那是因為這類的食物也能強力防禦由雌激素引起的癌症。

刊載於《營養學與癌症》（*Nutrition and Cancer*）期刊的一份研究發現，從十字花科蔬菜取得的芥蘭素（吲哚-3-甲醇，indole-3-carbinol〔I3C〕）能把雌激素轉變得較為安全的形式，以便正面地改變內在的雌激素代謝，並且幫助身體適當地排除雌激素。研究人員也指出這將有助於體內游離睪丸酮的健康活動。

添加香料

讀者大概聽過這句話：「變化是調味生活的香料。」不過，你是否想過生活為何需要「香料」呢？為什麼說的是「生活的香料」，而不是其他像是「穩定生活的四型鎖腿」的事物呢？嗯，那是因為香料很重要！香料能讓一切變得更好。你要是世界摔角娛樂的粉絲，這並不是說執行到位的四型鎖腿不是美好的事物。然而，我們之所以會說「生活的香料」，不過是因為香料能讓事物鮮活起來。香料的多樣性讓我們能夠伴隨食物經驗而擁有無限奇遇。請記得，食物不只是我們吃的東西而已……食物是獻給我們的味蕾、我們的心靈，以及我們飲食經驗的禮物。以下是幾個能夠促進人體新陳代謝的香料。

薑黃

幾千年以來，各種不同文化都會在烹調、藥物和儀式中使用這種強效香料。薑黃屬於薑科（學名為 *zingiberaceae*），以其根部製成的香料現在已經日漸受到大眾喜愛。薑黃及其含有的最著名的薑黃素（curcumin），這種微量營養素具有廣為人知的抗炎效益，而人們比較陌生的是它也有令人驚喜的抗肥胖效用。

刊載於《歐洲營養學期刊》（*European Journal of Nutrition*）的一份研究揭露了，除了調降發炎細胞激素，薑黃素也能調升脂聯素和其他與飽足感相關激素的活性。研究發現薑黃能夠改善胰島素敏感性、降低血脂，以及直接對脂肪細胞發揮作用。薑黃是許多咖哩菜餚的精華，而我們也很容易就可以把它加入炒蛋和歐姆蛋、湯品等菜餚之中。

薑

誠如前文所言，薑黃屬於薑科，但是薑科的大頭目則具有一些我們應該要知道的燃脂效益。薑含有薑油酮（zingerone），而這種微量營養素對體脂肪的影響已經有大量的研究。是否還記得一種叫做激素敏感性脂酶的酶，專責於引導脂肪酸離開脂肪細胞呢？新的研究顯示薑所含的薑油酮能夠促進激素敏感性脂酶的活性，並且提高囤積脂肪的分解（解脂作用）。研究人員發現，薑所含的化合物基本上能夠改善血脂比率和防止非酒精性脂肪肝病。

刊載於《新陳代謝》（*Metabolism*）期刊的資料證明了，受試者在早餐時喝一杯薑製熱飲能夠促進食物熱效應（消耗更多消化餐點的卡路里），也會降低整天的飢餓感。當我的岳母在餐後招待每個人一些薑茶，我才親眼見到這個奇怪的儀式。比起主流接受的分量，傳統肯亞餐點的特點是稍多的碳水化合物和豆類，但是我注意到他們家人的身材都保持精實且擁有強健的消化力。難道薑是他們健康方程式中的一部分嗎？該研究是用熱水沖泡半小匙的薑粉，但是我們也可以用新鮮的薑末（這是我岳母的做法），放入熱水中滾煮，接著濾掉薑末即可飲用。薑很辛辣，你大可就這麼喝。不過，她會告訴你可以加入一點杏仁奶（或者是自己喜愛的奶品）和低升糖甜味劑，這就可做出一杯更好喝的薑茶。

鹽

在人類文明發展的過程中，我們很難找到比鹽更有價值的食物原料。事實上，salt（鹽）一字的拉丁字源 *salarium* 的意思是「salary」（薪資）。因為鹽擁有人們了解的價值，所以就被當成實質的貨幣來使用。直至今日，人們對於鹽的認識充其量只能說很粗略。人們現在已經與鹽的價值脫節，部分原因是因為鹽無所不在，另一部分的原因則是關於鹽的訊息都有點不準確。

在現代世界中，鹽是我們在香辛料架上最常見的物品。鹽是要讓幾乎所有的菜餚變得鮮美的必備品，不僅能讓滋味更濃，還能突顯其他香料的味道，甚至能壓下苦味。自從最富有的人類入住四層高的洞穴並身穿最好的毛茸茸長毛象設計師牛仔褲開始，身為人類的我們就對鹽愛不釋手。

不過，就營養的角度來思考鹽的時候，我們現在想到的卻是高血壓和心臟病。這主要是因為鹽的鈉含量。鹽（大約六〇%是氯化物〔chloride〕和四〇%是鈉）顯然是我們膳食中鈉的最主要來源。正因如此，鹽和鈉二字便常常會互換使用（儘管它們嚴格來說是兩種不同的東西）。對人類健康來說，鈉是最關鍵的營養素之一。人體需要鈉的協助去進行神經系統脈動、肌肉收縮，以及維持組織內適當的液體平衡。缺少了鈉，人體組織就無法鎖住水，以至於細胞會變得比大多數爸爸說的笑話還要乾。而且在關於健康與鹽的熱門話題中，最突出的一點就是人體需要鈉來幫助調節血壓。

簡單來說，血壓是血液流經全身時施加在血管壁的壓力。高血壓的出現就是這樣的壓力大到增加血管損害風險的境地（還包括心臟在內的整體心血管系統）。

鹽面對的最大責難就是會讓血壓增高，而這在某個程度上是對的。只不過幾十年以前最先醜化鹽的那項研究是來自於動物研究，餵食了老鼠大量的鹽（大約是五十倍的平均攝取量），進而推論鹽是導致高血壓的主要問題。然而，剛出版的一項大規模的跨國研究則發現，就算鹽的攝取量多到人們一度認為不健康的程度，也並不會提高健康風險。這到底是怎麼回事呢？

研究人員得出了這樣的結論，那就是血壓增高其實是病徵，而不是心血管疾病及其發病率的成因，而造成這個問題（還有包括了增加的三酸甘油脂、壓力激素和發炎等更嚴重的因素）的成因中，膳食中鹽的排名其實並不高。該研究發現，對大多數的人來說，每天攝入約多至兩小匙的鹽並不會有什麼問題（要注意的是，有些人因為遺傳傾向的關係而有處理鹽的困難）。這樣的攝取量看似比傳統推薦膳食攝取量多上很多。不過，更令人驚訝的是，每天採行接近或低於傳統推薦攝食攝取量約一小匙鹽的量，反而會增加心臟疾病和高血壓的風險！刊載於《考科蘭性統性文獻回顧資料庫》（*Cochrane Database of Systematic Reviews*）的一份統合分析揭露了，採行低鈉飲食受試者的血壓確實在短期間會稍微降低，但是也發現到限鈉飲食會導致三酸甘油脂、壓力激素和（相應而生的）發炎狀況增多。這樣的事可能會讓一些專家感到不中聽，但是他們要是知道鹽對新陳代謝有多大影響的話，他們可會更加震驚！

根據《新陳代謝》期刊中的一份研究，進行該研究的哈佛醫學院研究人員發現，低鹽攝取量會直接導致健康受試者的胰島素抗性提高。鹽有助於細胞間溝通和改善許多主要激素的功能。此外，援引於《科學報告》的一份研究也指出，低鹽飲食可能會提高飢餓素的濃度。

要在這裡清楚說明的是，減少鹽的攝取量能對減重造成正面的效應。只不過（絕不容忽視的是）這主要是因為體內水的重量減少了（因為鹽會造成液體滯留）。有一份全新的研究，就著手發掘低熱量的低鹽飲食是否比低熱量（不減鹽）飲食更有益於減脂。該研究提供受試者每日三餐，等到兩個月的研究結束後，接受限制熱量且低鹽三餐的人減少了較多的體重（請留心尤其是失去了細胞外水和身體總水量）。然而，與飲食攝取較多鹽的人相較，低鹽飲食組別的人的實際體脂肪或內臟脂肪並沒有減少得比較多，也就說他們忍受了比較不美味的餐點，但是卻沒有因此而減去額外的脂肪。

再次重申，攝取適量的鹽實際上有助於減脂。讀者應該還記得，胰臟分泌的激素升糖素能夠促進脂肪分解，方式是讓細胞打開而釋放出囤積脂肪來做為能量之用。近來的資料證實了鈉有助於升糖素的表現。鹽也會影響瘦素、腎上腺素和甲狀腺激素的作用。

不過，這些資訊並不是要鼓勵讀者在家裡某處放個風水鹽磚，而是要呼籲讀者堅持提供身體所需的適量鹽分。不需攝取太多，但是缺乏正確的形式鹽會讓新陳代謝處於不利的狀態。

因為鹽有許多種，因此鹽其實是個相當不清楚的用字，只是要謹記在心的是，較優質的鹽所提供的不只是鈉和氯化物，也含有微量礦物質形式的其他多種微量營養素。包括了凱爾特灰鹽（Celtic salt）、喜瑪拉雅玫瑰鹽（pink Himalayan salt）、夏威夷黑鹽（black Hawaiian salt）、海鹽和雷蒙天然海鹽（Redmond Real Salt）等等，這些都是可以增添食物的滋味和為水添加電解質的可行選項。要釐清的是，這些都不是大多數餐廳和加工食物所使用的那種鹽。根據援引於《美國營養學院期刊》（*Journal of American College of Nutrition*）的一份研究所做的估計，美國飲食中的鹽攝取量至少有七七%是來自於加工食物，而不是個人從鹽罐添加到食物的鹽。這樣的鹽主要都是劣質的高度精製鹽，而且一般來說都含有如抗結塊劑等添加物。這樣的鹽缺乏了其他天然微量營養素，而且也沒有人類使用天然鹽那樣長久的歷史。

減少加工包裝食品的攝取量（並在非得要購買包裝食品時選購使用天然鹽的產品），

這麼簡單的方式就能減少攝入自己不想要的鹽，也讓自己有空間可以攝取更多想要的鹽。鹽是絕對必需且有價值的物品。有少數人真的有遺傳缺陷而必須超級小心地減少鹽量，但你若沒有這樣的問題，你將會發現加強攝取優質鹽的極佳價值。可以的話，烹調時要使用各種的鹽，偶爾也可以把鹽加入飲水之中。從現在開始，當你聽到嘻哈歌手利爾．喬恩（Lil Jon）說：「像搖鹽罐一樣搖一搖」，你知道自己可以謙遜地照著去做。

換油

沒有什麼能夠像升級所攝取的脂肪和油品一樣能影響著個人健康（和減脂效用）。讀者從前幾章應該了解到，膳食脂肪對代謝健康是至為重要的。在此且讓我們來檢視一下能為代謝引擎提供優質燃脂燃料的一些特定油品。

橄欖油

希望讀者還記得我們已經說明了橄欖油有益於腸道益菌，在減脂方面的效用也經證實要比傳統「植物油」好上許多，而且富含了強力的抗氧化物。但是這些只不過是關於這種歷史上備受讚譽的油品的一小部分而已。

《美國臨床營養學期刊》所刊載的一份新近研究揭露了，攝取橄欖油（比一大匙稍多一點的量）會促進與強化減脂有關的主要飽足感激素（不是只有一種，而是三種）的分泌。按照指示在餐點納入橄欖油的健康受試者，他們的類升糖素胜肽（強化飽足感和減少內臟脂肪）、膽囊收縮素（降低整體食慾）和多肽ＹＹ（降低體脂肪囤積的可能性）都會明顯增加。橄欖油看來會直接影響新陳代謝，而讓激素運作得更順暢。

但不只是如此而已，援引於《轉譯醫學期刊》（*Journal of Translational Medicine*）的一份新研究也發現，橄欖油可能會調降與體脂肪和肥胖有關的基因（FTO）表現。科學家發現納入橄欖油的四週飲食介入計畫，似乎有表觀遺傳影響而能改善人體組成。

這一切實在是讓人印象深刻。只不過要謹記的是，橄欖油的品質是至關重要的！如果讀者需要複習如何選擇橄欖油的話，請參閱我們在第四章關於單元不飽和脂肪的討論。目標攝取量是每日一大匙到三大匙的特級初榨橄欖油，如此就能為新陳代謝帶來最大益處。

MCT油

我們在討論長鏈、中鏈和短鏈脂肪酸時就已談過，在脂肪代謝方面，中鏈脂肪酸（即中鏈三酸甘油脂或MCTs］）占有重要的地位。在刊載於《國際肥胖與相關代謝失調期刊》的一份隨機雙盲研究中，受試者被安排採行限制卡路里飲食，但其中一組納入補充性中鏈三酸甘油脂，另一組則是納入補充性長鏈三酸甘油酯（long chain triglycerides, LCTs）。匯集的資料顯示了，納入中鏈三酸甘油脂組別的受試者減去了較多體重、消除了較多體脂肪，並且有更高的飽足感。

這項研究特別有意思的地方就在於，攝取中鏈三酸甘油脂的人能在減重過程保留較多的肌肉量。我們都知道肌肉是整體新陳代謝中極為寶貴的部分。許多限制卡路里的飲食都會犧牲太多肌肉組織，殊不知這樣長期下來反而會降低代謝率。MCT 油似乎有助於在施行任何限制熱量飲食期間達到保留肌肉的效應。

中鏈三酸甘油脂的另一個獨特之處在於（因為化學鍵的大小的關係）其能繞過一般的消化過程，因而能夠更加快速地做為人體能量之用。人體吸收中鏈三酸甘油脂後會直接送達肝臟，並在那裡燃燒為能量，或者是轉化為酮來做為替代能量來源之用。MCT 油可以添加到許多食物裡，如咖啡、茶（特別是乳化的 MCT 油）、沙拉淋醬和蔬果昔等等。可以的話，請選購取自一〇〇％椰子油的 MCT 油。總體來說，這對你和地球都會比較好。

大多數的人在吸收 MCT 油方面都不會有問題，只不過每個人的代謝都不同，因此要是一開始就猛然大肆攝取中鏈三酸甘油脂的話，有些人可能會因此出現有點噁心或其他消化不良的情況。如果你從未使用過 MCT 油，最好是從一小匙開始，再循序漸進到每天最多一大匙到兩大匙。中鏈三酸甘油脂是促進身體能量消耗和幫助調節食慾的一個很簡單的添加物。從現在開始，當我們想到要為身體上油時，我們不會只是想到《海灘護衛隊》（*Baywatch*）

的養眼畫面，而是還會想到每日為人體細胞提供有助於新陳代謝的高品質油品！

本書的「第一部分：為減脂而吃」在此就到了尾聲！我們已經探索了改變遊戲規則的極大量資訊。我們涵蓋了優化飢餓和飽足感激素、微生物群系與體脂肪的關聯，以及挖掘出經證實有助於新陳代謝的一些極佳食物等內容。我們為讀者將與這一切最相關的訣竅、工具與策略整合成「吃得更聰明三十天計畫」。

接下來是深入探討營養和認知健康世界的時候了。讀者即將學習到的是改善記憶、強化注意力和生產力等諸多資訊。該是讓我們大力提升腦部健康的時候了，就讓我們進入第二部分一起探索吧！

第二部

為提升腦力、
更好的人際關係
和更安穩的睡眠而吃

第六章

腦力大挑戰

要把食物像身體一樣來保養和處理，切記食物遲早會變成身體的一部分。

美國政治家B．W．理查森（B.W. Richardson）

理論物理學家加來道雄博士（Dr. Michio Kaku）曾說人類大腦是「既知宇宙中最複雜的物體」。人類大腦可以說是地球上最珍貴的實體，極其複雜且強大到無法丈量。很酷的是每個人都有大腦，問題是：「你要拿它來做些什麼呢？」

你可能聽過這樣的說法，那就是人類只不過用了二%、一〇%，或二〇%的大腦。但情況卻絕非如此。神經科學家能向你證實，在每天的不同時刻，我們實際上用了一〇〇%的大腦（即使是入睡時，大部分的大腦依舊活躍！）。關於人類只用了極小部分大腦的這個迷思，那實際上是源自於個人成長的書籍，而不是實際的科學。儘管如此，我們都會同意一件事……

雖然我們每天都會積極使用極大部分的大腦，但那並不表示我們善用了大腦。事實上，當你在讀這段文字時，你的能力極有可能比此刻的你更好，可以思考得更快、更有創造力、更有效地解決問題，以及更加專注。或許你使用了一〇〇%的大腦，但大腦改善其功能的能力可以說是永無止境。

因為大腦控制了人的生命經驗，想要創造更好的人生就要從擁有更好的大腦開始做起，可說是毫不為過的說法。你可以玩益智遊戲、閱讀和學習技術等來提升大腦的運作效能。不過，最常為人忽略的是，想要讓大腦產生的一切變化都得仰賴所攝取的食物。不論是神經軸突（axons）或樹突（dendrites）、神經元（neurons）或神經膠質細胞（glial cells）、大腦白質或灰質，還是介於其中的一切物質，大腦是由我們所攝取的食物組成的。要有更好的大腦，就要從吃入肚子裡的食物開始著手，這就是吃得更聰明可以讓你變得更聰明的原因。

好萊塢往事

我真正開始對人類大腦的健康和功能性感到興趣是肇始於十多年前的一場旅行。我當時入住在加州好萊塢的一間迷人復古旅館（翻成白話就是加州好萊塢的一間破舊泛黃的老旅館），而房間裡有台看起來「像是」七〇年代的老電視機（事實上可能就是）。當我穿衣服時，背後的電視播放著美國公共廣播電視（PBS）的特別節目，那顯然是唯一可以收看的電視台，而我實際上需要停下手邊的事務才能聽清楚節目上的人在說些什麼。正在向聚精會神的攝影棚觀眾說話的是丹尼爾．亞曼醫師（Dr. Daniel Amen）。我聽著他所說的每句話，聽著他揭露這個位於我們肩膀之上的強大器官的一些祕辛。

丹尼爾．亞曼醫師著有多本《紐約時報》暢銷書，他是擁有雙證照的精神科醫師，也是腦部顯影（brain imaging）的先驅，腦部顯影是採用稱為單光子射出電腦斷層掃描顯影（SPECT imaging, single photon emission computed tomography）的技術來監控腦部活動和血流。他在特別節目中提到，精神病學「是唯一不會觀看要治療器官的醫學領域」。儘管精神科醫師受託來幫助病患的心理健康，但是這個領域有好幾百年大多是使用同一套推測，那就是先與病患簡短交談、以病患說法來快速評估病徵、根據此片段交流做出診斷，接著就會開藥或給予其他的治療。他說道：「沒有進行腦部功能掃描或其他測量，那根本就像是在黑暗中對著某個人的腦部射出沾了藥的飛鏢。」因為他想要找出更好的方法來幫助病患，而這燃起了他的熱情，致力要讓單光子射出電腦斷層掃描顯影發揮出最大功能。結果，他的醫療中心現在每個月會服務超過四千名病患，而且他擁有全球最大的與行為有關的功能性腦部掃描的資料庫，總計有來自一百二十個國家超過十六萬張的掃描片。透過這種方式，他能夠確切地觀察到特定營養素和生活型態因素影響了大腦，而導致的生理與行為的改變。在這些營養素和食物中，有一些已經證實能讓大腦升級，而這只不過是你在本章會學習到的一小部分內容而已。

聽見來自擁有如此知識庫和經驗人士的洞見絕對是無價的。距離我在那台老電視機看到他的談話才沒過幾年，當我知道自己和他會在同一場活動發表演說的時候，我簡直是欣喜若狂。自從那次活動之後，我從我們的交流中學到的最引人入勝的事情就是人類的強大腦部實際上很脆弱。這真的是最好的悖論：既知宇宙中最複雜的物體，大概與我看完《玩具總動員3》（*Toy Story 3*）之後的情緒一樣脆弱。

要是你知道全能的大腦實際上有著與軟奶油相當的黏稠度，你可能會大吃一驚。你或許會在知道後更驚訝的是，大腦主要是由水組成！事實上，人類大腦有近八成都是水。人體中含水量最多的器官是肺，大腦（就相同的重量來說）則排名第二。

不過，儘管大腦本身相當脆弱，但是人類演化還是為我們帶來了禮物。全能的大腦是唯一完全被保護性頭骨包裹住的人體器官。我們有著以顱骨做成的自製頭盔，保護腦部不受外部入侵。更令人讚嘆的是，大腦也發展到了能防禦內部入侵。

我與神經科學家麗莎·莫斯科尼博士（Dr. Lisa Mosconi）的對話推進了我的研究。她告訴我大腦是唯一擁有最先進的專屬保全系統的人體器官，也就是稱為血腦障壁（BBB）的腦血管網絡。因為大腦是如此複雜且易受損傷，她對我說：「通常循環於血流中的許多物質都可能會對腦部造成極大傷害。」大自然對此的解決之道就是發展出了血腦障壁，而這是緊緊相連的扁平化細胞組成的障壁，緊密到根本無法滲透（只容許對這個極寶貴的人體部位是安全的特定營養素進入）。有了血腦障壁，你的大腦等於有了全天候的護衛小組來防止有害的病原體、毒素和其他危險化合物。實際上，我們所攝取的許多營養素，不論好壞，實際上都不會進入大腦。大腦擁有的飲食與人體其他部位不同。莫斯科尼博士把這種大腦獨有的飲食稱為神經營養學（neuro-nutrition）。

我們在本書的導言已經討論過，儘管大腦僅占了二%的人體整體重量，但是實際上卻會攝取二〇%到二五%的體內卡路里攝取量！大腦是渴求能量和營養素的器官，就像男子團體「街頭頑童」（New Kids on the Block）所唱的歌曲，我們要為大腦提供「正確的東西」。那麼什麼東西能夠過關、什麼又遭到淘汰呢？那大腦的其他部分實際上又是由什麼東西組成的呢？這些就是我們接下來要探索的事情。

水很管用

血腦障壁延展覆蓋了整個腦部，使用了相當於視網膜掃描（retinal scans）和戴白手套上下拍打衣物檢查的手段來判定能夠通關的物質。因為水對大腦的形成和功能極為重要，水一直擁有名人般的身分能夠直接通過，並讓整個神經系統都活躍起來。

另一部分大腦的天然保護就是腦部有著腦脊液（cerebrospinal fluid），這種無色的液體能讓大腦保持漂浮，在突然的頭部動作或創傷所可能造成的振動下，大腦因此會有所緩衝。這種液體對於腦部清除代謝廢物也極為重要，大腦得以保持乾淨並具有功能。請相信我這麼說，那就是你的大腦不喜歡髒亂碎屑，要是沒有足夠的水，腦脊液就受到阻礙而無法完成份內工作。

除了呼吸的空氣，水也具有把氧氣傳送到腦部的輔助力。誠如我們先前的了解，水不只是一種惰性物質，水其實是一種傳送營養素的強大溶劑，許多營養素都是跟隨著水進入腦部，一邊通過保全，一邊大喊：「我是跟他一起來的！」

這就是為什麼注意自己飲用的是哪一種水是如此重要的事，而我們在第四章對此也給予了詳細的說明。就像是人體的其他部分，我們需要維持水和電解質的微妙平衡，如此一來，腦部的一切才能有最好的運作。電解質是帶有電荷的礦物質，而大腦亟需這些營養素的幫助，以便把電訊號傳送到所有的腦細胞。

以鈉為例，這種電解質不只有助於維持水平衡，根據加拿大麥基爾大學（McGill University）研究人員進行的研究發現，鈉也對腦部特定神經遞質具有開關的功能，而這些神經遞質有助於大腦產生最佳功能，並保護大腦防範許多疾病（如癲癇和神經病變性疼痛）。另一個理由是水和一些鹽溶在一塊會產生相輔相成的效果，就如同電影《警界雙雄》（*Starsky and Hutch*）和《末日狂花》（*Thelma and Louise*）中的兩個好搭檔，以及男歌手約翰·梅爾（John Mayer）和所有人一樣。

談到電解質和大腦，鎂絕對是我們不該忽視的老友。刊載於《神經元》（*Neuron*）期刊的一份引人入勝的新研究發現，鎂能夠恢復重要的大腦可塑性（brain plasticity）和改善認知功能。暢銷作家與神經科學家鈴木溫蒂博士（Dr. Wendy Suzuki）曾告訴我，神經可塑性（neuroplasticity）是大腦足以改變和適應的能力。神經科學曾經一度相信大腦是「固定的」，一旦人們的大腦在二十幾歲發育成熟，後來也頂多只會有極少變化。一般來說，你的大腦此時是什麼樣子，一輩子就會是那樣……而你能期待的就是腦部自此之後能夠緩慢衰退。然而，鈴木博士的研究則揭露了，充實的環境和健康生活型態因素都能夠提升人們的早期和往後的大腦可塑性。不管是中學的高年級生或年長的人，我們現在知道大腦可以變得更好。至於要讓大腦變好的手段，最重要的部分就是我們給予了大腦怎樣的飲食。

根據刊載於《阿茲海默症期刊》（*Journal of Alzheimer's Disease*）的一份雙盲、安慰劑對照的研究，成年的受試者（五十歲到七十歲）的鎂濃度有可能在九年之間反轉腦部老化的情況！比較年輕的大腦連帶會表現得比較好。隨著不健康的腦部老化所喪失的可塑性，那已被證實會同時出現認知功能顯著下降的狀況。毫無疑問，電解質和如同鎂的礦物質很重要，而這就讓我們回到了做為其主要運輸者的水，如此更加闡明了水合作用對大腦來說可謂至關緊要。

援引於《體育運動的醫學和科學》的一份新近研究發現，身體的基準水合程度只要下降二％就會導致損害，影響所及包括了需要專注的工作、運動協調和執行功能（涵蓋了如地圖辨識、語法推理、校對和心算等方面）。要是計算小費算是一件難事的話，如果你的大腦很渴，那可是會讓最簡單的任務變得更加困難。

在了解水對腦部功能如此重要之後，儘管是看似顯而易見的事，但是許多人卻還是沒有理解到，水合作用不足正是營養素引發白天疲勞的罪魁禍首。刊載於《國際環境研究與公共健康期刊》（*International Journal of Environmental Research and Public Health*）的全新資料揭示了，對於大學生受試者來說，輕微脫水就已經會帶來疲勞，並對情緒、閱讀速度和心智工作能力造成負面影響。而在很短的時間裡，讓他們適當補水分就能減輕疲勞、改善整體情緒障礙、提振短期記憶，以及強化專注力與縮短反應時間。世界上最好的補充品也比不上你的大腦所需的主要營養素的力量——水。我們在本書第一部分已經了解到，水不只對新陳代謝極為寶貴，也對腦力的提升具有無可估量的寶貴作用。為了你的體脂肪和肥腦（fat brain）著想，請遵循第四章文末的補水建議。

肥腦

在我的孩童時期，被人叫肥腦是每個人都會覺得極為冒犯的事，不過，時至今日，這個稱呼可以視為是一種終極的恭維。繼水之後，大腦的另一個主要成分就是脂肪。人的神奇大腦大約有一一%的脂肪、八%的蛋白質、三%的礦物質和些許碳水化合物與其他的化合物，我們因此可以說大腦是個知道如何發揮影響力的多脂器官。

因為大腦的「乾重」（dry weight，不包括水的部分）主要是脂肪，人們自然而然就認為攝取的膳食脂肪會直接轉變為腦部脂肪。不過，就像攝取的脂肪並不會直接變成身上的脂肪，人所吃的脂肪也不會直接變成腦裡的脂肪。

我們在第一章討論過了不同類型的體脂肪，但是其實還要多納入另外一種脂肪。體脂肪（內臟脂肪和皮下脂肪）是屬於所謂的儲存脂肪（storage fats）的類別，而這類脂肪主要是用來儲藏和釋放脂肪以做為體內燃料之用。大腦所含有的則是屬於結構性脂肪（structural fats）的類別，而這類脂肪則是用來提供細胞結構，並給予人體「技術支援」（technical support）。

舉例來說，腦細胞（神經元）就是被裹覆在一種結構性脂肪的形式之中。每個細胞四周的脂肪膜不僅有助於提供外部防護，同時也協助了訊號與營養素進出細胞的工作。腦部的結構性脂肪彷彿是人體內部的「技客隊」（Geek Squad），幫助我們把硬體組裝起來，並在需要時提供技術支援。

雖然攝取過多的膳食脂肪會增加儲存脂肪的含量，但是這對腦部的儲存脂肪含量根本不會有任何影響——因為大腦其實完全沒有儲存脂肪！理論上，如果構成腦部的脂肪是由可燃燒的儲存脂肪所組成的話，要是出現了食物短缺的情況，你的大腦可能就會開始把自己當成自製的殭屍食物吃掉。謝天謝地，還好大腦並不是那樣的設計，但這也讓人想要釐清到底哪些食物有助於大腦維持其凹凸有致的脂肪外觀。

Omega 脂肪酸

只有特定類型的脂肪有辦法巧妙地通過血腦障壁。大腦中最重要且最豐富的結構性脂肪就是 omega-3 脂肪酸 DHA。對大腦而言，這是脂肪之王，你務必每一天都要將其送到王座。刊載於《美國臨床營養學期刊》的研究發現，在健康的受試者身上，增加膳食的 DHA 含量有助於改善記憶和縮短反應時間。DHA 是記憶形成極為重要的部分，要是缺少了它，人就可能會忘記要製造記憶。DHA 的極佳來源包括了野生捕獲的鮭魚、鯡魚和沙丁魚。麗莎·莫斯科尼博士就宣稱，最好的 DHA 的天然食物來源是黑魚子醬（black caviar）和鮭魚子（相較於其他的最佳魚類來源，這兩種魚卵的每公克 DHA 含量要高出三倍！）。提到魚子醬，你可能想到的是「富人和名人的生活型態」，但是那可能是能為你提供大腦營養財富的一種新食物。

誠如我們在第四章的討論，植物性 omega-3 是可行的選項，但是這種脂肪酸是 ALA，而不是 DHA。人體可以把少量的 ALA 轉化為人所需有益大腦的 DHA，只不過大約七五％的植物性 omega-3 會在轉化過程中失落。如果你採行的是素食或純素營養飲食的話，這就需要攝取補充品。攝取高品質的海藻油就是個好主意。DHA 對健康的腦部功能是必要的，而你不會希望大腦難以取得 DHA。

我們也千萬別忘了另一種對大腦很重要的 omega-3，那就是 EPA（二十碳五烯酸）。

EPA和DHA通常是同時存在。它們對大腦的結構完整性極為重要，根據刊載於《神經學》期刊的一份研究，該研究使用磁共振成像而揭露了，採行EPA和DHA最低攝取量飲食的人會出現腦萎縮加速的情況！這種萎縮並不是因為外面天氣很冷，而更像是一種會導致重大長期問題的永久狀況。研究人員指出，飲食缺少EPA和DHA對大腦記憶中樞海馬體（hippocampus）尤其有害，會使其喪失神經元的速度等同於出現額外兩年的不正常老化。研究人員表明了，每天攝取少於四公克DHA的人腦萎縮率最高，而每天攝取超過六公克的人則會有最健全的大腦，且毋需擔憂大腦會萎縮。

EPA和DHA現今最常見的來源之一就是魚油補充品。援引於《營養學期刊》的一份隨機、安慰劑對照研究就發現，與攝取安慰劑的參與者相較，每天攝取三公克魚油的健康受試者，五週之後，他們的認知表現會有顯著改善。攝取魚油是滿足人體omega-3需求的方式，但是務必要關注其來源和品質。隨著新事物持續出現，我必定會在「吃得更聰明」額外資源手冊為讀者持續更新最佳的食物和補充品來源的資訊。

除此之外，如果讀者採行的是原型食物飲食，那麼應該要吃多少的魚呢？每週吃兩份到三份是理想的分量，但是誠如美國芝加哥若許大學醫學中心（Rush University Medical Center）所進行的一份研究發現，相較於每週吃少於一份海鮮餐的人，每週至少吃一份海鮮餐的成年人會在認知技巧的測驗中表現較佳。因此，每週至少吃一份多脂魚才能符合最低的有效量。此外，還要攝取一些魚油或海藻油，以便取得超過四公克DHA的每日目標量，這就是讓自己達標的極有效方式。

再者，包括了草飼牛肉、放養雞蛋蛋黃，以及鯖魚和鱒魚等其他的魚類，這些都是有益腦部健康的 omega-3 的可行來源。再次提醒，只有少數的一些脂肪真的能穿透血腦障壁來改善人的認知功能。

讓我們接著來檢視另一種榜上有名的脂肪。

磷脂

這種類型的脂肪遍布全身，但是在大腦中特別多。另一種極有價值的結構性脂肪就是磷脂，有助於腦細胞的成形，使其具有力量和可塑性。

磷脂幾乎完全是由 omega-3 所構成，這也呼應了前文有關飲食含有 omega-3 相當重要的看法，但我們也可以從特定食物中取得磷脂，魚、蟹肉、鮭魚子、磷蝦、大豆、牛奶、燕麥和葵花籽都是很好的來源。不過，登上這一份食物榜單之首的則是營養價值極高的蛋黃，每一百公克的蛋黃含有超過一萬毫克的磷脂。

關於磷脂最有趣的資訊就是其對細胞間溝通的助益。磷脂不僅涉及了訊號的傳導（讓腦細胞能彼此溝通），而且援引於《生物調節進展》（*Advances in Biological Regulation*）的一份研究揭露了，對於有助調節新陳代謝和認知功能至關重要的甲狀腺激素，磷脂也在調節其受體部位具有關鍵性作用。讀者可能先前聽過許多關於甲狀腺激素與腦力之間的關聯，但是這是身體另一個令人讚嘆的關聯，再次驗證了有益於某個部分（新陳代謝）的事物，對別的部分（腦部健康）大概也會有好處。刊載於《激素與行為》（*Hormones and Behavior*）的資料聲稱，甲狀腺激素會影響大腦的處理速率、執行功能的效率和整體學習行為。不過，請留心甲狀腺激素縱然很重要，但是若缺少了磷脂，甲狀腺就無法發揮正常作用。

磷脂的另一個引人注目的特點就是有可能提升人們受壓時的大腦表現。近來一項雙盲、安慰劑對照實驗就發現，當受試者處於急性壓力之下，攝取磷脂有助於強化專注力和縮短反應時間。該研究的參與者也表明自己的參與焦慮降低了，也感覺到心智能量提高了。

磷脂可以進一步分成最常見的四個子類型，分別是磷脂醯絲胺酸（phosphatidylserine）、磷脂醯乙醇胺（phosphatidylethanolamine）、磷脂醯膽鹼（phosphatidylcholine，又稱卵磷脂）和磷脂酸肌醇（phosphatidylinositol），而這每一個子類型都會顯著影響到大腦表現。以磷脂醯絲胺酸為例，《健康與疾病中的脂質》期刊的一份重點研究，即針對據知有認知衰退的受試者，觀察了磷脂醯絲胺酸對他們的短期記憶功能（獲知姓名／長相和記下電話號碼）的影響。只需連續三週增加磷脂醯絲胺酸，研究人員就觀察到受試者的短期記憶有實質的改善。相較於對照組，磷脂醯絲胺酸濃度提升的病患表示自己出現「回春」的情況，認知年齡年輕了好幾歲！富含磷脂醯絲胺酸的食物來源有大西洋鯖魚、鮪魚、雞肝、雞心、火雞肉、牛肉、白色豆類和大豆卵磷脂（soy lecithin）。

人類大腦所使用的磷脂中，磷脂醯絲胺酸位居前兩名，我們還要特別加以說明的則是磷脂醯膽鹼。刊載於《臨床神經藥理學》（*Clinical Neuropharmacology*）的一份精闢研究指出，相較於攝取安慰劑的人，當健康的受試者增加了膳食中的磷脂醯膽鹼攝取量，他們的外顯記憶（explicit memory）因而明顯改善。外顯記憶（又稱陳述性記憶）是兩種主要長期記憶中的一種，其涉及了有意識的資訊回憶，也就是當人們主動要從腦海中擷取某段資料時，就能輕易地檢索將它找出來。

更令人折服的是，磷脂醯膽鹼是腦部發展和記憶創造最重要化合物的先驅物質。人體會利用磷脂醯膽鹼來製造出大腦化學物質乙醯膽鹼（acetylcholine）。乙醯膽鹼的作用是幫助和改善所謂的工作記憶（working memory），而這種記憶形式是人們的記憶中很重要的一部分，讓大腦能夠短期內暫時保存所需的新資訊。基本上，工作記憶讓大腦能夠攝製短片並加以重播。至於工作記憶可以派上用場的地方，諸如記住指示、辨識模式（舉例來說，這有助於解決數學問題）和記住當下應該專注的事物！而最後一項事物也確定了乙醯膽鹼對集中注意力也很重要。毫無疑問，幫助人體攝取和生產乙醯膽鹼將會帶來全新的改變。

乙醯膽鹼是一種主要腦部神經遞質，對記憶與學習有著重要作用。磷脂是乙醯膽鹼締結組織的一部分，另一部分則是歸於維生素B群的膽鹼。對於發展個人的終生記憶能力來說，膽鹼可能正是最重要的一種營養素。在美國北卡羅萊納大學的科學家所進行的研究中，其假設了個人的記憶特質會深受母親在懷孕和哺乳期間攝取的膽鹼量的影響。膽鹼看起來會影響到腦部記憶中樞（即海馬體）的發展。對於剛懷孕的新手媽媽來說，這是全新證實的看法，那就是她們務必要攝取足量富含膽鹼的食物，而對所有的人來說，無論如何，我們都該保有最佳化的膽鹼濃度。就算你在生命初期沒有大口吃下膽鹼，以至於在「餓壞了的海馬體」（Hungry Hungry Hippocampus）的遊戲中沒有贏在起跑點，但是你還是大有機會去努力補充神經營養素，在遊戲中迎頭趕上取得勝利！

因為循環於人體中的膽鹼約只有一〇％是由肝臟製造出來的，因此你的大腦和身體所需的其他膽鹼就必須來自於攝取的營養。你能取得的含量最高的膳食膽鹼來源是牛肝，接下來則是雞肝、鱈魚、蝦、雞蛋（又再次上榜了），以及青花菜、抱子甘藍和花椰菜等植物性來源。這是結構性腦部脂肪與其他重要營養素不可思議的互動，才能帶來的神奇效果。

接下要探討的是另一種強大的膳食脂肪，能夠輕鬆進入腦部貴賓區而使其開始狂歡舞動。

中鏈三酸甘油脂（MCTs）

我們在第四章已經釐清了關於飽和脂肪酸的疑惑。在此重點回顧一下。關於飽和脂肪是「壞的」的過度簡單到危險的說法，那是我們要謹慎看待的。不僅科學文獻已經證實來自天然食物的飽和脂肪是心臟疾病的病因，飽和脂肪實際上也是構成腦細胞的主要脂肪之一！

不過，在你跑去把蘋果浸入椰子油中快速晃動時，請看一下以下說明……

儘管大腦是由一些飽和脂肪所構成，但是等到人進入成年階段之後，所攝取的飽和脂肪其實很少會進入大腦，會被血腦障壁的保全人員擋在外頭。根據莫斯科尼博士的說法，大腦是在早期發育階段會攝取大量的飽和脂肪，但是進入青春期之後就攝取很少。再次重申：飽和脂肪對幼年時期的腦部發育極為重要。事實上，大自然給人們的第一種食物是母乳，而多達五〇%的母乳是飽和脂肪。自此，大腦會從不同的食物來源吸收飽和脂肪，但是等到成年之後，這種吸收作用幾乎會完全消失。如果需要更多的飽和脂肪，大腦實際上可以自行製造，因此基本上並不需要從飲食補充飽和脂肪為大腦所用。此外，最新研究也指出，攝取太多飽和脂肪可能會衍生問題。

臨床實驗顯示，一旦大腦進入成熟階段，攝取大量飽和脂肪會帶來好壞參半的結果。刊載於《老化的神經生物學》（*Neurobiology of Aging*）期刊的一份統合分析發現，一方面，有些研究指出大量攝取飽和脂肪與認知功能衰退加速有關，但是另一方面，有些研究卻發現攝取較多的飽和脂肪會改善認知功能。再者，研究通常都不會交代飽和脂肪的來源或類型。我的目的是要確保讀者是在有充分資訊的情況下來選擇食物。毫無疑問，飽和脂肪的來源至關重要（取自原型食物或加工食品的差異）。不過，有一種飽和脂肪似乎是大腦極為迷戀的類型。

在大腦的房室裡，即便早已進入了成年階段，中鏈三酸甘油脂的海報都還會掛在牆上。

耶魯大學研究人員所出版的資料表明了，中鏈三酸甘油脂可以輕易穿越血腦障壁而為腦細胞所用。能夠進入大腦的貴賓區已足以證明其重要性，但還不僅如此而已。刊載於《紐約科學院年鑑》（*Annals of the New York Academy of Sciences*）的一份卓越研究試圖要了解，中鏈三酸甘油脂是否能夠有助於改善阿茲海默症患者的狀況。現在眾所周知的是，阿茲海默症始終會伴隨著腦細胞吸收葡萄糖障礙。腦部會出現胰島素抗性，神經系統功能會因之而加速退化。該研究的科學家發現，由於中鏈三酸甘油脂會快速地被肝臟代謝而促進酮的製造，而那些酮接下來即可輕易地穿過血腦障壁，為阿茲海默症患者的具葡萄糖吸收障礙的腦細胞提供了另一種替代能量來源。科學家也發現，對於輕微到中度的阿茲海默症和認知障礙的患者而言，攝取中鏈三酸甘油脂能夠直接改善其認知功能。雖然這裡談及的研究尚處於起步階段，但是未來大有可為。

很些人都還未意識到阿茲海默症已經慢慢成為美國人的前五大死因之一。阿茲海默症並不只是讓人失去記憶，情況嚴重的患者甚至承受了神經元的損傷和死亡，而這最終可能會損害他們執行走路和吞嚥等基本的動作，時至今日，這實在是太多家庭所承受的一種令人心碎的歷程。

罹患阿茲海默症的比率在近年來不斷飆升，而許多專家都確認了這並非只是「就是發生了」這麼簡單。沒錯，其中涉及了遺傳的因素，但是飲食、運動和環境等巨大的表觀遺傳影響顯然有著重大作用。維持最佳大腦表現的部分原因，就是致力預防如阿茲海默症和其他形式的癡呆。就科學現今的發展來說，一旦大腦罹患了這些病症，那就很難改善了。了解到這些類型的脂肪能保證帶來正面的效益，著實令人印象深刻之外，還讓我們努力在整個家庭和社群中建立預防性的健腦措施。除了腦部健康的營養，有項新近研究分析了具有阿茲海默症遺傳基因的參與者，結果揭露了只要每週五天運動三十分鐘就可以顯著降低阿茲海默症發病的風險。此外，聖路易斯華盛頓大學醫學院的研究人員也發現，睡眠充足（我們很快就會談到這一點）甚至能夠進一步降低發病風險。

讓我們在此小結，中鏈三酸甘油脂或許能夠成為大腦的直接和間接能量來源（因為具有穿過血腦障壁和產生酮的能力）。含有中鏈三酸甘油脂的原型食物包括了椰子油和乳製品（諸如牛奶、羊奶和其他來源）。我們也可以購買 MCT 濃縮油，加入咖啡、茶、沙拉、蔬果昔等食物一起享用。

特級初榨橄欖油（EVOO）

要有強健的腦力，我們不只要供給能夠通過大腦保全系統（血腦障壁）的關鍵營養素，同時也要為該保全系統提供輔助！因為神經發炎（腦部發炎）、接觸毒素和營養不足等狀況，血腦障壁可能會隨著時間而逐漸功能失常。受損的血腦障壁可能會攔下正確的物質，但卻讓錯誤的物質進入大腦，而這就會使得表現不佳的大腦和認知衰退變得雪上加霜。

刊載於《ACS化學神經科學》（*ACS Chemical Neuroscience*）一份新的開創性研究即證實了，富含橄欖油刺激醛（oleocanthal）的特級初榨橄欖油能夠恢復血腦障壁的功能！最令人印象深刻的是，特級初榨橄欖油似乎有多種作用機制，足以改善血腦障壁的健康。美國奧本大學的科學家所進行的研究就發現了，特級初榨橄欖油能有效地幫助舒緩神經發炎的狀況、提高強效代謝蛋白質腺苷單磷酸活化蛋白激酶（AMP-activated protein kinase, AMPK）的活性，以及改善腦部的自噬作用（autophagy）的過程。接下來就讓我們花點時間進一步一一檢視這些益處。

依據我們在前幾章的討論，讀者應該都已經了解，過度發炎所帶來的極大破壞性影響。不過，腦部發炎尤其棘手。腦部急性發炎會造成迷失方向、噁心和失去意識等所有狀況。記憶喪失、視力下降，以及阿茲海默症與失智症等喪失自控能力的狀況，則都與腦部慢性發炎有極大關聯。因此，能夠幫助減輕腦部發炎的食物和營養素真的是彌足珍貴。

代謝蛋白質AMPK能為大腦帶來許多良性影響。我們注意到在認知功能下降的狀況中，始終都會有送達腦細胞的葡萄糖減少的情況。根據美國麻州大學醫學院研究人員的發現，AMPK是少數能夠改善葡萄糖通過血腦障壁，以及強化葡萄糖送抵神經元的化合物。如果這些還不足以讓你興奮不已的話，AMPK還有助於自噬作用。

自噬作用是腦部自我清理過程的一環。這是人體清除受損細胞的方式，以便「挪出空間」來再生更健康的新細胞。大腦的自噬作用受損是另一個可在神經退化性疾病中見到的狀況。腦細胞產生的廢物需要移除（就跟丟掉垃圾一樣），是正常新陳代謝的一部分。會堆積在腦部的主要廢物就是有害的類澱粉蛋白－β肽（amyloid beta peptide），是與阿茲海默症有關的一種毒性蛋白質。將產生的類澱粉「斑塊」（plaque）從大腦中清除掉，橄欖油刺激醛（一種抗氧化且能消炎的酚）似乎能夠強化這個過程。維持自噬作用是必須嚴正看待的事。刊載於《當代生物學》（*Current Biology*）的一份新研究說明了，新的記憶形成實際上需要自噬作用。因此，重點就是，想要有敏銳的記憶力並非只是讓正確的物質進入腦部，還關係到要除排那些不是那麼好的物質。

《科學世界期刊》（*The Scientific World Journal*）援引的另一份研究再次證實，橄欖油能夠降低血腦障壁過高的滲透性。而根據《細胞神經科學前沿》（*Frontiers in Cellular Neuroscience*）刊載的資料，另一件饒富興味的事就是，足量攝取特級初榨橄欖油所含的單元不飽和脂肪酸，也經證實有助於防範腦部隨著年歲增長而出現的粒線體缺損情形。

特級初榨橄欖油富含的脂肪是以許多方式來幫助大腦。因此，我們應該要攝取多少呢？若許健康老化機構（Rush Institute for Healthy Aging）的研究人員發現，相較於上述脂肪每日攝取量少於十五公克的人，每日攝取量至少二十四公克的人能降低八〇％罹患阿茲海默症的風險。只需兩大匙到三大匙的特級初榨橄欖油，就能達到每日所需保護腦部的優質單元不飽和脂肪酸的目標量。此外，我們也可以混吃其他許多健腦食物來達到所需的目標量，同時還能提供人體所需的一些其他令人難忘的益處。

腦部衛生

在我們的社會中，每當我們談到衛生，我們通常談的都是保持清潔的做法，為的是要維持健康、防止疾病，以及一般來說就只是不要發臭。如果你常常聞起來彷彿是腋下擦了洋蔥味體香劑的話，人們大概會說你的身體衛生很差。如果你的牙齒黃到只要張口微笑就會讓周遭的車流慢下來的話，那麼人們大概會說你的口腔衛生不佳。雖然我們都會有臭味，或者是有些時候牙齒會卡些怪東西，但是我們如何持續地處理這些問題，則展現了我們的衛生能力。

在當今文化中，我們通常會以事物的外觀和味道來判斷其乾淨程度。你的大腦也需要某種程度的衛生，但是（除非腦部顯影技術是你唾手可得的東西）你通常是無法觀看自己的大腦，而你肯定也不可能用鼻子來嗅聞。為了確保大腦保持光亮潔淨且清除了所有阻塞物，以下要介紹一些經證實足以維持腦部衛生和提升腦力的食物。

薑黃

薑黃是以卓越的抗氧化能力而著稱，但是其實也經證實能為大腦進行某種實質水療來強化腦部衛生。美國南加州大學神經學系的科學家發現，薑黃中的活性成分（薑黃素）有助於移除類澱粉斑塊、減緩神經元老化、挖掉重金屬，以及減輕腦部發炎的狀況。

有件事真的值得一提，那就是研究也揭露了薑黃素能夠改善常駐性巨噬細胞（macrophage cells）的功能，而此細胞擔負著大腦免疫系統的一線工作。面對不受歡迎的入侵者巧妙地通過了血腦障壁時，這些細胞會把它們攔下來並毒打一頓，為了保護大腦而不惜一切代價。這就是所知的微膠細胞（microglia），分擔了整體腦部維護的工作，並在大腦和其餘的中樞神經系統中，不斷清除斑塊、受損或不必要的神經元與突觸（synapses），以及已經提過的那些會偷偷潛入的傳染性因子。因為薑黃具有這些不可思議的特點，數項研究都注意到薑黃可以改善記憶功能。最後，薑黃素對於腦部衛生還有的助益就是，誠如《公共科學圖書館：綜合》刊載的研究揭露了，其能改善神經可塑性和刺激新腦細胞的產生。

核桃

核桃所含的化合物經證實能助大腦一臂之力，清除掉有害的類澱粉蛋白－β肽，其會造成類澱粉斑塊的實質堆積。《神經化學研究》（*Neurochemical Research*）期刊的重點資料就證實了，核桃具有降低氧化壓力（oxidative stress）、減輕發炎，以及防止腦細胞過早死亡的潛能。

核桃富含了能促進腦部健康的維生素、礦物質和脂肪。加州大學洛杉磯分校的一份新近研究就表示了，每天食用少量核桃可能會增進記憶和大腦處理資訊的速度。

肉桂

加州大學聖塔芭芭拉分校的科學家已經發現，肉桂含有的植物營養素（phytonutrients）能夠幫助大腦疏通糾結的 tau 蛋白。這些神經纖維糾結（neurofibrillary tangles）實際上是阿茲海默症的主要生物指標之一。肉桂不僅能打從一開始就防止這些糾結出現，同時也能降低氧化壓力和促進神經元的整體健康。

另一份刊載於《神經免疫藥理學期刊》（*Journal of Neuroimmune Pharmacology*）的研究則指出，肉桂能刺激海馬體可塑性，進而改善有學習障礙人的學習速度。我們很容易就能把肉桂添加到食物中一同享用，如蔬果昔、咖啡、燕麥粥、鹹鹹甜甜的雞肉與牛肉菜餚，以及甘藷等等。只需攝取少許的肉桂就會有長足效用，因此每日攝取至少四分之一小匙即可！

大腦不見了

想要提升腦力，很重要的一環就是要避免攝取會傷害大腦的食物。從表面上來看，這或許是顯而易見，但是我們許多人卻沒有意識到自己食用的一些食物會迅速地為大腦帶來大災難。

讀者已經明瞭強大的大腦是人體最需要能量的器官。大腦會消耗至少人所攝取的二〇%的卡路里，就像是參加大胃王比賽的人會使盡全力把燃料狼吞虎嚥下肚，以便為組成大腦的一千億個神經元補充能量。

因為葡萄糖是大腦的主要燃料來源，血腦障壁就為糖準備了專屬海關，以便讓葡萄糖能夠成群結隊通過。對於大腦來說，想要保持腦內燈火明亮所費不貲，哈佛研究人員就證實了大腦會很樂意沒收人體一半的糖能量。

因為糖總是會被導入而遍及整個大腦，因此過去幾年以來，中樞神經系統的胰島素活性就成為了科學界廣為討論的話題。刊載於《內分泌學前沿》（*Frontiers in Endocrinology*）期刊的一份研究聲稱：「大腦中的胰島素有助於對營養素體內平衡、繁殖、認知和記憶的控制，而且也具有神經營養（neurotrophic）、神經調節（neuromodulatory）和神經保護的效應。」該報告還接著肯定了，高糖攝取量存在著一種介於葡萄糖需求和葡萄糖過載之間的微妙平衡。研究人員注意到，過多的葡萄糖會直接導致中樞神經系統也出現胰島素抗性、較高的第二型糖尿病發病率，以及大幅提高罹患阿茲海默症的風險。事實上，研究人員宣稱：「有研究已經指出第二型糖尿病和阿茲海默症之間具有高度相關性，其相關程度是糖尿病患出現阿茲海默症的頻率會高出兩倍，有些作者甚至提議把這種關聯性稱為『第三類糖尿病』。」

了解這一點是很重要的！讓我們重述他們的發現結果：糖的過度攝取和胰島素抗性與阿茲海默症極為相關，以至於科學家將此視為第三類糖尿病。過度攝取糖對大腦是很糟糕的。我們的社會不只是嗜吃糖而已，而且還到處充滿了糖。

我們很難去估計到底有多少糖，這是因為實在有太多不同的天然糖、添加糖和濃縮天然糖（果汁裡就找得到）。不過，毫無疑問，我們早就吃了遠遠超過每天約三十公克添加糖的建議膳食攝取量。比起一九九九年的每天超過一百公克糖攝取量的高峰，我們現在已經吃的比較少了，但是有些估計顯示了一般美國人每天還是吃了超過九十公克的添加糖。這就相當於是每年吃了七十七磅的添加糖！要在此重複說明的是，這還只是計算了添加糖／熱量甜味劑（caloric sweeteners），但沒有把各種食物和飲料中的天然糖納入考量。

儘管大多數人都知道我們身處的這個社會有關於糖的問題，但是這在我們文化中已經根深蒂固，以至於我們難以做出必要的改變。我的意思是，我們該如何把一種與生命中的愛和重要性緊密連結的東西打成反派呢？那是我們在孩子週歲時為他們送上的糖霜蛋糕。那是我們在情人節送給情人來彰顯我們愛意的東西。那是我們在孩子比賽結束後幫他們慶祝勝利或安慰輸了比賽的東西。那是幾乎每個節日被我們連結到慶祝的東西……不管是萬聖節糖果、聖誕節餅乾，或美國國慶日的冰涼碳酸飲料。在復活節的時候，顯然有著會下充滿糖果的彩蛋兔子。那真的很奇怪，而千萬別讓我開始說起那些 Peeps 牌的棉花糖。

當我還是個孩子的時候，不管家裡搬到城裡的哪個地方，我們住的附近總是會有一間街坊商店。你知道的，街坊商店不是像統一超商或快遊（QT）那樣的店。是的，你可以買到慣常的洋芋片、碳酸飲料、糖果棒和個人護理用品，但是你還可以買到新鮮切片（這是矛盾的修辭法）的波隆那香腸（bologna），就像是影集《歡樂酒店》（*Cheers*）中的諾姆（Norm），那裡的店員都知道你的名字，而且店裡賣著我最愛的東西：一分錢糖果。

在人們尚未到全食超市的大型食物販賣盒大購買零食的時候，一分錢糖果的糖果購買方式就率先出現在美國的各個街坊鄰里。如果你有一分錢，你就能買一塊糖，不管是瑞典魚軟糖（Swedish Fish）、啾啾錢幣糖（JuJu Coin）、同笑樂水果糖（Tootsie Frootie Roll）或酸果嚼糖（Sour Fruit Chew），可以說是族繁不及備載。你有十分錢，那就可以買十顆糖。但是千萬別讓我帶著一塊美金走到店裡！那我可是會帶著裝滿一百塊這些散裝糖果的紙袋離開……有足夠的糖讓我吃到昏厥過去，但是還是可以繼續動手指玩電玩，直到過關為止。

糖果不只是又甜又好吃，更是一個冒險旅程。像那樣許多充滿糖的經驗都在我們的人生中占據了某個特別的位置。要你突然間告訴自己要遠離糖，那就像是電影《女傭變鳳凰》（*Maid in Manhattan*）中的雷夫・范恩斯（Ralph Fiennes）發現珍妮佛・羅培茲並不是她所宣稱的那個人一樣。我們共同度過了一段美好時光，而且你真的讓我的生活變得充滿活力，只不過媒體現在都說你只會拖累我。雖然糖當著你的面說謊，但是就像電影裡的范恩斯與羅培茲一樣，繼續與糖黏在一塊就是你的快樂結局。

我們不想要與糖分道揚鑣。除了糖很好吃的這個事實，還有其他幾個原因。我訪問過羅伯．魯斯提醫師（Dr. Robert Lustig），他是世界頂尖的糖攝取和認知功能的權威。他說道：「從生物學來說，我們生來就被設計成喜歡甜食。」在本質上，甜味是代表營養素的濃厚來源的指標。只不過食物製造商操弄了我們的生物設計而讓它偏離正軌。在人類進化過程中，我們從來不曾像現在一樣能夠這麼快速地取得這麼多的糖，而且（通常）不會取得連帶的必需微量營養素。喝下一罐一般的碳酸飲料，你就可以大口吃下十五小匙到二十小匙的糖，足以輕易地讓維生素群系受到壓力、讓肝臟負擔過大，並粗暴地攪亂你的大腦。最嚴重的就是糖很容易上癮。

魯斯提醫師告訴我，糖會讓與歡愉和獎勵有關的腦部區域變得活躍。許多人從普通的點心或餐點所攝取的糖量足以讓那些區域像充滿螢光棒的演唱會一樣明亮。問題是在演唱會後，這些稠密的糖螢光棒會很快失去光輝而變得很難用。會受到過多糖所影響的主要腦部區域之一是伏隔核（nucleus accumbens）。就像是古柯鹼這樣的毒品，糖實際上會刺激伏隔核的多巴胺的分泌。這就是愉悅為何與啃咬甜食有關的最大原因。魯斯提醫師還提到，當我們攝取大量的糖一段時間之後，多巴胺的訊號就會衰減而變弱，「你因此就會吃更多糖才能有相同效果……要是不再吃（糖）的話，你就會出現戒斷（withdrawal）的情況。」

因為以人為實驗對象而讓人上癮有合法性的問題，許多現在可以取得的臨床實驗都是使用動物模式。最讓人大開眼界的實驗是由普林斯頓大學的研究人員所進行的一項實驗，他們發現當老鼠被餵食過量的糖並接著被強迫戒斷，牠們會出現牙齒不停打顫、搖頭晃腦和混身發抖等症狀。研究人員還指出，重複吃糖會讓跟上癮有關的所有三個標準被表現出來：提高攝取量、戒斷，以及導致復發的渴望。稍微改寫一下瑞克．詹姆斯（Rick James）的歌詞，那就是「糖真的是糟透了的毒品」。

小鬼當家

在經典的電影《小鬼當家》（*Home Alone*）中，凱文．麥考利斯特（Kevin McCallister，由麥考利．克金〔Macaulay Culkin〕主演）對抗了自稱為「淹水大盜」（wet bandits）的一對竊賊。電影編排了數個場景來顯示這兩個竊賊絕對不是賊窩裡最聰明的傢伙。一個八歲小孩利用自製的陷阱把他們打到屁滾尿流，而隨著電影進展，那對淹水大盜似乎只是顯得越來越愚蠢。即使遭受了肉體虐待並被抓了起來，兩個竊賊又在《小鬼當家2》(另一部經典假期電影，但就是讓我們〔咳、咳〕假裝沒有拍過第三集吧）再次經歷了所有一切事情。不論他們有多努力，情況就是變得越來越糟。信不信由你，某些食物會把腦細胞轉變成淹水大盜（如果是第二集的話，那就是黏匪兩人組〔sticky bandits〕）。你會開始做出不好的決定，你會記不住自己應該要記得的東西，你到頭來就會受傷，如此周而復始。

糖也會充分自我利用來達到這種境地。根據哈佛研究人員最近援引的一份研究，過度攝取糖就被連結到了諸如記憶與學習等認知能力的阻礙。刊載於《神經元》期刊的另一份研究則發現，過度攝取糖會造成調節醒覺作用（arousal）、清醒狀態和食慾的神經肽出現功能異常。對食慾素（orexin）這種神經肽的不正常影響會加重精神疲勞和嗜睡程度。另一方面，我們還應該要注意到，研究人員也確認了，攝取蛋白質有助於讓食慾素保持正常和提振精神警覺度。如果你想要智取生命的陷阱的話，你就必須隨時保持警覺。過多的糖就像是把虛擬的微型機械扔到我們面前的地上把我們絆倒。想要擊敗糖，我們需要以其人之道還治其人之身，而我們在下一個部分會對此加以討論。這裡就只先提醒讀者要積極主動地減少添加糖的攝取量。請記得所有的糖都不是「不好的」東西，只不過要是超過了我們在第四章談過的碳水化合物攝取臨界點的話，那就會為大腦帶來大麻煩且讓腰圍變粗。

人工甜味劑是營養領域的另一個小鬼當家的類型。人工甜味劑表面上會讓人覺得家裡沒有東西（看不到任何卡路里，似乎沒有什麼好擔心的）。但是我們不知道的是，家裡躲了一些邪惡天使（*Angels with Filthy Souls*，譯注：電影《小鬼當家》中的一部虛構老電影的片名），會讓你的腦細胞看到後就趕緊逃命。

人工甜味劑是以讓人沒有罪惡感的方式面市，好讓人可以享受最愛的碳酸飲料、點心和美食。我腦海中還記得這個廣告語：「就是一樣好喝，健怡可樂！」人工甜味劑並不是蔗糖或高果糖玉米糖漿等有熱量的甜味劑，但是依然好吃。我曾經親眼目睹家裡的人點了一份四盎司起司漢堡、一份薯條和一罐健怡可樂，而這竟然是為了維持身材。這也太好笑了吧。

人工甜味劑的行銷做得很棒。沒錯，那都是實驗室做出來的。沒錯，裡面沒有任何天然的成分。沒錯，沒有任何針對它所做的長期研究。但是應該可以安全食用，是不是呢？嗯，我們的社會是這麼想的……一直到有研究開始提出警告，那就是食用人工甜味劑的實驗室動物罹患癌症的機率提高（糖精〔saccharine〕），而且會損害微生物群系（三氯蔗糖〔sucralose〕）。人工甜味劑甚至似乎會給大腦帶來一些負面影響。

刊載於具同儕評閱機制的《中風》（*Stroke*）期刊，根據美國波士頓大學醫學院的研究人員所做的一份新近研究，研究人員發現了飲用無糖碳酸飲料和兩個健康衰弱問題之間具有令人驚訝的關聯性。該研究發現，每天喝無糖碳酸飲料的人出現中風和發展失智症的可能性，要比不喝的人幾乎高出三倍。這裡需要清楚說明的是，這是一種強烈的相關性，而不是一種因果關係。在考量年齡、性別、教育（為了分析失智症）、卡路里攝取量、飲食品質、體能活動和抽菸等方面，研究人員做得相當好。當然，失智症的家庭史等其他因素也該被考慮，並且可以完成額外的研究，而且可以試著去重複檢驗研究的結果。人工甜味劑與神經退化性疾病有關，這是值得重視的事，並且需要進一步檢驗加以確定。不過，如同這本書提到的所有東西，我想要讓讀者擁有當今的最新資訊，以便讓讀者為自己的身體和大腦做出最聰明的決定。

我還想要提的是由法國波爾多大學的科學家所做的另一個刊載於具同儕評閱機制的《公共科學圖書館：綜合》的研究。該研究的研究人員想要了解，對比於古柯鹼等強烈致幻毒品，人工甜味劑（糖精）是如何導致成癮行為。他們讓（先前沒有吃過精製糖或人工甜味劑的）老鼠能夠每天針對兩個不可兼得的槓桿做出八次選擇——一邊是讓牠們取得一劑古柯鹼，另一邊則是給牠們一劑糖精做出的糖水。結果顯示，讓高達驚人的九四%小老鼠上癮的竟然是糖精，而不是古柯鹼。該要注意的是，只要讓小老鼠有機會選擇糖精水的話，就連早已對古柯鹼上癮的小老鼠也會轉而偏好糖精水。

該研究的科學家做出了這樣的結論：「整體來說，這個研究揭示了糖和甜美獎勵不僅能夠取代如古柯鹼等會讓人上癮的毒品，而且甚至會更加令人滿意和更為吸引人。在神經生物的層次上，糖和甜美獎勵的神經底質（neural substrates）看起來要比古柯鹼的神經底質要更為強勁（也就是更能抗拒功能故障），而這可能反映了過去尋找和食用富含糖與熱量的食物的選擇性演化壓力。」研究人員還用人工甜味劑取代了糖，但得到了同樣的結果。發人深省的真相就是甜味會讓人想吃更多的糖，正因如此，當人們可以持續地接觸到糖，對於為何有許多人無法制止自己去吃極甜的加工食品和飲料，這可能為我們提供了一個解釋。這不只是意志力的關係而已；這其實與人的生理有關。對此有所覺悟就能開啟療癒的過程。

這對我之所以重要是純粹邏輯的層面，那就是人工甜味劑實際上是藉由欺騙大腦來完成工作。味覺受器會把我們正在吃甜食的訊息傳送到大腦。這通常就意味著大腦預期甜食會連帶提供一些卡路里，但是（出乎意料的！）事實卻非如此。

當甜味出現時，人體的根本設計就會啟動特定模式（透過釋放胰島素）來處理這些甜的東西，而我不認為我們可以輕易地愚弄我們的身體。聖路易斯華盛頓大學醫學院的科學家就做了研究來證實這一點。這個新近的臨床實驗涵括了十七位肥胖的實驗對象（先前都不會經常食用人工甜味劑），結果發現人工甜味劑三氯蔗糖會把他們的血糖濃度平均提高一四％，胰島素濃度提高二〇％。儘管人工甜味劑可以假裝家裡沒有人，但是它們肯定會布下幾個陷阱而為大腦和激素施加些許痛苦。

老實說，不管是你自己或你認識的人，就算你看到有人成功地減少糖的攝取量並轉吃人工甜味劑，世界上沒有人能夠去除以上的情況。想要成功地制定出對你個人獨特的代謝藍圖來說最好的狀況，那完全是取決於你！我的工作不過是要確保你有足夠資訊去以盡可能的健康方式來完全制定的任務。占據了顯著位置的是近來一波不含熱量的天然甜味劑的巨大浪潮，這可能有一些潛在好的一面，但也有一些待解的問題。讓我們回頭談一下80+法則，那就是只要飲食是建立在原型食物的強健基礎之上，四處加點不含熱量的天然甜味劑是有可能會對你有所助益，讓你不會像《小鬼當家》中的凱文的小表弟福樂（Fuller）那樣在晚上喝百事可樂。不過，不論甜味劑是不是含有熱量，都要注意不要喝得太多，不然晚上可是會尿床。

還有一件事可能會讓你的大腦運作就像是你加入了淹水大盜的團隊一樣，那就是你太過於往身體質量指數的一端傾斜。雖然大腦的結構性脂肪相當穩定，但是營養不良和體重過輕也會造成腦容量顯著縮小。耶魯大學和劍橋大學的研究人員發現，體重過輕的人大腦灰質容量會明顯變小。透過對不同病患的分析，他們發現灰質變少會導致大腦運作變慢、記憶喪失和其他學習困難。這呼籲了我們要確實滋養自己、不要過度節食和（或）運動，並要提供自己每日需要的特定神經營養。

另一方面，體重明顯過重也可能與腦容量有關。刊載於《神經學》期刊的一份全新研究發現，當我們的腰圍變得更大，腦容量往往就會變小。具體來說，大腦的灰質會明顯縮小。該研究的作者特別提到，這個縮小的腦部區域專責的是自我控制、肌肉功能和感官知覺等等。我們並不清楚是腦部結構的異常導致了肥胖，還是說是肥胖導致了腦部出現這些變化。但是這兩者是緊密相連的，就像是哈利（Harry）和馬夫（Marv）那兩名淹水大盜／黏匪。

讀者現在已經知道一些會破壞大腦的構成和功能的真正陷阱。接下來是我們該談論一些特定食物和營養素的時候了，這些食物和營養素能夠幫助我們思考地更快、更加專注和更有生產力，甚至還能夠改善我們的記憶。

一同共舞

腦細胞的一個獨特之處就是它們無法像人體其他細胞一樣被輕易取代。極大部分的腦細胞實際上都是當我們還在子宮時就形成的。出生之後（哈囉，世界！），在嬰兒時期，某些部分的大腦還會繼續製造新的神經細胞。不過，一旦過了這個階段，細胞生產就會嘎然而止。

多年以來，關於腦細胞的結論都是，我們在出生時（以及出生後的一段極短的時期）擁有的就是我們這一輩子會有的腦細胞。然而，在近幾十年之間，大腦已被證實具有自我再生和製造一些腦部區域的新細胞的有限能力。已被辨識出來會製造新的腦細胞（神經新生〔neurogenesis〕）的區域主要是發生在海馬體（大腦記憶中樞）。不過，除此之外，人會擁有的就是在出生時的腦細胞。這就是照顧我們的腦細胞為何是我們一生中最重要且最關鍵的事的原因。我們是帶著特定數量的腦細胞與我們一起出生……我們就是要與這些一同來到世上的細胞共舞一輩子。

照顧腦細胞和保持良好腦部衛生能夠增進我們的認知功能，並讓大腦能夠一輩子產生新的連結（透過神經可塑性）。以下是一些有助於腦細胞健康的食物和飲品，能夠解開心智的舞步而讓我們在生活的每個領域都有更好的表現。

菠菜

根據美國芝加哥若許大學醫學中心的發現，每天吃一、兩份如菠菜等綠葉蔬菜的人會有比較少的記憶問題，以及較輕微的認知衰退。相較於很少吃綠葉蔬菜的人，每天吃兩份綠葉蔬菜的研究參與者的大腦表現會像是年輕了約十一歲！

實驗對象每年會經歷大量的評估認知功能的檢測，涵蓋的區域包括了事件記憶（episodic memory）、工作記憶和視覺空間能力（visuospatial ability）等等。考量了其他生活型態因素之後，攝取綠葉蔬菜顯然是首選的大腦增強劑。以兩份綠葉蔬菜為目標攝取量，食用如菠菜、羽衣甘藍和各種萵苣。這很容易做得到，你可以加到新鮮沙拉或綠色蔬果昔，或者是用有益腦部健康的脂肪、高品質的鹽和些許蒜頭來炒一些菠菜。我們接下來就要談大蒜這種有益腦部健康的食物。

大蒜

僅在過去十年之間，提及了大蒜的益處的科學期刊就超過了一千多份。大蒜的使用歷史可以回溯到古埃及，大蒜在當時就因為可以做為食物和醫藥而受到珍視。這種小球根植物具有能夠延伸到大腦神經元的全身益處。

刊載於《藥物與化學毒物學》（*Drug and Chemical Toxicology*）期刊的一份研究揭露了，即使腦細胞因為接觸毒物而受損，大蒜還是能夠幫助改善記憶和學習速度。另一份研究則發現大蒜具有神經保護的效應，有助於腦細胞防止類澱粉蛋白斑塊累積、毒性和細胞早死。

你可以把仔細切碎或剁碎的新鮮大蒜加到酪梨醬或大量加入烹煮的蔬菜，而添加大蒜可以輕易地讓許多雞肉和海鮮料理增色不少。

黑莓

根據《營養神經科學》（*Nutritional Neuroscience*）的一份研究，黑莓中的多酚具有減緩，甚至是反轉與年齡有關的認知表現衰退的能力。這些小莓果充滿了維生素C、維生素K和抗氧化物，而這些都有助於讓我們的腦力全開。把一杯藍莓加入蔬果昔或你最愛的優格，或者是乾脆直接享受這些小莓果。

巧克力

沒有什麼食物能夠像巧克力一樣讓大腦活躍跳動。援引於《神經科學與生物行為評論》（*Neuroscience & Biobehavioral Reviews*）的一份精闢資料揭露了，我們可以實際觀察到黑巧克力所含的類黃酮進入並累積在關於學習與記憶的大腦區域，尤其是在海馬體。

我們先前就已經討論過，我們所吃的巧克力的品質至關重要。根據刊載於《營養學期刊》的一份新近研究，即使每天只食用三分之一盎司的高品質巧克力，那也有助於防止大腦出現隨著年歲增長而發生的記憶喪失。那樣的分量大概是一、兩小塊的一般有機黑巧克力，或者是添加到優格、燕麥片或蔬果昔的一大匙原生可可碎粒。關於巧克力還有一件事值得一提：巧克力也被充分證實能夠為情緒帶來正面效應（這是毫無疑問的），其產生作用的方式是透過改善流到腦部的血流和透過刺激神經新生。沒錯，巧克力是已被證實能夠促進新的腦細胞製造的少數食物之一！

綠茶

丹尼爾．亞曼醫師在許多年前就已經提出建議，最有助於大腦健康的飲品之一就是能夠改善精神集中程度的綠茶。研究發現綠茶含有的咖啡因能夠改善反應時間、提高專注力和減輕心理疲勞。不過，若只就咖啡因來說，其在某些方面的作用是有其限度的。而這就是綠茶的特別之處，因為綠茶還含有許多其他有助於提升腦力的強大營養素。

除了是極佳的抗氧化物來源，綠茶還含有名為茶胺酸（L-theanine）的一種獨特胺基酸。這是極少數能夠不急不緩地穿越血腦障壁的營養素之一。茶胺酸能夠提供神經遞質 γ－胺基丁酸（GABA）的活性，進而幫助降低我們的焦慮，讓人感到更專心和更放鬆。這絕對有助於讓人更有生產力！

正是因為茶胺酸的平衡效益，即使是對咖啡因過敏的人也會發現綠茶能與自己的人體系統產生作用。具同儕評閱機制的《大腦拓樸學期刊》（*Brain Topography*）也提到了茶胺酸產生改善專注力作用的另一種方式。研究人員觀察到，攝取茶胺酸會提高大腦腦波 α 波的頻率，而這表示了壓力減輕、專注力提高，甚至是創造力增加。研究也指出，每天啜飲兩杯到四杯綠茶能為大腦帶來最大效益。

螺旋藻

關於螺旋藻與腦部健康的資料實在是令人印象深刻。刊載於《公共科學圖書館：綜合》的一份新近研究就揭露了，螺旋藻具有改善大腦的神經新生和減輕神經發炎的能力。這是兩個相當值得關注的特性。更不用提的是，螺旋藻還富含了抗氧化物和其他有助於製造重要神經遞質的營養素先質（precursors）。每天一小匙螺旋藻就足以為大腦帶來一些額外保障。只要你做好準備要把類似「沼澤異形」（Swamp Thing）的彩色流狀物當成自己的點心，螺旋藻是很容易添加到蔬果昔、鮮榨果汁，甚至是酪梨醬裡的東西。

蘑菇

一份歷時六年的研究發現，飲食納入烹飪用蘑菇能夠改善記憶，並且可以把隨著年齡增長而會出現的認知障礙風險降低多達五〇％。該研究也提到金針菇、杏鮑菇、白蘑菇（white button）和香菇等蘑菇都對人有好處。許多的這些蘑菇都是既知有益於認知功能的鉀、銅和維生素B群等營養素的極佳來源。每週攝取兩份到四份蘑菇，就能大幅降低出現記憶問題的風險。

猴頭菇

除了烹飪用蘑菇，還有一整類的藥用蘑菇具有記載了好幾千年的益處。猴頭菇（其英文名「Lion’s Mane」是以形似獅子王辛巴〔Simba〕飄揚的「獅鬃」而得此名）正是這些久負盛名的藥用蘑菇的其中一種。研究人員現在都在分析猴頭菇對於大腦健康的深遠影響。

馬來西亞馬來亞大學（University of Malaya）的科學家發現，猴頭菇含有的化合物能夠顯著改善腦部神經生長因子（nerve growth factor, NGF）的活性。對於調節各種腦細胞的生長、維持、增生和存活，神經生長因子是極為重要的。這種藥用蘑菇提醒了我們，世上還有我們可以取得而許多人卻不知道的大量食物和營養素！猴頭菇一般都會透過酒精萃取，或是用熱水煎煮成茶來加以利用。一如往常，只要有新產品或新發明問世，我都會提供讀者可以取得的最佳資源，請造訪「吃得更聰明」額外資源手冊。我最愛的猴頭菇咖啡正是把兩種最強大的大腦強化物合而為一！

咖啡

雖然我們許多人都注意到咖啡能夠提神，但是卻沒有太多人知道，常喝咖啡經證實也有助於防止認知衰退，並且還可以降低發展出阿茲海默症和巴金森氏症的風險。《實用神經學》（*Practical Neurology*）期刊就提到了這項特性，而這也是聰明攝取咖啡會被列為是神經營養飲品的原因。

刊載於《精神藥理學》期刊的另一份主題研究則揭露了，每天飲用一杯大杯咖啡（含兩百毫克咖啡因）或是四小杯咖啡（每杯含六十五毫克咖啡因）會為大腦表現帶來一些極大益處。研究人員發現，這兩種喝咖啡的方式會帶來同等的好處，皆可增進警覺度和縮短反應時間，同時也可強化在認知警覺任務、涉及多重任務的活動，以及需要高度專注的任務方面的表現。讀者應該還記得，先前的討論就已經提過咖啡也是膳食抗氧化物的最主要來源之一（本身即提供了許多額外益處）。如果你決定要與咖啡共舞的話，請記得每日的最佳咖啡因攝取量是介於五十毫克到兩百五十毫克之間。這讓你有機會好好地享受一、兩杯咖啡，或者是喝一杯咖啡再搭配幾杯綠茶。

青花菜

要不是因為青花菜的緣故，我真不知道自己現在會在哪裡。青花菜是我小時候唯一會吃的綠色蔬菜，謝天謝地，我吃的每一口青花菜，都為大腦提供了亟需的一些營養。

青花菜最有價值的部分就是富含了脂溶性維生素K。對於另一種結構性腦部脂肪神經鞘脂（sphingolipids）的合成，研究發現脂溶性維生素K是很重要的成分。根據援引於《營養學評論》（*Nutrition Reviews*）期刊的資料，維生素K與神經鞘脂的交互作用對認知功能具有極大的作用。

此外，研究也發現攝取足量的維生素K能改善事件記憶。事件記憶屬於外顯記憶（涉及了有意識的資訊回憶）。人的事件記憶基本上會記錄下自傳式事件（時間、地點、相關情緒，以及其他有關人、事、時、地、物的情境知識），如此一來，每當有所需要時，人就可以積極主動地回想起來。此外，青花菜也是名為異硫氰酸酯（isothiocyanates）的營養素的極佳來源。這些強大化合物經證實有助於舒緩腦部發炎和防止神經退化疾病。

我們到此涵蓋了經證實能增進大腦健康的大量食物、香料、飲品等等，並且幫助讀者能夠吃得更聰明。讀者接下來閱讀到的章節將是本書最精彩有力的部分。在下一章，我們要從多方面更深入地探索，以便了解食物與我們的心智健康、我們的情緒健康，以及我們彼此之間的關係有所關聯。

第七章

食物是愛之語

食物是凝聚我們彼此的佐料。

作者不詳

吃得更聰明有極大部分都不只是關於餐點，更是涉及了環境。你所吃的食物不僅會影響你，同時也會影響你周遭的世界。而你在這一章也會發現，周遭的環境同樣會影響到你攝取的食物。

多年以來，我曾與無數的組織和個人共事，而我總是驚訝於個人的環境是如何影響了個人的食物選擇（只是人們通常都沒有理解到這一點）。我們身處的環境形塑了我們的品味、對食物的偏好、食物的可存取性（accessibility）、食物和心理與情緒的關係，以及早在我們意識到之前就有的整體飲食習慣。

既然了解到這一點，要是只以食物是個人選擇的觀點來處理飲食行為的話，那就是大錯特錯，這也是何以現今的人們都普遍苦於節食、較高的患病率，以及威脅到整個社會生計的持續社經負擔。近來的估計顯示，與飲食相關的慢性病讓美國經濟每年付出的代價，是讓人瞠目結舌的一兆美元。美國心臟協會所出版的一份研究揭示了，單就心血管疾病的成本來說，若是放任不管，接下來的數年之間就會超過一兆又一千億美元，而這會為國家的財政和健康保健系統帶來極為嚴重的經濟與健康負擔。這樣的問題並不是要人們吃得更健康就能夠解決的。想要有所改變，那就要針對每個層次的問題提出真實世界的解決之道。食物可以是幸福與療癒的有力工具，但是也可以是造成退化與疾病的強大武器。這樣的問題源起於家庭，但最終卻釀成全球性問題。且讓我們對此進行檢視，了解我們該如何為自己的身體、家庭和廣大社群帶來永久的改變。

回家吃飯

我們認為自己是以個人自由意志來決定要吃什麼東西，但這可能只是個錯覺。研究已清楚指出，會深刻影響我們的飲食的不只是我們會怎麼吃，更饒富興味的是與我們一同進食的是什麼人。

不斷有新的研究表明了，僅僅是全家人一起吃飯，就會影響到我們會選擇怎樣的食物。例如，哈佛大學的研究人員近來就發現，經常與家人共進晚餐的人會更常吃較多的水果和蔬菜，並攝取較少的碳酸飲料和加工食物。研究人員的資料分析也指出，提高全家共進晚餐的頻率，數種有益健康且能預防疾病的營養素的攝取量也會連帶增多。具體來說，全家人一起進餐會增加膳食纖維、鈣、葉酸、鐵、維生素B群、維生素C和維生素E的攝取量、降低升糖負荷（glycemic load），並減少反式脂肪的攝取量。怎麼會這樣呢？天曉得，我們的進食狀況竟然會深深影響到我們吃了什麼東西呢？再次重申，如果我們老是針對著食物選擇本身，但是卻沒有顧及攸關飲食的環境和家庭文化的話，那就真的是搞錯了重點。擁有全家人共同進食的習慣會更容易讓人吃得更好。

我是成長於具有嚴重的肥胖史的家庭，而且我們全家人真的坐下來共同進餐的次數實在是屈指可數。我們通常會在同一時間進食，但是往往是自由放任的場面。每個人會拿點東西就到可以坐下來的地方吃飯，通常是坐在電視機前，吃的大多是加工食品。

當我在年幼時與祖母同住一起的時候，我確實比較有規矩，而且更常跟他們坐著一起進食（通常是共進早餐）。值得玩味的是，儘管我那時吃了不少加工食品，但也吃了很多蔬菜水果（如同研究的結果一樣）。援引於《營養教育與行為期刊》（*Journal of Nutrition Education and Behavior*）的一份研究就發現，每週與家人共進早餐至少四次的孩童極有可能會攝取大量的蔬果。包括了用餐規矩、特意的餐點安排，以及排除干擾事物，這些都只是如此巨大的影響會發生的部分原因而已。該研究接著表明了，完全或幾乎不讓孩子在用餐時間看電視，孩子就極可能不會喝碳酸飲料和吃洋芋片。會與家人每週至少四天共進三餐的孩童，其中有八成會（每週）吃至少五份蔬果。

這個研究尤其耐人尋味的部分是納入了少數族裔孩童的數據，而他們普遍居住於低收入的社區環境之中。這讓我看到了細微的希望，因為就算不是每個人都能取得最佳的食物，但是只要創造和維持全家人更常一起進食的新習慣，那就能夠大幅改善包括父母親在內全體家人的健康。不過，在我談論成年人之前，我還想要為我們的孩子分享一項主張。

根據刊載於《美國醫學會期刊網絡》（*JAMA Network*）和《小兒科學》（*Pediatrics*）期刊的資料，孩童與青少年是處於環境造成肥胖發展的脆弱人生階段。比起每週與家人共餐不到三次的人來說，每週與家人共同進餐三次以上的孩童與青少年比較可能會將體重控制在健康範圍內，同時也有比較健康的飲食和習慣。此外，更為重要的是，這些孩子極不可能會出現飲食失調。想要為人體多加一層真正的健康保障，每週共食三次是最低標準。當然，這不是唯一的社會因素。有些人現在已經以不同程度在做著這件事，但是卻可能錯失了其他一些重要的見解（我們很快就會對此加以探討）。

有了以上的資料，我們很容易會把個人習慣怪罪到照顧我們的人身上。不過，那並不是我提出這些資料的本意。我就是不能把我自己的飲食行為怪罪到父母親身上。這是常見於低收入家庭的一種文化現象，因為雙親中至少有一個人會為了工作義務（只是為了要買得起那些不合格的食物），而無法跟大家一起用餐。這意味著這樣的家庭鮮少有機會能全家人共餐。我最美好的回憶是在星期五或星期六夜晚，母親會准我晚一點睡，不必跟小弟和小妹同時間上床睡覺。不過，因為我們都睡在同一個房間，因此等到他們睡著了，我還是要上床跟他們一起睡。要是我有時不小心睡著而沒有看到深夜電視節目，我實在無法形容我是多麼難過啊！而且我也會因此錯過了吃東西的機會。

每當弟妹們都睡著了之後，我就會到客廳跟母親一起看電視。我的父親會在半夜工作結束後才蹣跚走進家門，而他（因為週末才會領薪水）通常會買一些食物，像是我最愛吃的伊莫（Imo's）或艾莉西亞（Elicia's）披薩店的聖路易斯風味（St. Louis–style）薄皮披薩。我真的是到現在都還記得外送披薩的電話號碼！對仍是個孩子的我來說，那是種驚險刺激的感受。熬夜、吃披薩，甚至偶爾會與父親一起玩電玩。從小學三年級開始，那就成了我的固定作息，到最後這樣的環境和經常攝取不良食物毀掉了我的家庭。

我們很快就會談論大量接觸不良食物的事。不過，對於無法經常一起共餐，我們若是知道這很重要，那則是我們可以調整的選擇。根據研究資料，就算雙親中只有一人能夠坐下來一起用餐，那也可能會改善全家人的健康情況。援引於《家庭與消費科學研究期刊》（*Family and Consumer Sciences Research Journal*）的一份研究就揭露了，全家人共餐有助於職業父母減輕在辦公室長時間工作所導致的焦慮和緊張。研究人員發現，即使研究對象承受著龐大工作壓力，要是他們能夠準時回家與家人共進晚餐的話，他們依舊會有高昂的工作士氣。然而，一旦工作逐漸干擾到他們與家人共進晚餐的可能性，對工作不滿意的程度就會逐漸升高。我們已經談過很多次，壓力是造成廣泛健康問題的主要因素。與自己關心的人共進晚餐能給予出乎意料的壓力緩衝，而這是我們需要廣為宣傳的事情。

父母親兩人或其中一個人（或者是任何照顧我們的人）不在家，這樣的文化構成愈來愈常見，而且絕非專屬於低收入家庭。根據美國進步中心（Center for American Progress），相較於以工作為中心的模式的前幾個世代，我們可以看到現在美國人每年工作時數已經稍微下降，但是前幾個世代的家庭卻普遍是雙親中至少會有一人待在家，而且「回家吃晚飯」是當時的一種文化規範。例如，在一九六〇年，當時只有二〇%的母親會外出工作。時至今日的美國孩童是居住在成年人都在工作的家庭。研究人員清楚表示，不管雙親中是誰會在工作後回家做飯和照顧小孩，那都不打緊，但是若是成年人全都在工作的話（不論是單親或是有伴侶的家庭），那則會對家庭成員的身心健康造成巨大影響。

讓我們更深入探究，根據國際勞工組織（International Labor Organization）的報告，比起大多數的工業化國家，美國人每年工作的時數通常要多上數百個小時。我們可能會認為：「嗯，那是因為美國人有良好的老派進取心！」首先，我們為什麼會認為是「進取心」呢？再者，尤其是相較於其他的西方國家，美國人不只有較高的工時比率，感到焦慮的比率、憂鬱症和慢性病的罹患率也高出許多。不過，如果你真的熱愛你的工作，或者是出於支持家庭的必要性，我絕對不是要建議你要減少工時。我也曾經那樣，甚至要多上好幾倍。我不過是想要指出，我們知道壓力、缺少睡眠、營養不良和過度工時之間有著清楚的關聯。如果工作會讓你付出健康和打造出以食物為基礎的健康家庭結構的代價，你在此時就應該重新評估自己的優先事項，並且（至少）要採取一些簡單的做法，以便為自己和家人帶來更大的福祉。強而有力的第一步，就是排定全家人要每週一起進餐幾次。不管是三餐的哪一餐，這樣的舉動肯定會有徹底改觀的效應。

我們也不要忘了，我們自己和所愛的人也會變老。一份最近的研究就揭露了，共同進食能促進年長者有健康的飲食。研究發現，經常獨自進食的年長者通常會更容易出現各種健康問題，尤其是營養不良的情況。其中的部分原因是，當身旁有人時，我們自然而然會吃得比較多，並且會選擇攝取更好的食物。通常的情況是年長者會覺得只為一個人煮一頓豐盛健康的餐點是不必要的，因此就會選擇事先包裝的食品。此外，在該研究中，極大多數的年長者（約八五％）都表示，有人陪伴一起共食會讓用餐時間更加愉快。我也有這樣的感覺。

因此，為了家中的幼兒、年長者，或其他的家人，想要療癒我們的健康問題，一方面就是要更特意地讓全家人經常一起用餐。餐桌可以做為讓全家人團圓的地方。分享一頓餐點讓我們有絕佳的機會可以了解彼此的近況、交談，並將我們與最在乎的人凝聚一起。我們能在當今世界裡大顯身手是件很酷的事（我們有工作要完成！），但是讓自己有舒壓的機會也是相當重要的。有食物陪伴來達成這樣的目的，那會讓我們的現實脫胎換骨。

你不會知道有哪些是自己不知道的東西

如果我不知道世上有比較健康的食物，我怎麼可能會知道要選擇它們呢？今日，好幾百萬的美國人所出生的社群，都是充滿了次級食物、加工食品、速食和經證實可謂完全致命的飲食習慣。

當我與父母親居住在內城最貧困的地區時，我周遭可見的都是速食和加工食品。對於真食物和垃圾食物之間的差別，我真的沒有任何概念。我就是想吃那些很好吃的東西。關於有機食品和傳統食品、草飼食物或工廠養殖，或者是人工香料和天然香料，我身旁的人都不知道兩者之間有何不同。我們不知道，而且根本不關心，那是因為我們有時會因食物不夠而餓肚子。我還記得那些吃夾糖三明治的日子，母親總是要忙著攢幾塊錢下來，好讓我們能撐到下一次發薪日。當她需要乞求、借錢或偷竊才能有二十美元，好讓全家人有幾天有東西吃，這樣的她是不可能把錢花在昂貴的有機雞肉、馬鈴薯、新鮮蔬菜和調味料。買那些食物來做一餐的錢，可要比能夠餵飽我們一家人的二十美元還要多！因此，我們會帶著那筆錢去麥當勞，因為不到十美元就能讓每個人有份漢堡加薯條。我們每個人都吃了滿腹的美味食物，而且還有多餘的錢可以花。情況就是這並不總是個人選擇的問題，畢竟我們生活在一個不知道有更好生活方式的社群中勉強維生。我們並沒有社區協力農業（CSAs）可以用實惠的價格買到新鮮農產品，我們的雙親幾乎都沒有空煮一頓新鮮的餐點，而且社區裡大多數的人都早已因為飲食而出現健康問題，因此就算有取得的機會，他們也沒有精力和動力去烹煮新鮮食物。雖然我的母親很會料理，但是我在成長過程中不斷聽到她說的一句話就是：「我累了，尚恩，我真的好累。」

不管你有多好的意圖，也不管你想成為多棒的人，當你能做的就是努力活著，要你做出更好的選擇是極為困難的事。這並不是僅限於飲食而已。生活的環境有較高的犯罪率（這是因為對他人比較缺乏同理心和道德感，畢竟犯罪者通常也會有身心健康的問題並且要求生存），就算只是在街上行走也會成為威脅性命的事。這麼一來，人們就比較不會花時間在戶外享受新鮮空氣和陽光，比較不會從事體能活動，而環境充滿著危險所帶來的壓力程度也比較高。這是巨大的雪球效應，只是外人通常都視而不見。這絕對不是要為個人卸責。每個人都必須做下攸關自己命運的決定。只不過當你的選擇是有限的，加上身處的環境難以讓你擁有基本的個人健康和安全，你可以改變的能力就遭到這種社會結構本身所扼殺。

儘管我的母親本意非常良善，但是為了要餵飽我們，她會說謊、偷竊，甚至賣血賣了好幾次。有人可能會說：「嗯，她為什麼不加倍努力工作呢？」她真的很努力。她努力工作到當上了一家便利商店的經理，而且在她賣力工作的日子中，她有一天還被一位持刀的男人打劫，身上被刺了好幾刀。她為了活命回擊了對方，把對方擊退之後，她趕緊去醫院。醫生後來告訴她，多虧了她身上多餘的體重才能大難不死。不只是環境的危險從心理上限制她在生活中採行有益健康的行動，她的體重也成了她抵擋周遭世界的防護。還有許多人經歷過了創傷，才會促使他們選擇了不健康生活型態。不過，還是要再次重申，許多人都是出生於會促成創傷的環境。因為這確實會影響到所有人，我們都必須以主權共同體（sovereign community）的一份子來面對這種狀況，我們每一個人都能為此付出一己之力。

數字遊戲

有兩種東西不會說謊。屁股不會說謊（這就要感謝拉丁歌手夏奇拉〔Shakira〕了！）。數字也不會說謊。

時至今日，美國的低收入地區呈現出了不成比例的較高慢性病罹患率。我希望讀者開始稍微了解到這個雪球效應是如何發生的。有一些關鍵見解能夠幫助我們理解這種狀況，進而採取一些有效的行動。不過，且讓我們先來檢視一下相關的統計資料。

當今美國有著以下的情況：

- 約有三分之二的美國人都可歸類為體重過重。
- 超過三分之一的美國人都符合臨床肥胖定義。
- 肥胖更常見於少數族裔人口，比起美國白人公民，非裔和西裔公民變胖的可能性會高上一點五倍。

■美國衛生及公共服務部少數族裔健康辦公室（The U.S. Department of Health and Human Services Office of Minority Health, OMH）表示，相較於其他族裔的美國人，非裔美國婦女體重過重或肥胖的比例較高。

■比起美國白人婦女，非裔婦女肥胖的可能性會高出六〇％。

■少數族裔社群的兒童肥胖比率比較高。

■少數族裔社群有較高的第二型糖尿病和其他飲食相關疾病的罹患率。

■少數族裔死於糖尿病相關併發症的可能性大約高出兩倍到四倍。

這些並非只是少數族裔的問題。這些是所有人的問題。在近幾十年間，我們可以看到身處的這個社會出現了飆高的肥胖和慢性病的罹患率。不管是哪一個族裔，我們的同胞都可以感受到這所帶來的痛苦衝擊。

令人振奮的消息是，比起先前的任何時刻，全美各地的人們現在都挺身而出要應付這個局面。我們現在有更多關於健康食物的教育，我們更能夠取得健康的食物，而且我們起訴了更多有害食物的行銷來保護我們的孩童。然而，這些改善卻還沒有普及到最需要它們的許多社群之中。當我開車經過大學時期居住過的鄰里附近，我依然可以看到緊緊相鄰的賣酒商店與速食餐廳的相同街道佈局。

如果我吃膩了每週經常光顧的住家附近的麥當勞，我只需到對街的盒子裡的傑克速食店（Jack in the Box）去吃口味不太一樣的漢堡和餐點。我依然對自己當時的行徑感到驚訝，因為即使店名是盒子裡的傑克，我還是經常會上門光顧。盒子裡的傑克原本是會把人嚇壞的一種玩具。不過，說來其實也很適切，因為要是你吃過巨無霸傑克堡和兩個只要九十九分錢的墨西哥塔可餅，就消化方面來說，那肯定也會把你嚇壞了。

如果那些都不是我鍾意的東西，不用幾步路，我就可以到漢堡王、阿比漢堡店和李家炸雞店，如果我想要邊吃漢堡邊上幾何學的話，我可以到溫蒂漢堡吃個莫名其妙做成方形的漢堡肉餅。不要忘了，這幾家店彼此都位在步行可到的範圍，當然還有墨西哥速食店塔可鐘、披薩連鎖店，以及充滿糖果、洋芋片和碳酸飲料的便利商店。不管我是否知道，我的環境影響了我個人選擇。我住的地方沒有一家「健康食品店」，在地的雜貨店也沒有有機食品區。不論是哪一個方向，方圓百里都沒有健身房。我真的不曾見過。

我的健康就是住在這個社區的時候徹底崩壞了。我採行危險且匱乏的飲食導致了我的骨骼和椎間盤的退化。隨著我周遭日漸升高的食物壓迫，環境的重量終於讓我倒下了。

雖然花了我好幾年的功夫，但我終究是連滾帶爬地逃離那個地方的極少數人之一。我之所以能辦得到，並不是因為我很特別，而是因為我接觸了另一種現實。在我相當年幼的時候，我看到祖母是自己動手在家裡煮飯。雖然只有短短幾年的時間，但我當時居住的區域不是每個角落都有賣酒商店和速食餐廳。我看到健康的人際關係是什麼模樣。我認識到教育的重要性。我也了解到，儘管我跟社區裡大部分的孩童有所不同，但我是重要的。這是我需要的。而這就是我們每個人都需要的。

就算是身處於最艱困的境地，人類就是有辦法克服並成就非凡的事物。當我下定決心要讓生活在極度不健康環境的自己能夠重拾健康，我投向了網路，我開始讀書，而最重要的就是我求助了能助我一臂之力的人。第一位帶我遠離當時生活環境的是我萍水相逢認識的朋友，對方帶我到好幾哩外的市區另一頭的健康食品店。再次重申，親身體驗很重要！上網閱讀相關的資訊是一回事，但親身接觸健康食品則是更重大的另一回事。

雖然我能夠有更好的新選擇，但是我還需要錢才能投入其中。這就是當今食物系統的另一個惱人的面向，那就是往往只有買得起的人才能受惠。

對許多美國人來說，就算想要改善健康和選擇攝取更好的食物，但那都不關緊要。我們的社經結構的構成方式就是讓劣質加工食品變得更便宜，而比較健康食物的售價卻是極為昂貴。雖然高度加工食品的製造看似要付出較多成本，但是其售價卻通常低於大多數的天然食品。例如，許多雜貨店販售的有機酪梨肯定一顆就要價三美元，而同額的金錢可以讓你買三個麥當勞吉事漢堡。做出一個漢堡要花費許多東西，包括了成分的採購、投入的人力和行銷等等，但是一顆酪梨不就是活生生從樹上掉下來的東西。到底有沒有搞錯啊？

因此，如果你跟我一樣，你可能會這麼想：「到底怎麼可能會是這樣呢？」雖然速食食品公司要付出很多生產和販售食品的成本，但是這些公司卻有辦法讓產品如此廉價且容易取得，以至於消費者很容易就說「好」。如果你還在想他們怎麼能夠繼續做生意，更別說是從中賺取利潤，那就要談到所謂的需求彈性（elasticity of demand）的經濟法則。基本上，把食物的價格壓到這麼低，速食食品公司就能夠提高需求，讓人會買得更多。此外（這是很重要的一點），這些公司可以誘騙消費者購買週邊產品而從中賺取大量金錢。你有哪一次到速食店只會點一樣餐點呢？有哪一次你會只點漢堡而不點薯條呢？買漢堡不搭配一份薯條，那就像是刪除了電影《征服情海》（*Jerry Maguire*）中男主角對女主角說「有了妳，我才完整」的那一幕。

根據美國紐約大學的研究人員，速食經濟學需仰賴數量才能奏效。他們說明了，一間公司「可以藉由降低價格來提高整體營收，只要對於產品的需求是有彈性的（也就是會順應價格的變化）。舉例來說，如果（公司）把價格調降五%，而賣出的數量增加了一〇%，那就表示需求是有彈性的，整體營收也會增加」。速食食品的買賣是數字的遊戲。公司如此就達到了想要的數字。而這還不是公司獲勝但社群受苦的唯一方式。

為了讓讀者了解這些公司如何賺錢（這裡又要向《征服情海》的經典對白「讓我賺錢，其他免談」致意），我們必須檢視一下美國政府在背後給予這些公司的補助金額。單單一九九五年到二〇一〇年這段期間，美國政府就提供了一千七百億美元的農業補貼，用來支助多數會出現在得來速服務窗口的大宗商品農作物和農場食品的生產。光「說」是沒有什麼價值的（就像是速食店的「超值餐」），而我想要指出的是這樣的動作的真正結果。刊載於具同儕評閱機制的《美國醫學會內科醫學期刊》（*JAMA Internal Medicine*）一份新近研究就著手探究，大量攝取政府所補貼的糧食商品是否與美國成年人承受不利風險有關。研究結果著實令人吃驚。

撇除年齡、性別、社經因素和其他變數之後，研究人員發現大量攝取補貼食品的人變胖的風險提高了三七％。他們也明顯更可能會有過多腹部脂肪、較高的血糖濃度，和比較嚴重的發炎程度（測量提高的C–反應蛋白的結果）。政府為農民提出補貼計畫的立意很好，無非是想要餵飽美國公民，但是實施多年之後，比起種植小麥、玉米（用來製造甜味劑和餵養牛隻），以及生產工廠養殖牛肉的農民所獲得的補助金，種植蔬果的農民所獲得的津貼可說是小巫見大巫。這就造成了這樣的結果：蔬菜水果價格不菲，但是在人們因為失去健康之前，他們可以盡情享用速食店的一美元餐。

耶魯大學醫學院研究人員也附和道，許多低收入社群的財務和健康都是處於貶損的局面。根據《糖尿病照護》（*Diabetes Care*）期刊的一份研究，研究人員證實了因為速食和加工食品的取得成本普遍低廉，故而成為低收入者的大部分飲食。他們的分析揭露了，出生於低收入環境會大幅提高肥胖風險，而這到頭來也提高了他們繼續過著貧窮生活的可能性。

許多人都被困在這樣的社會系統而不得脫身。情況真的不該是如此。我們必須停止責怪那些出生於這個出了毛病的社經結構的受害者，並且要以上下共同努力的社會力量來做出改變。

面對財務和環境的壓倒性壓力而不得不吃品質差的食物，當我想要從中脫身時，我在許多方面都需要在所不惜地承擔一切。為了購買較高品質的食物，我會抓住任何可以攢下錢付電費的機會。就我的個人處境來說，我變得會執著於食物影響我身心的方式，並且破釜沉舟地相信自己能夠辦得到。最終，我不僅重獲健康且改善了我們先前討論過的表觀遺傳影響，更因此有了更多精力和更清晰的思考，並對自己能透過幫助他人把正向觀念傳遞下去而感覺良好。整個過程當然會有不順利的時候，但是藉由改變我會優先考慮的事物並關注自己的健康，長期下來就有了極大回報。

我所冒的風險是大多數家庭都不會選擇去做的事。不過，只要按照像這本書所提供的資訊從下而上去做，不論財務狀況如此，每個人都有力量去稍微改善自己的一些食物選擇。當我們更加了解，我們就能做得更好。我們需要讓更多人有管道去了解自己有多強大的力量去改善自己和家人的健康。

因此，本書的一個最重要行動步驟就是要讓讀者多多接觸。這會從兩個方向來達成：

1. 不管你現在的處境為何，總是有一些比不上你而你可以伸出援手的人。你的幫助就是讓他們接觸到比較健康的狀態。對方可能是像小時候的我那樣的孩童，而他們需要的是了解到改變自己整個生命前景的可能性。你可以參與提供內城區孩童校外教學的活動、打造社區農園，以及提供更健康的學校營養午餐（取得更好的食物是最強大的接觸形式，因為這能讓人從體內開始向外改變！）。讓分享你的時間、才能和（或）

資源來提升整個社區成為你的使命。能為我們解決這個問題的人，不會是那些說不出名字和沒有見過的個體。我們就是那些會團結一致讓事情發生的那些名字和臉孔。我們要同舟共濟，而且我們的力量很強大。如果你在尋找想要參與的組織和計畫方面需要一些協助的話，我在「吃得更聰明」額外資源手冊為你提供了一些選擇。

2. 我們不只是環境的產物，我們同時也是環境的創造者。當你主動積極地接觸比較健康的人，你就能升級自己對改善健康與幸福的努力。健康的習慣是會傳染的。當與你相處的都是會做出健康決定的人，你做出健康決定的機會就會大增。

倘若你身處的環境會不斷與你做出的正面決定相互衝突的話，想要維持促進健康的生活型態會是一件極為困難的事。這是個再簡單不過的邏輯。這樣的事卻在許多人的日常生活中不斷上演。在我的診間，人們抱怨的頭號障礙就是，周遭的人似乎讓改善健康變得更加困難，不管是他們的同事……朋友……父母親……孩子……還是他們的另一半。我會聽到他們抱怨以下的一些特定的事情：

a.「我太太總是帶不健康的食物回家。」

b.「我先生是不吃健康食物的，但我不想煮兩分晚餐，只好就吃他想要吃的。」

c.「我的爸媽頑固不化，他們是不會為我們買健康食物的。」

d.「我的孩子不想吃。我因此只會買不傷腦筋而他們喜歡的食物（像是起司通心粉、雞塊、熱狗），而我到頭來就跟著他們一起吃。」

e.他們抱怨完之前總是會這麼強調地說：「我真希望他們可以改變。」

雖然他們對於社會壓力的抱怨都是有憑有據，但是對我們來說，只要我們真的想要去做，許多人都有機會去改善我們的社會結構來促進健康。洛麗．哈德（Lori Harder）是暢銷書作家且榮獲數次健身世界冠軍，在我與她的一次對話中，她與我分享了自己是如何處理在成長期間被迫吃不健康食品的社會壓力。跟我一樣，她也是來自於苦於肥胖的家庭。她發現自己要躲起來吃比較有益健康的食物，並且要避開那些自己從小習慣吃的速食和加工食品。那麼做絕對不是簡單的事。她強調了自己有多愛她的家人。不過，如果想要做出長期改變的話，她知道自己必須要改變身處的環境。

對一些人來說，那可能表示是加入健身房並結交投入健身的朋友與同好；與有著健康生活型態的朋友或家人共同進餐（你們很有可能不會一起在肯德基吃燭光晚餐）；參加激勵健康與健身的活動（說明會、工作坊，以及如我的朋友雄T〔Shaun T〕所提供的令人歎為觀止的團體健身操）；加入以健康與健身為宗旨的線上團體去學習、受到啟發和投入關於健康與健身的活躍交流（有個很棒的線上團體的網址：eatsmarterbook.com/community）。參與這些事情時，最重要的面向就是要建立更多能讓自己連結到健康生活型態的締結組織。我這裡並不用比喻來說，我談的是大腦的實質改變。

接觸更健康的環境和活動確實會改變大腦的突觸連結（synaptic connections）。當你一直身處於健康的環境，你的大腦就會有更多髓磷脂，這些有益健康的連結便會更牢固而自然。

當你改變了身心的運作方式，你就更能夠帶著影響與能量回到那個可能還需要一些關照的環境。你會更有能力去革新你的家庭。你會更有能力去面對不健康的社會壓力（不論是來自於工作、朋友或其他地方）。你不再需要抱持著自己不同於他人的心態。你不需要去說服別人去幫助你做出健康的決定，那是因為你已經從「做」健康的事，「變成」了自己就是個健康的人。你與健康已不可分。不管你身在何處，沒有任何東西可以將你與健康分離。

讓自己接觸健康的人和健康的對話（請用盡各種可能的方法！），你就會發展出一種會需要改變個人環境的人格特質，或許是變得更有耐性、更有自覺、更有同理心和同情心、更好的溝通技巧、更好的規畫與準備的技巧（如提前備餐，以及購買或做出美味的餐點）、更有毅力、更加風趣、更加客觀，甚至是在必要時更有讓自己抽離的能力。這些都是你能夠強化的特質。有些時候，你可能需要拋棄一個不健康的環境，讓自己在新的環境安頓下來。不過，終極的改變就是要讓自己成為一個健康環境的代表，不論身到何處都與它形影不離。

再次重申，若能由下至上做起，我們就會擔負起個人責任，並會主動積極改變自己接觸的人事物。若是由上而下的話，我們可以發聲來促使一些改變的發生。政府補助的農業實踐造成了加工食品／速食文化，而你知道是誰支付了那些政府津貼嗎？是的，你是知道的。藉由食物不平等，納稅人繳納的錢被用來製造出了壓迫。縱然那並非其意圖，但是結果就是這樣。那些都是人民的錢，我們絕對該對它做些什麼。我們絕對需要展開與地方和各州代表的對話。

我們需要減少抨擊彼此，並為社群的健康給予更多支持。政治人物口中該說的都應該是我們要求他們關照的問題。只要有機會，你就該詢問自己的代表關於有益健康的飲食、減少對兒童行銷加工食品，以及食物平等的政策。

關於針對兒童所進行的聲勢浩大的加工食品行銷，我不想要只是帶過而已。許多國家都對這樣的行為有較嚴格的規定，但是美國則還有許多地方需要改進。援引於《兒科與青少年醫學資料庫》（*Archives of Pediatrics and Adolescent Medicine*）的一份期刊研究證實了，觀看更多電視的兒童會吃更多電視上的廣告食品。該研究發現，「每多看一小時的電視，每天就會攝取額外的一百六十七卡路里。」而且毫不讓人意外的是，大多數的這些額外卡路里都是來自於高度加工食品。該研究也指出，愈常接觸電視廣告，水果與蔬菜的攝取量就會愈少。這裡要談的重點就是，我們與電視的關係以我們不知道的方式影響著我們的飲食。讓我們和我們的孩子不再那麼常黏著電視不放。可以一起玩桌遊或是聽音樂、Podcast

和有聲書，或者是一起運動、做菜、讀書，以及打造更多現實世界的回憶。我並不是說看Netflix放鬆一下是不好的事。只不過我們需要更多不涉及Netflix的放鬆時間（不管這對你來說是什麼意思）。

錢是大家的

還有一個促進社會經濟改變的有力方式，那就是支持那些在做對的事的企業。讀者大概都聽過用錢包來表達意見的觀點，但是我想要將此觀點帶向另一個層次。

大眾對食物品質的關注已經讓權力平衡在許多方面出現了變化。例如，消費者對於更優質食物的意識和要求已經使得有機食物愈來愈容易取得。在相對持平的食物市場上，有機食物的銷售持續每年增加。事實上，有機食品現在的銷售額超過了兩百一十億美元，金額方面提高了近九％，銷售量提高八％。這實在很可觀！

毫無疑問，我們對於品質更好的食物需求已經改變了市場的運作，也讓為數眾多的我們愈來愈容易取得。讀者可能已經注意到，過去幾年之間，傳統雜貨店都擴張或打造出有機食品區，更多餐廳現在也會提供更關注健康的食物，納入了有機的、自由放養的、在地的和農場直送的品牌。若不是需求極大且有利可求，商家是不會這麼做的（或有能力這麼做）。這就是市場的運作方式。需求驅動了可存取性。

請根據適合自己的預算來購買符合更高標準的食物。這或許並不是總能辦得到，但是當你辦得到的時候，用你的錢包來表達意見就等於是對商家做出了額外的校驗標誌，促使真食物的需求增加並降低其價格。

我們無法在一夕之間就改變食物系統，但是如果我們能更與這樣的食物系統合作而不是抗拒它，改變就會更快發生。例如，根據美國疾病控制與預防中心（CDC）的一份新近報告，不論喜不喜歡，不管是在一年中的哪一天，估計有三六・六%的美國成年人（大約是八千四百八十萬人）會選擇吃速食。不管是基於什麼理由（容易取得、成品低、生活忙碌或味道不錯等等），要改變近八千五百萬美國人的日常購物行為，也就是不要每天光顧方便的速食餐廳，而是前往（通常在路途較遠的地方）購買原型食物、花更多錢、開始事先備餐和吃自己做的午餐，或者是其他重大的行為改變，那都是很困難的事。因此，更好的主意可能是把改進的事物帶到他們的所在之處，讓更多人能選擇更好的食物。

我以前很反對速食店增加販售健康食品的做法。我認為那就像是跟藥頭購買綜合維生素一樣。我會覺得：「速食店到底是如何把這樣的食品用於店裡的產品線呢？」

我現在則以極為不同的角度來看待這樣的事。由於我們的社會具有根深蒂固的購買行為，加上為了吃得健康所付出的花費，因此若是運用得當的話，我認為速食或許可以發揮一種槓桿作用。真相是速食餐廳代表的觀點對今日的食物文化多少有著極大的分量。如果這些餐廳開始使用關於健康食品、高品質食材和剔除危險添加物的語言，對於先前從未接觸過那些概念和選擇的人來說，他們現在就會知道它們的存在。好幾百萬人都處於財務困難的處境，但是他們都想要過得更健康、想要減重、想要脫離病痛。當他們為了餵飽自己和家人而光顧在地的速食餐廳時，如果他們至少能夠以相同的較低價格來買到「健康之選」（Healthy Choice）的餐點，他們至少會嘗試那些食物的可能性就會大幅提高。如果味道不錯，他們就會同意去吃比較健康的食物。

我以前認為我們不該光顧速食餐廳。用我們錢包來杯葛它們，只要不上門光顧，它們終究要關門大吉。只不過那樣做是不夠的。我有將近二十年不曾光顧過速食餐廳（除了有幾次尿急），並且發誓要促使他人也這麼做。不過，近年來，有少數幾個思想領先的公司已經率先製作出有益健康的食品，而且速度極快。這些食品或許還達不到激進健康狂熱者的標準，但是有幾間公司（製作包括了墨西哥捲餅和漢堡等一切食品）已經主動改善食材的採購，納入了更多新鮮食材、有機食材、天然食材（大幅剔除人工香料和甜味劑）、在地食材、放牧草飼食材等等。我們不是要一切完善，而是要有所進展。

倘若讀者是已經脫離了速食系統的人，我絕對不是建議這樣的人要吃傳統速食餐廳提供的健康餐點。我的提議是要大家一起用一種綜合的手段來改善食物系統（指的是每天有八千萬美國人涉及的這個系統），以便提供較好的食物選擇，並剔除對我們會造成明顯的大多數傷害的食材。速食不可能很快就銷聲匿跡。我們需要做的就是採取會促使速食餐廳販售更好食品的措施，包括：興訟禁止速食公司使用危險食材、要求食品警示標籤納入更新的科學發現、改善營養標示的透明度，以及（這是最重要的）促使人們願意花錢購買速食餐廳提供的健康食品來驅動更快速的變化。熱情且直言不諱的公民早已流傳龐大的請願書敦促立法，促使許多最知名的速食公司剔除了產品中的一些有害食材。我們還有很長的路要走，但這證實了進步是可能的，而有進步就有力量！

需要說明的是，我說的並不是一九九〇年代的麥當勞，因為食用低脂食品的市場轉向，麥當勞當時趁勢推出了麥香低脂健康堡（low-fat McLean burger）。那應該叫麥香邪惡堡（McNasty）。那是個想要扭轉麥當勞顧客的購買行為的失敗之舉。漢堡竟然夾得是較少的牛肉餡（至於麥當勞在碎牛肉裡混了什麼來充當填料，我就留給讀者自己去想像了），而整個計畫宣告失敗。我相信人們要的不是假食物，而是要真食物，當然還要好吃才行。

這些公司全然具有這樣的能力，那就是使用真食物當食材，並剔除合成化合物來做出美味的東西。我們需要讓它們聽見我們的聲音。當這些公司的生意被其他製造含有更多營養的速食公司奪走之後，加上我們鼓勵親朋好友、同事和自己在不得不光顧傳統速食餐廳時要購買可以取得的健康食物，如此一來，我們就可以造成另一層次的影響。

食物系統的廣泛轉型需要時間，而要讓其轉型，靠的就是擁有資訊、連通性和韌性的我們自己。

請記得要主動積極地讓自己更常處於有益健康的環境，幫助需要健康改變的他人能夠接觸到相關事物，並且要特意用錢包來表達意見。這些都是改變社群和我們自己的健康的重要關鍵。接下來則真的要進入讓人眼睛為之一亮的部分，我們將揭露食物是如何打從一開始就控制著我們的溝通和採取行動的能力。

飢餓遊戲

對於我們的感覺、我們的行動，以及我們如何與這個世界和周遭的人產生連結，我們吃的東西都會造成巨大的影響。不論是快樂或陷入衝突，也不論是感到團結或難以與人連結，我們的營養總以我們不知道的許多方式影響著我們的表現。

吃得更聰明絕非只是要預防疾病和減少體脂肪，同時也是要讓我們調和自己的身體，如此一來就能夠讓人類彼此更加和諧。營養不足和血糖異常波動會讓一個人從冷靜變得暴躁。而且我們通常都沒有意識到這種情況正在發生。

當我們的血糖過低時，為了讓血糖升高，人體的自然反應就是會釋放出壓力激素皮質醇和腎上腺素，而箇中蹊蹺則是這些激素也會讓人變得極度暴躁。營養不足會自然而然地導致神經遞質和激素的改變，而且大腦也會出現深刻變化。一旦出現了這種情況，加上你被某個人或某個處境惹毛了，你就會有過度反應、變得極為惱怒且心情超差，不管手邊有的是煎蛋餅、美乃滋或雙層三明治，你都會想要丟向對方。

我們在本書導言中就已經提過，根據俄亥俄州立大學針對婚姻伴侶所做的一份研究，受試者的血糖愈低，對自己的伴侶就會愈有怒氣和更富攻擊性。當我們的身體失衡時，就連我們對心愛的人的看法也會出現偏差。因為大腦的原始部分開始起支配作用，我們通常對此毫無自覺，或者似乎失去控制。包括了社會控制、辨別是非、觀點取替（perspective-taking，也就是「換位思考」）和其他執行功能，負責這些的大腦區域會被大腦的杏仁核所挾持。

杏仁核的作用是調節我們對事件的反應，而這對我們的生存極為重要。因為輔佐了我們對某些情緒的感受能力，杏仁核絕對是至關緊要的結構，而讓其最為敏銳的情緒就是恐懼。當人處於確實受到威脅而五官都提高警覺的處境，心跳會加速，並且可能需要為了性命而戰鬥或逃脫，此時就要感謝杏仁核挺身而出開始起支配作用。杏仁核主要關照的是自我生存，當我們確實需要時，這就很棒。然而，在基本的日常互動中，這種杏仁核挾持的狀況則會讓我們的人際關係遭殃。

刊載於《內分泌學前沿》的一份研究揭露了，血糖的劇烈變化（從急速升高的高血糖到逼近崩潰）會提高焦慮，並且會促發杏仁核的過動情形。另一份研究也指出，杏仁核的活動升高會降低記憶喚回（memory recall）、減少抑制控制（inhibitory control，延遲或阻止衝動行為），以及提高心理壓力。

營養不足和血糖異常波動會讓大腦處於紅色警戒的狀態。儘管這聽來很瘋狂，但是這是出於生存的恐懼，是從我們周遭的人和環境投射出來的。即使你深愛某個人，情況卻可能就像是你與對方在戰場上對峙，等著看是誰勝誰輸一樣。不過，即使你不是出於真心地說那些話和做那些事，事實是勝利者的村莊可以是個孤單的地方。做那些事和說那些話的都不是最佳版本的你。那是你飢怒（hangry，hungry〔飢餓〕與angry〔發怒〕組合而成的單字）的另一個自我，那可以說有點像是個怪物。

我們了解到了食物是我們情緒的一個主要控制物，因此錯誤的飲食，或者是對人體所需能量的不佳管理，這些都將導致飢怒的另一個自我現身。我相信我們一般都會變成以下五種類型的全明星怪物團隊的其中之一。

你通常會變成哪一種飢怒的怪物呢？

吸血鬼德古拉——潛伏在夜間……這是你的渴望開始作祟的時刻。你很有可能會對他人說些具誘惑力的話，以便得到自己想要吃喝的東西。如果被喚醒的話，你也會開始咬人。

隱形人／女人（Invisible Man/Woman）——當你飢怒時，不想被人打擾的你會躲起來。

狼人（Werewolf）——你在大多數的時候都是完全正常。不過，每隔一段時間，一旦飢怒來襲，你就會行為脫軌、情緒失控，甚至還會對人大吼大叫。

科學怪人（Frankenstein）——當你飢怒時，你發現自己愚蠢地受到垃圾食品的吸引。你並不想要傷害任何人。你只是想不受任何人打擾地吃東西。但是若是有人妨礙你的話，你就會給對方顏色瞧瞧。

木乃伊（Mummy）——當你飢怒時，你真的會想要解開束縛……你根本無法鎮定下來。

你整個人都非常消沉，在你身邊可說是毫無樂趣可言。

我必須說我自己的飢怒人格絕對是屬於狼人類型，而我的太太則比較像是吸血鬼德古拉。如果你曾經看到吸血鬼和狼人同時出現在電影螢幕上，那畫面通常是慘不忍睹。我們經過多年的實踐才找出各自的飢怒人格，並且學會了要如何才不會變身（並且在比喻性的月圓或獠牙伸出時，給予彼此深情支持）。當我們的體內有良好營養，那會增進我們的耐性、正面人際關係和控制衝動的能量，而且會更懂得換位思考。不過，要是我們營養不足，這些能量和能力就會大幅降低，而這可能會發生在緊急處境或出現慢性疾病，其有待我們多加學習了解。

因此，當你下一次發現自己處於衝突之中，請先暫時不要咬對方，而是要將注意力移轉進行自我內部檢查。詢問自己：「我是不是餓了？」「我是不是水喝得太少？」「我是不是累了？」以及：「我是不是今天吃得不夠營養？」如果你沒有做到其中的任何一件事情，杏仁核可能就會發出火警警報，使得你的高階大腦功能失效。

想要做到這件事並不容易，尤其是當你感到不耐煩或覺得遭受攻擊，而體內的那頭飢怒怪物正從洞裡探頭探腦。但是你絕對有能力那麼做。你需要練習和某種程度的自我誠實，只要經過一段時間，你就有能力說：「對不起，我真的是累壞了」，或者是「我愛你，我只是真的需要吃點東西才能恢復正常」。你會發現自己比較不會處於衝突之中，而且更有時間享受自己的人際關係。更大的目標就是要主動積極地用本書提供的資訊來滋養自己，雖然每個人偶爾就是會有一點「飢怒」。比較大的問題則是健康不佳和營養不足變成了長期的狀況。要是演變成這樣，那就真的糟糕了。

營養調停者

了解到營養會影響行為，對於暴力行為也與營養不足高度相關，讀者應該不會感到驚訝。只不過我們的社會對此的關注還不夠。牛津大學研究人員進行的一項研究就是想要知道，如果提供更多必需營養素給年輕男性囚犯，他們的暴力與不當行為是否會因此受到影響。研究人員完成了一個雙盲隨機實驗，其中的一組犯人獲得綜合維生素與必需脂肪酸補充品，另一組犯人則只有得到安慰劑。他們的研究結果如下……

補充營養素的平均時間約為四個半月，在這段期間，獲得額外營養補充的年輕人的違紀行為下降了三五％！這要比起安慰劑組別的犯人的違紀行為減少了近三〇％。最讓人感到訝異的是，獲得營養補充的犯人出現暴力事件的次數少了三七％。這些發現真的是值得我們注意，而且其他幾個研究也都得到相同的結果。

刊載於具同儕評閱機制的《攻擊性行為》（*Aggressive Behavior*）期刊的另一份研究則檢驗了，為囚犯提供額外的維生素、礦物質和必需脂肪酸是否會造成認知、人格和行為的改變。共計超過兩百位年輕人參與了該計畫，其中一部分獲得了額外營養補充，另一部分的人則是得到安慰劑。研究結束時，獲得額外營養補充的組別出現暴力事件的次數減少了驚人的三四％（比起安慰劑組別的人可說是下降了極多）。這個研究最饒富興味的是，檢測量度並沒有呈現出認知、人格和行為方面並有任何顯著差異，真正有差異的是實際事件的次數。從書面資料來看，犯人看似還是同樣的人，儘管他們的行為改變。這意味了認知量度不夠全面，或者是較好營養所造成的影響過於隱晦，以至於我們現在還無法理解。

重點是大多數的人並不需要知道營養改善該在書面上呈現怎樣的模樣。重要的是暴力事件次數下降了，而這讓有些人不會接觸或參與那些暴力事件，不知因此拯救或改善了多少人的生命。再次重申，人類行為非常動態，並會受到許多事物的影響。不過，我們不該再繼續忽視食物對於我們的感受、思考和行為的深刻影響。

在這個部分提到的第一份研究的主要科學家表明：「與其使用過去的暴力行為，不好的飲食現在是更好的未來暴力行為的預測因子。同樣的道理，比起利用犯罪史，一般認為心理病態（psychopathy）的診斷是比較好的預測因子，但是後者還是遠遠不及於就個人的飲食所能做出的預測。」

食物以超過我們能夠理解的更多方面來影響著我們的身心。從我與好幾千人接觸的親身經驗（以及我看到的資料呈現），我知道人們通常不是因為感到不舒服就做出不好的事。當我們的身體不健康且心理痛苦時，要我們對他人表達同情心和同理心是極為困難的事。我們身為社會的一份子，對於那些容易行為不端的公民，以及那些肩負保護他人和維持不良行為的責任的人，只要我們能確保他們都受到更好的照顧，這對整個社會都會帶來好處。

對於生活在充滿犯罪的社群的公民，以及加入執法單位的公民，我想大多數的人都沒有認知到他們所承受的心理壓力有多大。就刑事司法系統的另一群人來看，美國職業安全衛生研究所（National Institute for Occupational Safety and Health）的研究人員的一個新近報告就揭露了，在所有職業之中，警察是心血管疾病概況最差的職業之一。警察出現睡眠不足的可能性比一般民眾高出將近四倍；相較於其他職業的人，有較高比例的警察都有肥胖的情形；此外，比起其他領域的員工，警察有憂鬱症的人數比例要高出近兩倍。

對此，我們處理的還是漠視涉及其中的真實人們的系統性問題。根據屢獲殊榮的精神科醫師和成癮專家印卓．辛妲比醫師（Dr. Indra Cidambi）的說法，「警察通常是處於別人的危機之中——打架鬧事、家庭暴力、槍擊、血案現場和致命車禍意外等等，而且這有時是把自己的生命置於危險的境地。（警察）每星期要面對好幾次這種高壓處境，尤其是在都會地區。他們承擔著要在這些緊急處境做出即時的決定。」她繼續說道：「此外，警察的值班時間會讓人受不了，通常要輪班和加班。如此的結果就是警察常常要應付疲憊且會缺乏睡眠，而這可能會損害手眼協調和反應時間。這些不合常規的工作班表通常也會剝奪警察與家人相聚的時間。」

不論是高壓、欠缺睡眠、缺少家庭聯繫或具挑戰性的健康問題，這些都讓社會中的另一群重要人口難以招架。正因如此，美國警界現在有極高比例的人有藥物濫用的情況（要比其他一般民眾高出兩倍到三倍），而且警察在所有職業中的自殺率也幾乎是最高的（警察自殺的死亡人數多於死於槍擊和交通意外的加總死亡人數）。我們為什麼都不談論這樣的事情呢？

在所有工作領域之中，警察是最需要社會情緒訓練（socioemotional training）、休養生息、身心健康輔助和壓力管理的一種工作，但是社會系統卻讓他們失望。警徽果真是讓人工作到精疲力竭和身心崩潰的榮譽徽章。警察功績卻沒有得到應有的肯定確認，不然就是往往已經太遲。

我呼籲要讓所有職業都得到更多的身心健康輔助。尤其是那些缺少了就會讓許多人的性命面臨危險的職業，如醫療人員、消防隊員和執法人員。身為國家的一份子的我們需要更妥善照顧那些被託付輔助和照料一般民眾的人。

刊載於《美國臨床營養學期刊》與《精神病學案例報告》（*Case Reports in Psychiatry*）期刊的研究證實了，對於憂鬱症、焦慮，以及精神與情緒狀態異常的發生，營養不良和攝取高升糖食物是眾所皆知的因素。當營養不良、睡眠不足且容易犯罪的公民遇上了營養不良、睡眠不足和肩負管制犯罪重責的執法人員，你認為兩者出現暴力衝突的可能性是升高還是下降呢？簡單的邏輯推測就知道會是升高的結果，而數據也證實了這一點。是的，當我們的身心狀態不好時，我們還是能向他人展現有條理的思路、寬容、解決問題和同理心，但是就是會比較困難。但是只要我們團結一致，一切就能改觀變。

我們務必要有良好的營養，並將此做為人際互動的前提……尤其是我們受託了保護和服務他人的任務；尤其是當我們要與他人一起共事；尤其是因為我們就是人，就是這樣。不管你是不是個好人，也不管你的出發點是否善意，那都不重要：當你營養不良且睡眠不足時，最佳版本的你就不復存在了。

獲得更好的結果

當我們先前在這一章檢視由上而下的狀況時，談到要如何改變食物文化，我們提到有錢能使鬼推磨的道理，尤其是在提升低所得社群方面。要輔助公共服務的人員也是有錢好辦事。不幸的是，雖然，某些公共服務領域有較高的慢性疾病罹患率，而且心理健康不佳和自殺率也高於其他領域，可是除非公共服務背後的系統能賺錢，不然的話，想要改變這種情況絕非易事。聽到醫師也是屬於有最高自殺率的職業之一，許多人可能會很驚訝。儘管醫生肩負著拯救性命或改變人生的責任，但是醫療系統普遍準備不足，甚至會造成成員之間出現功能異常。美國精神醫學學會（American Psychiatric Association）的研究就表明了，「自殺而死的醫師通常有不曾得到治療或治療不足的憂鬱症或其他心理疾病。」美國哥倫比亞大學歐文醫學中心（Columbia University Irving Medical Center）的研究人員也對此背書，表示相關數據「讓人擔憂」，但是鑑於醫師面對的系統性的壓力程度，出現這種情況並不讓人感到意外。

就像是一種成年儀式，醫學院學生在某段時期都必須承受幾個月，甚至是好幾年的極度身心壓力。壓力始於在醫學院就學期間，並延續到住院醫師實習期，承受高度要求、長時值班、營養不足和缺乏睡眠。隨著教育前景展望的改變，許多大學終於納入了更多關於營養與壓力管理的訓練課程。那絕對是件好事，只是我們顯然需要更多自理和個人管理方面的訓練，而且（這可能聽來有點起奇怪）也需要為醫學領域提供更多商業方面的課程。這是因為醫師只所以會有這麼大的壓力，主要原因之一是許多醫師被迫要大量工作才能滿足付出的成本（就像是速食一樣）。此外，對於那些決定在大型健康照護系統工作的醫師來說，即使是他們也需要培養領導、團隊合作和資料分析等方面的技巧，畢竟要是缺少這些關鍵領域，壓力就會倍增。提供更好的商業教育（不論是透過傳統學校教育，或是書籍與 podcasts 等資源），病患可以因此獲得更具品質的實踐和照護，醫師也會有更健康和更有效率的系統，讓所有人的壓力都因此減少。

了解到要有錢才能讓不情願的大型商業系統願意改變，最近就有針對美國內華達州雷諾市（Reno, Nevada）包括警察和消防隊員在內的一份研究。當醫師分析了這些人民公僕令人憂心的血液檢查之後，研究人員就整理出了一份綜合計畫做為一項小型前導研究的基礎。

在兩年的研究期間，獲得輔助的警員和消防隊員都遵循一套低糖低熱量的飲食，並且接受改善睡眠與減輕壓力的諮詢。他們的生物指標都有了顯著改善，而且根據估計，單單這個前導計畫就為雷諾市省下了兩千兩百萬美元的醫療保健支出和相關費用！還是那句老話，有錢能使鬼推磨。如果這樣的預防措施能夠讓市政府、州政府和中央政府節省這麼多錢，那就會更容易促使這些組織的決策者去推行有益健康的計畫。

與此同時，有越來越多來自各行各業的人都挺身而出，扛下掌管自己的健康和幸福的責任。我有一位朋友已經在美國芝加哥做了幾十年的警察，他曾經與我分享，為了顧好自己的健康與幸福，他是如何打造出成功的生活常規，以及如何經常讓自己免於陷入社會處境的方法。他始終堅持自己的目標並以身作則，無數的其他警察也受到他的啟發而提升了健康。經過二十二年的警察生涯，賈梅爾·金（Jemal King）最近退休後就開始在美國四處遊走，與最需要個人發展和財務健全的一般美國民眾分享他的看法。

不管你自己和心愛的人是在哪一個領域工作，健康與幸福總是會交集在一起，並會影響到我們的工作。我們需要系統性改變，但是我們也可以從自己做起。只要這兩個方向齊頭並進，我們就勢不可擋。

愛之語

食物不只是我們吃的東西而已。誠如前言，對於我們的新陳代謝、腦部健康、精神情緒健全和溝通方式，食物都有著重大影響。就某些層面來說，食物實際上就是我們彼此溝通的方式。

在本書的前言中，我特別提到到蓋瑞．查普門醫師（Dr. Gary Chapman）的暢銷書《愛之語》。在該著作中，查普門醫師表明了所有人的溝通和接收愛的訊息是經由五種基本方法：體貼行動、給予／接受禮物、珍貴時光、肯定的言語和身體的接觸。雖然每個人的愛之語都有所不同，但是了解且有效地說出自己的愛之語，同時了解到他人的愛之語，這就是健康幸福的重大關鍵，而且有好幾百萬的人都因為實踐這些原則而得以享受其中。

讓我們來檢視一下食物的愛之語如何能夠凝聚我們彼此，並讓我們更加健康與快樂。接下來就讓我來一一說明：

體貼行動——當我的妻子生下了小兒子布雷登之後，我的岳母帶著準備好的一大堆美味食物來我們家。她想要確定我太太有攝取足夠營養來哺育小嬰兒（那可是他的母乳工廠！）和幫助身體的恢復，至少能讓我太太少做一件事而可以稍微放心。

我岳母準備的食物是難以置信的體貼行動，不僅傳達了愛，也提振了我們全家的精神。請想一下你是否也有親朋好友或同事正經歷一段困難時期，或許是相當忙碌，或許不過是需要有一個晚上喘息一下。請向他們傳個訊息，讓對方知道食物就交給你來準備。為他們購買或準備一頓美味且有益健康的餐點（或者是一天三餐），讓對方知道自己是很重要的。

給予／接受禮物——在外地的演講活動或媒體訪談等等結束之後，當我返回家裡，許多時候，我的岳母都會到機場接我，並會準備好很棒的餐點，還會有專為我煮的一道菜。

我已經表達了無數次謝意，但是我不認為她明白那對我來說是意味深遠的禮物。在旅程中，你可能會吃了幾家餐館（通常都很棒），但是旅程結束之後，吃到愛你的人所準備的食物，那是沒有其他東西比得上的。

列出自己最親近的朋友和（或）家人的一份名單（兩位到四位就足夠了），並且在這個月訂好時間為每一個人送上一份美味的禮物。你可以送給好友一盒她最愛的能量棒，或者是寄給母親一份她最愛的餐廳的禮券，或者是送給熱愛健身的兄弟一頓他最愛的備餐公司所供應的健康餐點。請謹記在心，你不需要花很多錢去做這件事。自己動手做的餐點和美食是可以讓人高興一整天的完美禮物。

珍貴時光——食物是節日、慶祝活動、會議、約會、運動活動和優質家庭時光等的核心。我們因為食物而產生聯繫。食物真的能讓大家凝聚在一起。

在我的人生中，我最愛的事情之一就是與家人圍著餐桌吃喝、談天說笑，以及（不知道是為了什麼）來一場飯後的舞蹈大戰（這是發生了不下一百次的真實情況）。另一個經驗就是到岳母家過節吃大餐，一起度過珍貴的時光。自從我的祖父母過世之後，這對我來說是生命中極為特別的事。說實話，要不是我認識了我太太而多了幾位家人，我真的不知道自己有多麼懷念這種始終有據點可以一同過節的經驗。

透過食物來訴說珍貴時光的愛之語的另一部分就是一起準備餐點。一起做菜能把我們帶回到全家人從前一起做事情的時光，就像我們從前會一起到百視達去找電影來看一樣，那不是在社群媒體上瀏覽，而是真實生活中的找尋！這是得到了電影錄影帶的勝利之戰。站在門邊歸還影帶的箱子旁，詢問不耐煩的店員，想知道店裡有沒有自己要找的電影……啊，那份找東西的刺激快感！

全家人會一起做的一些事情都已瀕臨絕跡，但是全家人一起準備餐點，（尤其是）教導孩子們怎麼準備，我們絕對不能讓這件事消失。如果我們不教導孩子們如何準備餐點，我們其實是讓他們長大後處於極為不利的局面。我知道這發生了許多次，那就是當我的小孩問我可以不可幫忙做菜，（因為我在趕時間、累了，或者是不想要當個比較仁慈溫柔版的地獄廚神戈登．拉姆齊〔Gordon Ramsey〕），我會答說：「現在不行。下一次再說。」嗯，我後來理解到，「下一次」通常意味著更多的下一次。因此，現在只要他們開口問，我總是會說：「好啊！」事實上，我問他們能不能幫忙只是為了讓他們可以和我一起待在廚房。

一起烹飪煮和一起進餐是表達愛的強大方式。本章先前提過的研究都證實了，全家人每週至少共同進餐三次是很棒的主意。一個額外的任務就是與全家族或朋友每個月一起吃一頓飯。但請務必記住，品質要比次數來得更有意義。正因如此，請讓手機遠離餐桌並關掉電視機，讓你自己完全投入與心愛的人共處的時光。

肯定的言語——我從小弟、妻子和岳母的身上，看到了他們如何把自己的愛放入烹調食物之中……我也了解到，當你讓他們知道自己有多麼享受他們準備的餐點，那對他們有多大的意義。尤其是對於投注了許多心意且喜歡別人吃他們煮的東西的人的來說，告訴這些廚師一些肯定的言語，那絕對會讓他們高興得不得了。

請讓準備餐點的人知道你有多麼感激他們。請告訴你的朋友、家人，甚至是餐廳的廚師（要是你有機會的話），你是多麼享受他們煮出來的東西。請大量且經常表達你的謝意。食物是用愛做出來表達「我也愛你」的一種可以吃的肯定的愛之語。

身體的接觸——沒有東西可以比食物更加深入觸動我們。我們的食物會變成讓我們得以行動的肌肉與骨骼；食物會成為讓我們有想法的腦部細胞；食物也會變成幫助我們有感受和情緒的激素和神經遞質。真正造就我們的就是我們所吃的食物！

如果這麼想的話，那其實是極為親密的經驗。當我們吃食物的時候，那表示我們決定要把外在世界的某個東西放到體內，並且讓它變成自己的一部分。我們吃的東西不只觸動了味蕾，而且也深入擁抱了我們的心（實際上就是如此！）這就是食物是國際性愛之語的原因，而我們可以善用這份愛來療癒自己和身邊的人。

多年以前，我的岳母用她為我煮的食物讓我感到自己被接納了。後來，我與健康食物的新經驗促使我能夠拓展視野和培育出新想法。到頭來，我的生命所獲得的食物禮物讓我得以觸動幾百萬人的生活。

請透過與自己和他人分享良好食物的禮物來傳達愛之語，並且永遠不要忘記食物具有改變心靈與想法的力量！

想要促進健康的交流、健康的家庭和健康的社群，我們的飲食是已經被忽視太久的一個關鍵要素。我誠摯希望這一章有激起一些想法和行動，讓讀者能夠與自己心愛的人有更好的聯繫。我們都可以從自己做起，而且也能夠透過凝聚集體的力量，進而重拾健康與幸福的社會趨勢。藉由促進我們已經討論過的一些系統性的改變，我們可以引導出更多的和平、更多的同情心和更多的合作關係。

了解了食物對各個生活層面的影響，讀者接下來要發掘的是要如何透過吃來增強精力和延長壽命，以及如何透過改善睡眠來大幅改善自己的大腦健康。現在是讓我們吃好、睡好的時候了，就讓我們進入下一章吧！

第八章
助眠的食物

我想要像隻毛毛蟲，大吃一頓後就睡個覺，醒來就變得很美麗。

作者不詳

凡是看過《駭客任務》的人都知道，劇中主角尼歐能夠接通「母體」（Matrix），進而得以加速學習、提高對抗外來攻擊的免疫力，以及似乎取得了超人的神力。信不信由你，睡眠是我們能在真實世界中接通「母體」最近似的東西。睡眠可以讓人更聰明、幫你捍衛想要擊垮你的事物，以及基本上就是讓你更擅長一切。且讓我向你說明這是如何發生的。

在我們每一天清醒的時刻，我們會不斷接收來自外界的所有資訊。我們接收的資訊會用來製造出所謂的「記憶」。這些記憶幫助我們強化了廣泛的生活經驗，包括了與我們心愛的人建立健康的聯繫、學習到該怎麼做才能夠避免疼痛，以及策畫出正確行動在學業和事業獲得成功。記憶對於身為人類的我們的進展極為重要，而我們的記憶則相當仰賴我們的睡眠品質。

刊載於《心理學評論》（*Psychological Reviews*）期刊的一份近期研究如此說明，清醒的大腦的優化有益於記憶的收集與編碼，而沉睡的大腦的優化有助於這些記憶的實際合併。對於人在清醒時學習到的事物，以及把這些事物合併為短期與長期記憶，快速動眼期睡眠（rapid eye movement, REM）和深度睡眠都起著極為重要的作用。基本上，睡眠讓我們有能力學習到想要的事物，並且讓我們 1）更容易回想和 2）更能夠應用到想要的事物上。

根據援引於《公共科學圖書館：綜合》的另一份研究，睡眠最明確的作用就是能強化程序記憶（即技巧與步驟）和陳述性記憶（也就是回想事實）。例如，為了辨識睡眠對陳述性記憶的影響，研究人員把一群受試者分成兩組：其中一組在早上九點進行陳述性記憶的任務，到了晚上九點再測試對先前任務的記性（間隔十二小時且中間沒有睡眠）；另外一組則是晚上九點進行陳述性記憶的任務，睡完一整夜的覺之後，隔天早上九點才進行測試。雖然兩組的學習和測試的間隔時間都是十二小時，有睡覺的那個組別顯示了陳述性記憶大幅增加了二〇．六％！睡眠讓他們保有更多資訊，並在需要時能夠想起那些資訊。然而，睡眠不只會改善腦細胞的記憶容量，連免疫系統的記憶容量也會有所改善。

免疫記憶（immunological memory）指的是免疫系統具有的一種能力，能快速精準地辨認出身體先前遇過的病原體，並且啟動相對應的免疫反應。你不會想要免疫系統記憶事物的速度很慢。想讓免疫系統從《海底總動員2：多莉去哪兒？》（*Finding Dory*）的漫長之旅轉變為《王者之旅》（*Searching for Bobby Fischer*）的速戰速決，睡眠正是其重大關鍵。細胞出版社所出版的一份研究揭露了，免疫系統「記憶」曾遇上的細菌或病毒的能力會受到睡眠品質的影響。具體來說，慢波（slow-wave）深度睡眠似乎能改善T細胞（T cells）的記憶，而且還有證據顯示了，睡眠期間釋放的激素能改善細胞間的串擾（cross talk），讓它們可以辨認出入侵物並派出細胞將之剔除。

除了預防傳染病，睡眠也有助於強化身體對於心臟病和糖尿病等慢性病的防禦機制。根據世界衛生組織的一份為期十四年的報告，睡眠品質不佳會加倍心臟病的罹患風險，而且美國芝加哥大學的科學家也指出，短期睡眠剝奪（sleep deprivation）也會提高胰島素抗性。

關於睡眠對健康所重大影響，援引於《當代神經病學與神經科學報告》（*Current Neurology and Neuroscience Reports*）期刊的一份研究也證實了其中最令人興奮（但也同時令人擔憂）的部分。該研究證實了，睡眠品質是人體DNA的主要調節器。我們的基因表現（決定了包括皮膚健康、身體組成和防止慢性病等一切事物）都深受睡眠品質的影響。搞砸了你的睡眠會帶來災難性後果，而睡得正確則能為各個生活領域帶來正面轉變。

這不過是睡眠如何深度影響我們身心功能的極小部分。如果讀者想要更加了解這方面等資訊，完整的說明都可以在我的暢銷著作《睡得更聰明》之中，該著作還提供了臨床證實能幫助睡眠品質改善的二十一個策略。我們在這裡則會聚焦在控制睡眠品質的重大部分：你的食物。

睡眠的小幫手

想要了解我們的飲食如何深刻地影響到我們的睡眠，我們就必須檢視食物是在哪裡被消化、吸收和排除。在本書第一部分，關於微生物群系影響新陳代謝的方式，讀者已經學習到顛覆傳統看法的一些洞見。我們的腸道細菌幫我們決定了從食物裡吸收的卡路里的多寡，以及身體燃燒卡路里能量的速度與效率，同時也會調制諸如發炎和酵素功能等其他因素。不過，那只是腸道細菌帶給我們的少數禮物。

微小的腸道細菌對睡眠週期的調節具有極大作用。刊載於《睡眠醫學》（*Sleep Medicine*）期刊的一份新近研究揭露了，微生物群系的負面變化對睡眠品質有顯著的不利影響。此外，研究人員也發現，當前述的狀況發生時，睡眠品質不佳也同時會對微生物群系有不利影響。他們的報告表明了，一旦微生物群系朝逆向改變而讓睡眠品質變得不好之後，人們轉換不同心理任務的能力（所謂的認知彈性〔cognitive flexibility〕）就會降低。毫無疑問，談到睡眠和幫助認知功能時，最重要的就是要照顧好人體的微生物群系。

我們的腸道健康之所以對睡眠有如此深刻的影響，主因之一是因為與睡眠有關的激素與神經遞質都是在腸道中生產和（或）儲存。舉例來說，血清素（serotonin）素為人知的就是能夠促進正面的心理和情緒健康，而且焦慮和憂鬱症都與血清素濃度不足有關。此外，在性功能、骨骼健康、調節消化系統活動和睡眠品質方面，血清素也有著極大作用。

根據二〇〇七年的一份報告，血清素濃度太低會導致失眠。血清素是擔負許多任務的強大神經遞質，儘管人們認為血清素通常是與發生於大腦的事情有關，但是大部分的血清素實際上是位於我們的腸道之中！

人體所有的血清素約有九〇％是位於腸胃道。根據美國加州理工學院科學家的報告，特定細菌會與腸道裡的細胞起交互作用，進而為我們生產和分泌血清素。這些細胞（稱為腸嗜鉻細胞〔enterochromaffin cells〕）是無時無刻都在與細菌細胞進行交互作用，因此，一旦人體的微生物群系變得極為糟糕，此時就會出現一籮筐的睡眠問題。

血清素不只會主動改善睡眠，而人體利用血清素所進行最重要的工作，就是製造出調節睡眠的頭號激素褪黑激素。沒錯，褪黑激素被盛讚為「睡眠激素」，只不過它的作用不止於此。血清素涉及了人體晝夜節律計時系統的調節（影響了各種激素在晝夜時間的分泌、精力和消化功能等等），同時也會調節血壓、體溫、皮質醇濃度、抗氧化防禦系統和免疫功能。只把血清素視為睡眠激素，那就像是認為麥可．喬丹只是很會把籃球放入籃框一樣。

當我在上大學時，我所受的教導就是血清素是由腦部松果體所分泌，就是這樣而已。我們現在已經知道血清素也會與松果體之外的其他細胞合成，如骨髓細胞、淋巴細胞，以及最值得注意的腸道的細胞。科學家已經發現，雖然我們能在腸道看到松果體分泌的血清素，但是其主要製造來源是腸胃道黏膜的腸內分泌細胞。事實上，刊載於《腸胃病學世界期刊》（*World Journal of Gastroenterology*）的一份研究就揭露了，不管是在何時，人體消化道都要比松果體含有超過四百倍的血清素！這可能會讓人感到驚訝，但重複前面的話，這是因為我們通常把睡眠當成只是「跟腦袋有關的事物」。睡眠其實是全身精心策畫的強大事件，但是要是腸道裡的細菌決定採取如歌手鮑比・布朗一樣的態度，完全與身體的其他部分不同步的話，你就再也不能夠享有一夜好眠的特權。

援引於《精神病學前沿》（*Frontiers in Psychiatry*）期刊的一份新近研究就表明了，藉由微生物群系—腸道—腦的軸線（microbiome-gut-brain axis）的作用，人體的微生物群系有助於調節睡眠與心理狀態。微生物群系是睡眠健康的根本，而這其實再次呼應了本書的第一部分，那就是微生物群系的健康有大部分是掌控於我們攝取的食物。我們想要不間斷地提供正確的能量（益生元、抗性澱粉和多酚等等），以便保持一定比例的健壯益菌。我們體內也都有一小部分認為是「不友好菌叢」或「伺機性細菌」，但是就連它們也對消化和免疫系統功能起著某種作用。不過，當益菌與壞菌的比例失衡，而且壞菌開始起支配作用時，此時就會出現真正的問題——那就是腸道微生態失調。

為了保護微生物群系以便助睡，不只是我們攝取的東西，就連我們避免不食的東西都有關係。以下就羅列了要盡可能注意不要接觸的一些東西。經過同儕評閱的研究都顯示了，其都對腸道細菌有不利的影響：

■ 農藥（包括了殺蟲劑、殺菌劑和除草劑等等）

- 加工食品（研究顯示過多的糖會餵養病原菌）
- 人工甜味劑
- 偶爾或重複使用抗生素
- 缺少活動和運動
- 高度壓力
- 化學食品添加劑與防腐劑
- 氯化水（氯〔Chlorine〕是既知的抗生素——儘管是很棒的清潔劑，但是少量的氯就足以損害細菌的級聯反應（cascade）；如果市政府的飲水有使用氯的話，最好是利用淨水器來把氯移除。
- 睡眠剝奪

出乎意料的是，微生物群系有助於調節睡眠，而睡眠也會幫助調節微生物群系。在刊載於《細胞》期刊的一份研究中，受試者被安排依據跨越十小時飛行時區的時間來改變自己的睡眠時間，研究人員追蹤他們改變前後的微生物群系的變化。這個簡單但劇烈的睡眠時間的改變提高了受試者體內的「肥胖細菌」（普遍可見於有肥胖和糖尿病的人身上）的比例。然而，當旅人回復成原先的規律睡眠週期後，這些微生物的比例也會跟著回復正常。

毫無疑問，幫助體內的腸道小弟兄對睡眠健康是極為重要的。我們應該要納入在本書

第三章已經深入說明的那些富含益生元與益生菌的食物，同時也要盡可能避免那些顯然會損害微生物群系的東西。就是這麼簡單的做法，我們就能幫助益菌有良好健康，並防止壞菌到處跳起狂派舞而擾亂了睡眠。

為了讓這個從飲食做起的做法有更大效果，有些特定的營養素是與睡眠有關的神經遞質、激素和過程的前導物質，而我們務必要從飲食中取得充足的這些營養素。我們接下來會說明一些最重要的良好睡眠營養素，以及能夠攝取到的一些最佳食物。

良好的睡眠營養素

就算你有世界上最棒的夜間就寢儀式，但是營養不足就足以搞砸你的睡眠。以下羅列了最有價值且已經充分研究的一些助眠營養素，其可每日攝取。

色胺酸（Tryptophan）

色胺酸是我們必須從飲食中攝取的九種必需胺基酸之一，而色胺酸的突出之處乃在於它是良好睡眠的一種關鍵成分。根據援引於《營養素》期刊的一份研究，色胺酸不足會打斷快速動眼期睡眠，而改善色胺酸的濃度則顯示會減少夜間清醒，並且提高早上醒來後的精神警醒度。

讀者應該還記得，血清素是製造褪黑激素的關鍵成分。對了，製造血清素有個關鍵成分就是色胺酸！你的身體需要大量的色胺酸。色胺酸的一些最佳來源包括了雞肉、火雞肉、龍蝦、蛋、起司、豆腐、巧克力、菠菜、南瓜籽、花生和螺旋藻。

維生素B_6

維生素B_6也是為人所知的吡哆醇（pyridoxine），並且是色胺酸轉化為血清素過程中的重要輔因子。維生素B_6仿似身穿短褲且帶著毫無戒心的態度，在人體製造血清素與褪黑激素時，扮演著如同籃球名將約翰·史塔克頓（John Stockton）的助攻狠角色。

當你的身體系統活力充沛，這種必需維生素就有助於節制人體壓力反應和放鬆神經系統。維生素B_6的一些極佳來源有優格、鮭魚、鮪魚、蛋、雞肝、鷹嘴豆、菠菜、甘藷和酪梨。

甘胺酸（Glycine）

甘胺酸經證實是另一種特別有助於睡眠的胺基酸。刊載於《神經精神藥理學》（*Neuropsychopharmacology*）期刊的另一份研究就揭露了，甘胺酸似乎能夠改善深度睡眠時間和降低入睡後醒來的可能性（意味著醒來的次數減少）。甘胺酸的極佳來源包括了牛肉、雞肉、火雞肉、鮭魚、花生、藜麥、螺旋藻和巴西堅果；最棒的來源之一則是骨頭湯。此外，骨頭湯含有的膠原蛋白也經發現有助於維持體溫調節，降低夜間的人體核心體溫並改善睡眠週期。在睡前的放鬆例行儀式中，請嘗試在就寢前一小時啜飲一杯熱骨頭湯。

維生素C

援引於《食慾》期刊和《公共科學圖書館：綜合》的資料證明了，維生素C攝取不足可能會增加睡眠干擾，並且會縮短整體睡眠時間。此外，二〇〇九年的一份研究也顯示出，使用連續正氣壓睡眠呼吸機（continuous positive airway pressure, CPAP）時，再搭配每天攝取維生素C（一百毫克）和維生素E（四百IU），如此一來可以顯著降低睡眠呼吸中止的頻率。飲食納入維生素C和維生素E也能改善睡眠品質和減少日間嗜睡。

維生素C的極佳來源包括了卡姆果（camu camu berries）、印度聖果油柑子（amla berries）和針葉櫻桃（acerola cherries）等「超級食物」，以及甜椒、綠葉蔬菜、青花菜、奇異果、草莓、柑橘類水果和木瓜等一般常見食物。

維生素D

這種脂溶性維生素與睡眠之間有著最迷人的一種關係。大量書面證據都證明了，陽光曝曬有助於增加人體維生素D的濃度。雖然維生素D可以被視為是「日間」激素，但是刊載於《生物節律期刊》（*Journal of Biological Rhythms*）的一份新近研究則證實了，維生素D能夠調製涉及晝夜節律的基因表現，並讓基因與之同步。我們已經充分說明晝夜計時系統能幫助調節激素的日夜分泌。我們的晝夜時鐘決定了人體會分泌哪一種激素、分泌的方式與分泌量，以及分泌的時間。維生素D看來是確保身體時鐘保持準確的營養素團隊的一個重要成員，讓我們不僅一夜好眠，而且白天精力充沛。

《臨床睡眠醫學期刊》（*Journal of Clinical Sleep Medicine*）的另一份研究則發現，提高體內維生素D的濃度有助於減少日間嗜睡。食物性維生素D的極佳來源包括了鮭魚、沙丁魚、魚肝油、牡蠣、蝦子、蛋黃和烹飪用蘑菇。不過，想要確保體內維生素D的濃度始終達到標準，請記得最重要一點就是要有大量且安全的陽光曝曬。

鉀

援引於《睡眠》期刊的一份研究發現，鉀有助於改善睡眠效率（意指人是正確地度過睡眠週期），並且會降低入睡後清醒的可能性。香蕉通常被盛讚是鉀的最佳來源，但是其實有比它更棒的來源（尤其是想要避免攝取過多的糖）。鉀的極佳來源包括了酪梨、綠葉蔬菜、甘藷、海菜（特別是紫紅藻）、椰子水、黑豆、白豆、優格、鯖魚和鮭魚。

鈣

鈣和骨骼健康兩者往往互為近義詞，但是人體要是鈣不足的話，睡眠也會受到破壞。刊載於具同儕評閱機制的《當前信號傳輸治療》（*Current Signal Transduction Therapy*）期刊的一份研究證明了，人體缺少鈣會造成快速動眼期睡眠和深度睡眠被打斷。我們可以找到的鈣的極佳來源包括了芝麻籽、奇亞籽、杏仁、優格、起司、豆子、扁豆、沙丁魚、羽衣甘藍、羽衣甘藍和菠菜。

身體不舒服嗎？

要是出現了感冒和流行性感冒等狀況，一夜好眠是最有效的治療方法之一。不過，遺憾的是，身體不舒服有時會讓人有無法好好休息的問題。當你要處理討厭的咳嗽時，如果你需要讓自己能睡個好覺的小幫手的話，不用找了，找個最愛的養蜂人就對了。一份隨機、雙盲、安慰劑對照研究就揭露了，蜂蜜完勝了安慰劑，可以顯著減少夜間咳嗽的頻率和嚴重度而改善睡眠品質。蜂蜜也是抗氧化物的極佳來源，而且研究甚至發現，使用蜂蜜來替代糖可以減輕血脂。真是太甜美了！

但是蜜蜂為我們提供的超級食物不只是蜂蜜而已。蜂花粉、蜂膠和蜂王乳都是研究發現最富含營養的一些食物。例如，蜂花粉是一種完全蛋白質，總共含有近二十二種不同的胺基酸，並且富含維生素、礦物質和酶。此外，無數研究都發現蜂花粉對最重要的肝臟功能有保護作用。每天兩小匙蜂蜜就足以維持新陳代謝的運作活力！

鎂

誠如我們在第五章的討論，鎂是對人體最有價值的營養素之一。鎂涉及了我們已知的超過六百多種的人體細胞代謝過程（這是指要是缺少了鎂，人體就有超過六百多種的事情無法完成，或者是不能有效完成）。要不是發現了至少五六％的美國人口都缺少鎂，你可能會覺得這不需要擔心。確保自己攝取許多富含鎂的食物是很重要的事，不然的話，你的睡眠可是會大受影響。

一份二〇〇六年的研究指出，鎂能夠降低交感神經系統的活動（意指「戰鬥或逃跑」

的反應），並且開啟副交感神經系統的活動（指的是「休息與消化」的作用）。刊載於《藥理學報告》（*Pharmacological Reports*）期刊的一份研究也表明，鎂能與抑制性 γ－胺基丁酸受體產生交互作用而有抗焦慮效應。看來電影《獅子王》裡的狐獴丁滿（Timon）和疣豬澎澎（Pumbaa）都會超級愛鎂。

於二〇一二年所發表的一份雙盲、安慰劑對照研究也發現，改善鎂的濃度似乎能改善睡眠效率、增進褪黑激素的功能、降低皮質醇，以及減少睡眠期間醒來的次數。鎂的極佳膳食來源包括了酪梨、南瓜籽、杏仁、黑巧克力、綠葉蔬菜、豆腐、黑豆、多脂魚和螺旋藻。

Omega-3s

牛津大學的科學家已經發現，改善 omega-3s 的攝取量能夠減少睡眠干擾，並有助於較深沉且平靜的睡眠。援引於《神經學前沿》（*Frontiers in Neurology*）的另一份研究也發現，omega-3（特別是 DHA omega-3）的抗發炎作用能減少睡眠呼吸中止的症狀。我們可以找到的 DHA omega-3 的極佳來源包括了鮭魚、鯖魚、沙丁魚、魚肝油、魚子醬、龍蝦和海藻油。請記得回頭參考第四章關於把植物性 omega-3 轉化為 DHA 的完整討論。植物性 omega 類型的最佳來源包括了奇亞籽、亞麻籽、南瓜籽、大麻籽和核桃。

紅燈停、綠燈行

人類的大腦每一秒鐘都在處理好幾十億的資訊。我們通常不會意識到這件事，但是眨眼之間，令人讚嘆的大腦就下達了指令，包括了通過血管的血液流動、維持心臟跳動、消化食物、修復受損細胞、防止身體生病、接收所有感官的訊息、處理記憶、調節體溫，以及其他一大堆的事情，所花的時間不會比全世界的客服人員讓顧客在線上等候的時間那麼久（拜託，請至少選個比較好的等候音樂吧！）。重點是人的大腦不斷地在做許多工作，而且因為有這麼多工作在許多地方發生，情況可能會有點混亂。

隨著大腦進行了一切工作，大腦也需要排除極大量的代謝廢物。不同於其他人體部分有淋巴系統做為細胞外廢物管理網絡，讀者應該還記得大腦擁有非常緊密的保全人員，護衛著想要在大腦保險庫出入的物質。

直到幾年前，研究人員才辨識出讓大腦得以維持一流乾淨程度的清潔小組。這個小組是膠淋巴系統（glymphatic system），而其名稱來源是為了向有助於調節作用的神經膠質細胞致意。雖然膠淋巴小組會在白天做些簡單的工作，但是這其實是個夜間團隊，會在人們睡覺時把大腦徹底清理一番。事實上，膠淋巴系統看起來在人們入睡後會以十倍的力氣去進行清理工作！刊載於《科學前沿》的一份新近研究表明了，入睡之後（尤其是在深度睡眠期間），膠淋巴系統會進入賣力排除廢物和毒性蛋白質的過程。任何妨害睡眠的事物都會破壞膠淋巴系統功能，並且會促進疾病發生與降低認知功能。因此，如果你想要讓大腦排除廢物的過程通暢無阻，並幫助大腦整體健康的話，以下是與睡眠時間有關而你需要減少，甚至是放棄的一些東西。

糖

這裡又要提添加糖的老把戲，研究已發現這會嚴重擾亂睡眠品質。根據丹麥哥本哈根大學的科學家所進行的一份為期六個月的研究，攝取添加糖和加糖的甜味飲料會導致每晚實際減少一個小時的睡眠量！當飲食的全部卡路里量不變，較高比例的添加糖將會偷走一部分的美夢時光。

在關於飲食與新陳代謝的關聯性的討論中，我們已經強烈證明了添加糖是紅燈食物而該束諸高閣。我們現在也知道糖有害大腦健康和睡眠品質。需要在此清楚說明的是，我們在談的是添加糖，而不是全部的碳水化合物。至於我們的新陳代謝藍圖和碳水化合物的攝取臨界點，其另一個因素就是要辨識出多少的碳水化合物攝取量會影響我們的睡眠。

碳水化合物影響睡眠品質的情況是因人而異的。刊載於《營養神經科學》期刊的一份研究指出，極低低醣飲食會顯著改善深度睡眠，但卻會減少快速動眼期的睡眠量。然而，刊載於醫學期刊《刺胳針》的另一份研究則發現，低醣飲食會同改善深度睡眠和快速動眼期睡眠。這裡透露的重大訊息是避免攝取添加糖顯然有助於改善睡眠，而且減少碳水化合物的攝取量也有所助益，只不過碳水化合物對每個人的影響則都不盡相同。毫無疑問，以我們在第四章討論過的高品質碳水化合物為攝取目標，不只對我們的腰圍最好，而且也是讓我們沉入夢鄉的最理想的東西。

酒精

酒精是屬於先發五大巨量營養素之一，而對一些人來說是相當有影響的。端視飲用的是哪一種酒精性飲品，資料顯示了低度到中度的酒精攝取量的效益包括了心臟健康改善、骨骼密度增加，以及防止認知衰退。不過，一旦超過了細微的飲酒標準，包括了內臟脂肪增加、罹癌風險提高，以及提高各種成因的死亡率等等，這些都與過度飲酒有強烈的關係。然而，不論飲酒量是多或少，所有資料都清楚顯示了，接近就寢時間飲酒會導致睡眠週期出現狀況，會像是電影《神鬼奇航》中的傑克船長（Captain Jack Sparrow）醉到跌跌撞撞。

一份新近的統合分析就證實了，儘管接近進寢時間飲酒實際上會幫助有些人較快入睡……不過，其中卻隱藏了一個有害的影響，要遠比籃球選手小奧德爾．貝克漢姆（Odell Beckham, Jr.，一般都叫他是 OBJ）搶到球突破防守灌籃還要厲害。援引於具同儕評閱機制的期刊《醫學網路研究心理健康》（*JMIR Mental Health*），研究人員發現，即使就寢前只喝了一杯酒也會損害睡眠品質。研究發現中度飲酒量會讓恢復性睡眠（restorative sleep）的品質下降二四％，而高度飲酒量對睡眠的損害程度則會達到將近四〇％。宿醉並不只是因為酒精而已，其中包括了來自於酒精對睡眠週期造成的有害影響。

具體來說，酒精顯示出會引起所謂的快速動眼期睡眠反彈效應（REM rebound effect）。當人體系統有酒精的存在，即使已經入睡，快速動眼期睡眠會受到延遲和（或）壓抑，並導致重要的腦部和身體功能無法完全恢復。

為了避免酒精對睡眠造成的影響，我們可以1）完全不喝酒，或者是2）計畫要飲酒時要採行幾個重要策略。

在你喝下最後一杯酒到要上床就寢之前，最好要讓身體至少有兩小時到三小時的恢復時間。這會讓身體在就寢前能夠提早代謝飲入的酒精，而且也讓你有機會善用下一個訣竅，那就是要多喝水。提高身體的水合作用有助於更快消除酒精的影響，不只有助於排掉代謝廢物，而是因為酒精也是利尿劑，也就是說酒精會提高脫水的可能性。脫水是造成宿醉和睡眠品質不佳的另一個主要因素。根據經驗法則，每喝一份啤酒或酒，最好要喝兩杯八盎司的水。

咖啡

關於咖啡和其他如綠茶與紅茶等含咖啡因的天然飲品，我們已經在這本書裡討論過許多相關的驚人效益。只不過這些飲品卻可能會不利於睡眠。

刊載於《臨床睡眠醫學期刊》的一份很棒的研究就檢視了咖啡因對睡眠品質的影響。美國韋恩州立大學醫學院（Wayne State University School of Medicine）的科學家要求實驗對象在不同的間隔時間飲用咖啡因飲品，分別是睡前六小時、睡前三小時，或上床就寢前，接著再檢測他們的客觀和主觀結果。研究人員發現，即使飲用咖啡因飲品的時間是在睡前六小時，那也足以對睡眠品質造成可以測量出來的有害影響！

例如，即使研究參與者可能會主觀地回報自己有七小時的睡眠，但是他們的睡眠週期的客觀測量結果卻顯示了，攝取咖啡因（就算是在睡前六小時）也會導致減少一小時的睡眠時間。這意味著他們就算可能失去意識七個小時，可是身體卻只得到了六個小時的好處。

研究人員特別提到，從廣受歡迎的能量飲料和咖啡所攝取的中度到大量的咖啡因正是罪魁禍首。該研究使用了四百毫克的咖啡因，而這個量剛好超過現在星巴克的「特大杯」咖啡的含量。雖然大多數人不會在睡前喝下一杯特大杯咖啡，但是對某些人來說，極少量的咖啡因也不是完全安全的（這就端視個人對咖啡因的獨特代謝狀況）。

根據美國睡眠醫學學會，咖啡因有約五個小時的半衰期；所謂的半衰期是指在經過特定一段時間之後（就以五小時來說），半數的物質依舊會活躍於人體系統之中。因此，讓我們就以五小時的半衰期為例，如果你攝取了四百毫克的咖啡因，你在五個小時之後還是會有半數（或兩百毫克）的咖啡因活躍於系統之中；再經過五個小時之後，你還有一百毫克；再過五個小時，那會降至五十毫克；如此類推下去。這就是這個研究會顯示，就連在就寢前六小時攝取咖啡因還是會造成睡眠干擾。如果有人能夠高度代謝咖啡因的話，那麼半衰期就會短一點，大概就三小時到四小時。如果咖啡因代謝較差，半衰期可以顯著地長達六小時到七小時以上。

有些人能夠晚點喝咖啡但還是睡得不錯（不論是從客觀或主觀方面來看），但是其他一些人卻根本無法忍受咖啡因，因此最好就是不要喝（除非是很早的時候喝且喝得很少）。

話雖如此，想要享受咖啡和含咖啡因的茶，但又不想干擾睡眠的話，最好的做法就是要為自己訂定咖啡因宵禁時間。我發現大多數人喝咖啡的黃燈信號時間就是在早上，到了下午喝的話就會亮起紅燈信號（如果有人計畫在晚上十點到半夜十二點之間上床就寢的話，那就要在中午過後到下午兩點之間）。這端看個人而異，但這是個值得實行的策略，因為不論信或不信，咖啡因絕對會影響睡眠品質。

當然，有些人還是會這麼想：「才不要呢，我可以在睡前喝一壺咖啡，但還是睡得像個小嬰兒。」首先，你可能沒有錯，畢竟小嬰兒的睡眠模式可以是相當不正常。但你還是錯了，那是因為小嬰兒確實獲得的平和低壓睡眠品質，那是你受到咖啡因影響的睡眠比不上的。援引於《循環》期刊的一份研究揭露了，咖啡因能敏銳地刺激交感神經系統（「戰鬥或逃跑」的反應），即使是經常喝咖啡的人也是如此。對所有人來說，訂定咖啡因宵禁時間絕對是個好主意，就算你相信自己大概有二〇％的血液都是咖啡。

營養如同睡眠的配件

不論是認知表現、防治疾病，或調節新陳代謝，我們的睡眠品質對這一切都很重要。例如，美國史丹佛大學的研究人員發現，睡眠不足會降低飽足感激素瘦素的濃度和提高飢餓素的濃度，進而直接提高身體質量指數。毫無疑問，想要優化自己的睡眠，獲取足夠多的好眠營養素是至關重要的。不過，有些營養配件有助於你的睡眠品質。

本書的宗旨之一就是要說明食物是我們滿足營養需求的首要選擇。食物宛如是讓你的外表和感受最美好的裝備，但是有些特定補充品如同給予活力的配件，具有畫龍點睛之效。

不過，如果你只穿戴配件出門（全身一絲不掛），那會讓你感覺像是個瘋子（除非你正在參加的是如美國一年一度的火人祭〔Burning Man〕活動）。這就是大多數人所犯的錯誤，因為他們認為自己可以重度仰賴補充品來維持健康。補充品真的只是用來輔助良好的飲食和生活型態。因此，請千萬別錯把補充品／配件當成真正的食物／服裝（參加過火人祭的人都可以告訴你，要多花多久的時間才能把沙子從私處清理乾淨）。

儘管如此，我還是在這裡提供一些有用且有助睡眠的補充品，希望確保讀者經常注意到這些東西。

■ 靈芝——刊載於《藥理學生物化學與行為》期刊的一份研究發現，知名的藥用蘑菇靈芝能夠顯著地縮短入睡潛伏期（sleep latency，意味著人可以更快入睡）、增加整體睡眠時間，以及提高非快速動眼期的深度睡眠時間。我喜歡在睡前三十分鐘到四十分鐘喝杯靈芝茶。在「吃得更聰明」額外資源手冊，我羅列了自己最鍾愛的一些來源。

■ 洋甘菊——援引於《醫學輔助療法》（*Complementary Therapies in Medicine*）期刊的一份隨機對照研究證明了，相較於安慰劑，洋甘菊萃取物能夠顯著提高實驗對象的睡眠品質。洋甘菊是另一個極佳的睡前茶，或者可以攝取洋甘菊膠囊。如同其他的東西，請盡可能尋購不含可疑填充物或黏合劑的有機洋甘菊膠囊產品。

■ 纈草（Valerian）——纈草擁有好幾世紀的使用和效用紀錄，而且現在已經成為最受美國人歡迎的有助於睡眠的補充品之一。根據刊載於《藥理學生物化學與行為》期刊的一份研究，對於睡眠潛伏期、睡眠品質和夜間清醒的次數，相較於安慰劑，纈草萃取物在統計上呈現出顯著的改善結果。臨床實驗研究顯示，纈草根茶、乾燥纈草根膠囊和纈草根萃取物都有助眠的效益。

■ 鎂——鎂又再次上榜的原因是1）鎂能對人體帶來廣泛的益處，以及2）鎂被使用在許多過程中而能夠被輕易地排除。市面上有各式各樣可供我們利用的鎂的口服補充品。我也很喜歡鎂的外用補充品（經由皮膚吸收的產品），包括了廣為人知的鎂鹽澡品（Epsom salt baths）和超臨界萃取物（supercritical extracts）噴劑。

■茶胺酸——我們先前在本書的這個部分就已經提過，茶胺酸對減輕壓力和焦慮具有極大效益。我們也提到茶胺酸能夠提高神經遞質γ－胺基丁酸（這是另一個能幫助許多人入睡的補充品）的活性，進而促使一種平靜和放鬆的感受。抵消壓力是茶胺酸最為人所知的作用，而正是這個原因才使得綠茶所含的咖啡因往往不會讓人過度刺激（綠茶正是茶胺酸的最佳天然來源之一！）。一份雙盲、安慰劑對照研究就發現，攝取茶胺酸補充品的實驗對象能改善睡眠的持續時間和效率。該研究指出，每天補充兩百五十毫克到四百毫克似乎會最有效用。

■褪黑激素——褪黑激素是最常被使用且經過妥善研究的睡眠補充品，因此被羅列在此應該是毫不讓人意外。對於許多來說，真正感到意外的是褪黑激素其實不是一種鎮靜劑，而且也不會如同人們認為的那樣有助於睡眠。誠如前言，褪黑激素是人體最強大的生物時間調節器。褪黑激素幫助我們的身體與環境同步，以及調節其他激素的分泌。儘管如此，重要的是要千萬小心使用。

- 由於褪黑激素是強效激素，因此儘管可以不用處方自行到在地商店購買，但那並不表示冒這樣的危險是適當的。刊載於《生物節律期刊》的一份研究發現，服用褪黑激素的時機不對或劑量不對都會讓褪黑激素受體變得不敏感。實質上，隨意使用褪黑激素會造成身體不再能有效地使用褪黑激素。請有效用地使用它。正因如此，對於經常使用褪黑激素的許多人來說，經過一段時間之後，他們會注意到自己的用量會越來越多。倘若褪黑激素是我們睡眠健康策略的一部分，那麼我們就需要聰明謹慎地使用。經研究證實，瞪視放射出藍光的螢幕（來自電腦、手機或電視）會抑制褪黑激素的分泌和增加夜間的皮質醇，而此時為了想要有比較好的睡眠而攝取一些褪黑激素，那反而會事與願違。我們需要有針對整體睡眠衛生（sleep hygiene）的健康實踐方式。許多這方面的事情都與我們的生活型態有關，而若深思熟慮地添加褪黑激素，那就能讓它成為珍貴的一個配件。

- 根據《營養學期刊》的一份統合分析，褪黑激素的一個最大效用似乎就是能夠用來避免時差造成的相位偏移（phase shifts）。如果你將為了旅行而改變時區，隨身帶一些褪黑激素可能有助於快速調整時差。那真的是很棒的事。此外，研究也發現褪黑激素能改善一些人的睡眠效率。針對特定情境使用褪黑激素來讓睡眠回歸正軌，或者是以微量劑量使用一段較長時間，這似乎是最適當的用法。市面上有褪黑激素的膠囊和噴劑式補充品。要盡量選購使用天然來源且有信譽的公司的產品。

保健大腦

本書的這個部分充滿了讓大腦得以盡可能地更加保有健康的訣竅、工具和洞見。不論是改善記憶和專注力，或者更妥善地調節情緒和睡眠品質，食物具有影響各個層面的大腦表現的強大力量。

既然我們的大腦現在已經打好了氣，那就讓我們一鼓作氣進入本書的最後部分，一同進入與吃得更聰明有關的最強大的一個面向。接下來的發現將會讓讀者的各個生活領域更為強大，因此就讓我們動起手指翻到下一頁，因為我們已經到了該讓一切升級到另一層次的時候了！

第三部

用餐時間的科學與「吃得更聰明三十天計畫」

第九章

食物時間

有人問我食物和愛情何者重要，我正在吃東西而無暇應答。

出處不詳

根據我們文化中不成文的營養法則，一天吃三頓正餐是我們「該有的」飲食方式。如果你跟我一樣，你會試著在生活中遵守這個飲食慣例……並因而相信自己身邊的人們也都遵循著這樣的規範。然而，要是深究的話，你會發現這個法則要比你人生的第一部車子還要搖晃不穩。我的第一部車子才開了大約一個星期就在路邊拋錨，讓我落得只能隨便到一家加油站吃零食的下場。

刊載於具同儕評閱機制的《細胞代謝期刊》的一份研究，追蹤了一群成年受試者的飲食習慣，以便了解一般人的實際進食頻率。研究人員發現，不只是一般人並沒有一天吃三頓正餐的習慣，大多數的人往往不會在一天中定時進食（大部分都被當做是在吃零食），而且許多人吃的零食都是隨意的食物組合。例如，有人會吃鮮奶油乳酪奇多三明治（Cheeto sandwich），有人則是吃西式米香配辣味什錦雜果。該研究的首席研究員形容參與研究的人們「很有創意」，而這在科學談話其實是指非常奇怪的意思。

但是我絕對不是在批評，假裝自己從來不會在雞蛋上加起司和番茄醬，或是不曾將香辣口味洋芋片加到三明治再輕輕壓碎來吃。人類就是很奇特，但也因此才造就了我們的不凡。而且我在本書導言已經提過，在整個演進過程的某個時刻，人類試著嚐盡了所能想像到的一切東西。人類祖先為了真正有益的東西而反覆測試了各種食物。他們發現了有益健康的食物、滿足味蕾的食物，以及味道糟糕到讓人在餐後而不是餐前趕緊禱告的食物。他們找到了有藥性的食物、有毒的食物，以及可能有藥性且有毒的食物。至於今日的我們與人類祖先極為不同之處，那就是我們不再需要大地之母告訴我們該吃些什麼。許多人也不再珍惜祖先流傳下來的食物知識。人們現在擁有化學、選擇性繁殖，甚至是接併和切割基因的方法，藉此創造出了成千上萬的新食物。非天然食物成了當下的常態，而且天然食物已經過時了。

我們目前的食物文化還有另外一個不尋常的面向，而我將之稱為便利的悖論。沒錯，一整年都可以取得更多食物確實有助於文明的成長。然而，隨時都能取得數百種或者甚至數千種的不同食品，這麼多食物的純粹可得性則大幅拉高了進食的頻率。前述的研究就發現，從吃第一口早餐到吃完最後一口晚餐（或者是宵夜或在酒吧飲酒）的平均時間是十四個小時又四十五分鐘。這意味著一般人的一天二十四小時大約十五個小時的進食時間，再加上睡眠時間，這看似沒有什麼大不了，但是對於體內的基因來說，這可能就代誌大條了。

該研究的科學家決定要檢視縮短進食時間對某些受試者的影響。在沒有給予其他的飲食建議之下（沒有卡路里、巨量營養素比例或其他的限制），他們只是請受試者將一天的飲食時間縮短至十小時至十二小時之間，實驗結果如下……

經過十六星期之後，研究參與者平均減少了至少三公斤的體重，他們主觀提報自己不但睡得更好，而且活力大增。分析他們的飲食也發現，他們的卡路里攝取量很自然地減少二〇％（即便沒有卡路里攝取量的限制）。他們的體重減輕了，吃著喜愛的食物，而且覺得精力更充沛。表面上看來這可能好到讓人難以置信，但是背後其實有著許多的作用。我們接下來會一一說明縮短進食時間對體內新陳代謝帶來的變化……情況可是會讓人大吃一驚！一般把這種近來越來越受歡迎的飲食法稱為間歇性斷食法（intermittent fasting）。實踐這種斷食法的方式很多。你可能會懷疑這是否又是另外一個曇花一現的新興風潮。然而，間歇性斷食法事實上一點也不新——早餐其實才是一種新發明。

每天的第一餐

我個人其實很喜愛被稱為早餐食物的東西，像是薄煎餅、歐姆蛋、鬆餅……更別讓我開始說起麥片了。然而，對於這些食物和這一類的其他食物，其實並沒有硬性規定要在什麼時候才能吃。文化構念讓我們會在早上吃麥片、午餐吃三明治並在晚餐才吃肉餅。這些文化積累的習慣有不少都是出自於便利性、行銷和社會設計。

在加工食品尚未問世之前，曾經有段時間，我們並沒有按照該食用時間來分類食物。許多人發現到飲食習慣讓自己宛如困在電影虛構的《今天暫時停止》（*Groundhog Day*）日復一日的情境之中。不過，現在是我們跳入《扭轉時光機》（*Hot Tub Time Machine*）的時候了，應該要回頭檢視一下這一切的開端。

絕大部分的人類歷史其實沒有所謂一覺醒來要來份早餐的概念。食物史學家已經指出，早餐是刻意要改變人們的飲食習慣所發明出來的東西。

在農耕時代以前，人類並不是會一覺起來開始研磨東西的朝九晚五的勞動者。人類擅長的是投入短期的策略性工作……狩獵、採集並花許多時間在休閒活動。資料顯示，大多數的農業時代以前的人們根本不會長期工作，這是因為他們不需要為了一天的開展而儲備能量，通常不會從事要耗費大量精力的勞動，而且他們肯定不會吃下一頓豐盛的早餐，接著就去做像是硬舉大石頭、練習波比跳（burpees）和拿著長矛射長毛象的混合健身運動（CrossFit workout）。

歷經了狩獵採集的過程，以及食物可得性的定期變化，人類的演化讓身上擁有了科學家所稱的節儉基因（thrifty genes），至於這種基因最擅長的就是管理能量，不只在食物富足的時候很會囤積脂肪，在食物匱乏的時候也善於燃燒脂肪。

重點是相同的基因好端端地存活在當今人們的體內。就我們所知，雖然農業或許驅策了文明的創造，但是卻也嚴重破壞了人體的新陳代謝運作。在與現代農業建立互利共生關係之前，人類的代謝機制已經發展到可以立即消耗囤積的脂肪做為燃料。然而，當農業融入社會之後，那不久就改變了。如果要在田裡工作一整天，你最好要吃一頓營養豐盛的早餐，因為你會需要的！

到了這樣的年代，工作要耗費更多的是體力，而不是腦力。當然，人類確實還會使用渴求能量的大腦，但是這多半涉及了要從遠遠超過今日一般人所習慣的體力勞動。人類被迫要適應這種情況，演變到了最後，一頓「高能量的早餐」就變成了日常生活的重要之物。不過，刊載於《應用生理學期刊》（*Journal of Applied Physiology*）的一份研究指出：「這種（整日吃不停的）生活型態跟人類的基因組是相互牴觸的，因為我們的基因組極可能是在舊石器晚期（公元前五萬年至十萬年之間）就選擇完成，而這結果是根據一種標準，為了讓人類能夠在食物時而豐盛和時而匱乏的環境變化中存活下來的結果。節儉基因理論表明了，這些波動變化需要人類擁有優異的代謝機制。」這裡要重申其中的用詞：優異的代謝機制。這可能正是我們要留心的重點。

在舊石器時代之後的數百年，當人類不再穿野牛皮做成的纏腰帶，而改穿涼爽的設計師品牌長袍（toga），但在這段期間，早餐依然不是人們日常飲食的一部分。例如，根據食物史學家卡羅琳．耶德姆（Caroline Yeldham）的說法，古羅馬人其實是不吃早餐的，而這是因為他們相信接近正午吃第一餐才是比較健康的做法。讀者應該都知道，古羅馬人對世界上的其他許多文化都有著顯著影響，故而使得這樣的飲食方式也影響了人們很長一段時間的飲食。

到了中世紀時期，修道院的生活深刻形塑了人們的飲食時間，而早餐（breakfast）一詞很可能就是在這個時候首度出現。由於人們那時還不需要在一早進食（除非是苦役、患者或是年邁長者），因此在晨間彌撒之前進食是普遍不被人接受的行為。一直要等到晨間彌撒結束之後，約在上午十點半或十一點左右，人們才會打破徹夜禁食（早餐的英文 break fast 正是源自此字面之意），並食用當天的第一餐。

另一位史學家伊恩．莫蒂默（Ian Mortimer）則認為，（我們現在所知道的）早餐時間是都鐸王朝在十六世紀的發明，是就業觀念普及所產生的意外結果。隨著人們逐漸外出去為雇主工作，而不是在自家土地上為自己工作，人們不再能夠控制自己的時間。一頓豐盛的早餐讓人們得以鎮日工作，通常都不需補充額外的營養。

富裕的人們開始興起裝模作樣的早餐活動，畢竟他們可以賴床而演唱出專屬的火星人布魯諾（Bruno Mars）的《懶人之歌》（*Lazy Song*）。沒錯，就是在床上吃早餐，請上餐！我們現在可以看到當時頹廢晨間宴席的記錄資料，貴族圈會一起聚餐，配菜則是最尊貴的人是誰，或是誰頭戴最棒的假髮等閒言碎語。

一五一五年其實有一項新制定的法令，強硬規定在三月中旬至九月中旬（這段期間的日照最為充足），工匠和勞動者應該要從清晨五點就開始工作，直到晚上七點或八點為止，中間會有三十分鐘的早餐時間和九十分鐘的午餐時間。儘管工作時數會因為白晝變短而稍微減少，但是當人只有一點點時間可以吃飯休息的時候，善加利用才是王道。

在工業革命發生之際，隨著電燈泡的出現而能夠照亮工廠，此時也全面催生了一年到頭都在工作的模式。從頂頭上司到工廠工人，一星期要勞動一百個小時是稀鬆平常的事。也就是在這個時候，工作前先用餐變成了各個社會階層的日常。

經過了這一番了解，儘管我們知道早餐可能是一種新發明，但是這不意味著我們不該選擇吃早餐。早餐並不是人類原本生活的一部分，但是洗澡也不是。因此，我絕對不是要表示，早餐是我們無法健康參與的新事物。吃早餐不同於定期洗滌私人部位，要是我們每一天能夠有大部分的時間不進食的話，那就可以產生我們接下來要談論的一些驚人益處。本書提供了兩種版本的「吃得更聰明三十天計畫」，其中之一遵循傳統早餐時間，另一種則是採取聰明間歇性斷食模式（我們很快就會對此詳細說明！）。這兩種版本都相當有效，但是讓我們先來談談為什麼間歇性斷食如此值得重視。

間歇性斷食與激情

現今的人們使用著許多論據充分的間歇性斷食版本。有些指示要輪流一天「正常」飲食和隔天進行斷食（只吃些許食物或是不進食——通常是指在斷食日只攝取最多五百卡路里的熱量）；有些則指示人們要正常飲食五天、之後斷食兩天，如此反覆實行；其他版本則通常建議一週實行一、兩次的二十四小時斷食。另外還有些版本僅是提倡要按照適合自己的時程來決定不吃某頓正餐，享受活在當下即可。

我在這個領域已有將近二十年的時間，看過不少事物的興起衰更迭。我從中了解到大多數人共通的成功之道，其實都只是每日安排十二小時到十六小時的斷食時間（其中有不少彈性的做法，我稍後會再加以說明！），而十六小時斷食和八小時進食是有最多證據背書的做法。儘管間歇性斷食的性質類型大概跟《玩命關頭》（*The Fast and the Furious*）系列電影中的角色類型一樣多，但是研究顯示了全都有著極為類似的效果。話雖如此，讀者接下來所得知的益處可以普遍應用於各種方式。然而，我要再次重申，在「聰明間歇性斷食法」（Smart Intermitent Fasting program）中，最為成功的執行人和手段都是以每日控制進食和禁食時間為基礎。

間歇性斷食能夠改善代謝功能

從本書先前的章節，讀者應該已經了解，大部分的人體新陳代謝都是由激素功能所主宰。間歇性斷食的最佳好處就是可以啟動激素變化，進而更容易取得囤積在體內的脂肪。刊載於具有同儕評閱機制的期刊《肥胖》的數據資料指出，採行間歇性斷食如同是扳動了「代謝開關」而改變了代謝作用，從原本生產和儲存脂肪，轉變成以自由脂肪酸和源自於脂肪酸的酮的形式，藉此調動體脂肪來獲得燃料。直白說來：間歇性斷食會扳動開關開始使用脂肪，而不是囤積更多脂肪。

當我們在第二章探討人體的代謝劇院所扮演的激素角色的時候，我們提到了胰島素是儲存脂肪的主要驅動力，而它的孿生兄弟升糖素則是釋出和利用脂肪的重要動因。間歇性斷食有助於讓升糖素掌控大局，並且同時提升胰島素敏感性。哥本哈根大學的研究人員就發現，間歇性斷食不只能快速降低胰島素抗性，也能消除胰島素造成抑制細胞釋出脂肪的障礙。他們的研究也揭露了，間歇性斷食會對人體的重要飽足感激素帶來一些重大影響。

讓飢餓激素和飽足感激素重回正軌，正是我們得以長期維持健康和體能的重大關鍵。脂聯素是人體最重要的飽足感激素之一，數份研究都指出間歇性斷食會增加其分泌。讀者應該還記得，研究人員已經發現，最佳的脂聯素濃度可以在不增加食慾的狀況下協助減脂。我們也知道脂聯素有助於人體將脂肪從內臟（腹部脂肪）部位移轉到皮下脂肪部位，而脂聯素濃度低下與肥胖、較多腹部脂肪和胰島素抗性有關。刊載於《內分泌學期刊》（*Endocrinology*）的一份研究也揭露了，間歇性斷食能增進如神經肽Y等其他與飽足感有關的激素功能，並且有助於減脂和維持精實肌肉量。

我們因此得到了一個很重要的論點——間歇性斷食並非是傳統的限制卡路里飲食法。不通常只要將卡路里的攝取量分配到斷食時間，人就不必大幅限制卡路里攝取量來減脂。不只是代謝功能效率會確實因而提升，人體也會更習慣燃燒脂肪來做為能量。此外，這就是以小改變來獲得巨大回報的「聰明間歇性斷食法」的重點，讓人可以藉由間歇性斷食來保護人體的主要「燃脂組織」——肌肉組織。

在以傳統的限制卡路里方式來減重的人們中，有驚人比例的人不只會復胖，還會越來越難減重成功。這個代謝難題的一個關鍵就是他們所流失的寶貴肌肉量。人身上的肌肉是很貴重的（從卡路里方面而言）。一般而言，人的身上有越多的肌肉，就能在活動和休息的時候消耗更多的卡路里。有太多人認為運動能讓自己以《東京甩尾》（*Tokyo Drift*）的方式甩掉脂肪，進而擁有夢寐以求的身材。然而，運動實際上對減脂的作用是有限的。人體代謝機制在非運動時間的運作情況才是翻轉一切的關鍵，也就是所知的靜止代謝率（RMR）或是靜止能量消耗值（resting energy expenditure, REE）。根據刊載於《美國臨床營養學期刊》的一份研究的推斷，減重會造成靜止代謝率劇降是因為肌肉量的流失。如同電影《玩命關頭8》的主角，間歇性斷食的作用就是能讓苦苦無法甩掉肥油的人能夠宛如「擁有氮氣加速系統」而減重達標。

刊載於《營養學進展》（*Advances in Nutrition*）的一份重點新研究就斷言，健康的個人以標準限制卡路里飲食法所減掉的體重，其中有超過三五%都是原本的肌肉量。至於過重或肥胖的人，他們減去的體重中則至少有三〇%是珍貴的肌肉量。根據國際肥胖研究學會的一份報告，在保留肌肉量方面，間歇性斷食的成效要比限制每日卡路里攝取量來得更加顯著！藉由間歇性斷食達到基因表現的改變與激素功能的改善，這似乎可以提升肌肉組織的保留率，並且同時提高減脂效果。真不賴！既然談到了間歇性斷食和減脂，我也不得不提到一個事實，那就是間歇性斷食也被證實可以提升米色脂肪細胞轉變成燃脂的棕色脂肪細胞的轉化率。

在前文提過的那份刊載於《肥胖》期刊的研究中，研究人員也指出，代謝轉換一般都會出現在停止進食後的十二小時之後。只要在晚上八點以前吃完當日的最後一餐，消磨一下時間後就上床睡個好覺，然後隔天早晨八點之後才吃第一餐，這就是啟動這些益處的一個簡單範例。另外再攝取本書提到的那些有助增進激素健康、促進消化和強化肝功能的強大營養素，如此一來，你就擁有一套基本做法，可以幫助體內新陳代謝持續產生更強更好的效果。

間歇性斷食能夠促進大腦健康

根據刊載於《分子神經科學期刊》（*Journal of Molecular Neuroscience*）的資料，間歇性斷食可以刺激大腦製造新細胞。讀者從本書第二部分已經了解新的腦細胞得來不易。要讓大腦擁有一些活躍的新細胞來運作腦部和創造記憶，間歇性斷食正是能讓人達此目的的少數方式之一。

間歇性斷食不但會刺激大腦產生新細胞，還可以讓體內原有的神經元運作得更好。許多研究都揭露了，間歇性斷食能夠提升體內被稱為腦源性神經營養因子（brain-derived neurotropic factor，以下簡稱 BDNF）的濃度。BDNF可以強力協助腦細胞的健康發展和存活。研究也顯示 BDNF 能夠改善神經可塑性、增強認知功能，以及保護大腦免於受到眾多疾病的侵襲。

刊載於《精神醫學調查》（*Psychiatry Investigation*）的一份重點研究指出，憂鬱症、恐慌症和其他的情感疾病的較高罹患率與缺乏 BDNF 有關。這是間歇性斷食所能帶來的另一個顯著益處。在《精神醫學研究》期刊的一篇重點研究中，臨床醫師發現只要患者進行短期斷食，八〇%的人都能夠減輕憂鬱症的症狀，以及改善焦慮量表的表現。

大衛・博瑪特醫師（Dr. David Perlmutter ）是《紐約時報》暢銷作家，在我與他的一次談話中，他告訴我BDNF對腦細胞來說就像是神奇的美樂棵品牌（Miracle-Gro）的園藝肥料。BDNF 有助於支持和改善諸多功能，而我們的飲食則會對 BDNF 的生成有極大影響。他告訴我的這番話呼應了刊載於《神經科學》（*Neuroscience*）期刊的一份研究結果，那就是富含精製糖和受損脂肪的飲食會降低腦部的 BDNF 濃度。糖會抑制腦部 BDNF 的生成，而間歇性斷食則是可以促進這種「神奇肥料」產出的少數事物之一，進而幫助我們獲取可能的最佳成效。

間歇性斷食也與我們在第八章探討過的腸—腦—睡眠的連結有關，一份於二〇一一年發表的研究就指出了，間歇性斷食可能會提升腸道和腦部的褪黑激素濃度！褪黑激素是一種極為重要的激素，影響著我們體內負責調節腦部功能與新陳代謝的晝夜時鐘。

間歇性斷食能夠改善大腦功能的方式顯然相當多，但是我還要跟讀者多分享一種方式，因為這一種可能才是最重要的。間歇性斷食已被證實會直接促進神經元的細胞自噬作用。這種作用涉及了清除和回收損壞的腦細胞的過程。如同前一部分的說明，有效率地移除大腦廢物對其運作效能絕對至關重要，因此當你的腦細胞需要幫助的時候，間歇性斷食就可以做你的靠山，如同《玩命關頭》電影中的唐老大（Dominic Toretto）所說的話：「我有的不是朋友，而是家人。」

間歇性斷食能夠降低罹病風險並延緩老化過程

間歇性斷食最棒的益處之一就是對發炎的影響。我們在本書先前的部分就已經討論過，過度發炎的狀態是一股具毀滅性的力量，足以燒毀人的新陳代謝和腦部健康。不過，我們能夠做一些行之有效的事情來幫助我們遏止發炎反應。

刊載於《營養學與新陳代謝年鑑》（*Annals of Nutrition and Metabolism*）的一份研究顯示，每天進行十二小時的間歇性斷食，就足以大幅降低同半胱胺酸（homocysteine）和C反應蛋白的濃度，而這兩種物質是心臟病與全身性發炎的主要指標。

不能有效移除代謝廢物，是最常被忽略的氧化壓力與發炎的成因之一。斯克里普斯研究所免疫學與微生物學系（Department of Immunology and Microbiology at the Scripps Research Institute）研究人員發現，間歇性斷食對全身（不只是大腦）的自噬作用有著深刻的影響。間歇性斷食所引發的細胞清理可以加速代謝廢物的移除，讓人體的細胞、組織和器官運作得更有效率。

針對間歇性斷食對癌症等慢性疾病的效用，現今已有大量研究正對此進行檢驗，而且至今得出的數據相當可喜。《老化與發展的機制》（*Mechanisms of Ageing and Development*）所刊載的一份動物研究，探究了間歇性斷食對淋巴瘤（lymphoma，與淋巴和免疫系統有關的一種癌症）的影響。該研究讓中年老鼠進行了四個月的間歇性斷食，結果發現淋巴瘤的發病率降低了三三%！至於沒有施行間接性斷食的對照組，發病率則是維持不變。這也是非常可喜的結果，但仍需要進行更多以人體為試驗對象的研究。

能夠同時做到預防疾病、減少發炎與改善自噬作用，間歇性斷食可說是讓人得以開始延年益壽的極佳起點。不過，好上加好的是間歇性斷食還能帶來青春活力，因為研究顯示間歇性斷食也能夠持續促進人類生長激素（HGH）的分泌。根據維吉尼亞大學醫學院的科學家，間歇性斷食可以將血液中的生長激素濃度提高至五倍之多。人類生長激素通常被稱為青春激素（youth hormone），素以促進肌肉發育、防止肌肉流失、增強細胞修復，以及提高整體精力和表現而著稱。

打造出進食和斷食的策略性時段，是你的超級英雄工具腰帶中最強而有力的工具之一。然而，我在此要先讓讀者知道的是，你並不需要死命遵守自己打造出來的進食和斷食時間。要是在某一天的斷食時間，你實在是餓了，那就吃點東西吧。如果你的家庭早餐聚會或是重要的商業晚餐正好與飲食時段衝突，那就吃點東西吧。這有點像是我們的祖先被迫採取的做法一樣，要懂得兵來將擋、水來土淹。不要讓任何的飲食法主宰你的生活而為自己帶來更多的壓力，而我談及的飲食法也包括在內。誠如前言，我想要確保的是讀者能擁有為自己做出最佳選擇的工具……不管是身處於怎樣的處境之中。這本書與這份飲食計畫的主角是你，而這就是為什麼適時加以調整，並打造一份專屬的計畫是如此重要。

我在這些年來遇見許多人，他們在過去為減重而苦，並且往往會潛意識地相信「如果不覺得餓，那就是做錯了」。而這正是節食產業最危險的信念之一。沒錯，我們每個人有時候都會覺得餓，但要應付經常性飢餓，甚至意圖要處於更飢餓的狀態，那就猶如是買了一張「鐵達尼號」頭等艙的航行船票，注定要沉船了。

如果我們看似吃得很健康，但是卻經常感到飢餓，那大概不是飲食發揮效用，而是出了什麼狀況的信號。經常性飢餓可能意味一些情況，如營養缺乏、激素失衡與戒糖反應。《吃得更聰明》這本書會以這些為討論重點絕非偶然。我們希望能夠確保讀者擁有營養基底，進而達成自己的目標。

間歇性斷食顯然會帶來一些重要的益處，現在就讓我們遵行著這個方向，直接進入「吃得更聰明三十天計畫」的訣竅吧！不過，不用像電影《玩命關頭》一樣，你不需要為了獲得自己真正期盼的結果而投入另外一個高速飲食計畫。這份計畫的目的是要讓你擁有能力和迎合你的生活型態的營養。我們在打造的是專屬你個人的身體並為之添加能量，好讓你能享受未來的人生旅途，一路上充滿樂趣，感覺舒暢，並且翻轉生命中的每一個環節。

第十章

暖場：常保成效的更聰明工具

沒有策略，執行是盲目的；缺少執行，策略是無效的。

張忠謀

到此為止，我們已經一起經歷了一段很棒的旅程，而我很興奮本書的讀者們將能夠善加利用所學習到的東西。我們在第一部分談論了食物如何以難以置信的方式影響我們的新陳代謝，包括：幫助脂肪燃燒的激素和酶的實際運作、一勞永逸地破除傳統卡路里的教條、對新陳代謝會造成破壞而導致體脂肪成長的三個損友，以及關於巨量營養素團隊的五大先發隊員的深入探索。此外，我們也談論了對減脂來說最有效且經過妥善研究的各式各樣的食物，而這些都是讀者能夠在本書的計畫中加以實踐的東西。

在第二部分，我們的焦點轉向深度檢視食物是如何影響我們的認知能力、我們的睡眠品質（經由腸道—大腦—睡眠的聯結）、我們的情緒，以及我們與自己和他人相互聯結的能力。在本書中，最令人大開眼界的一些資料都證明了，食物足以影響我們人際關係的品質。不只如此，我們還觀察了食物如何能夠確實讓家庭與社群更加凝聚。令人驚訝的研究揭露了，不過是經常與心愛的人坐下來一起進餐，這麼簡單的習慣也能夠直接改善我們的食物選擇、降低壓力的負面影響，而且甚至能改善身體組成。這指出了一件事，那就是不只是我們吃的東西，而且還包括了我們怎麼吃和我們是與誰共餐，造成的結果可以是天差地別！

本書的第三部分則透過檢驗進食時間把我們的討論提升至另一層次。我們檢驗了好幾百萬人都經驗過的傳統卡路里限制飲食所帶來的生物反作用力。當人們出現強烈的肌肉流失、飢餓感提高和無時無刻的情緒波動，這些都變成了人們隨意採行限制卡路里的飲食時，他們必須接受自己要付出的正常代價。本書這個強大的部分揭露了，只需簡單地依據進食和斷食的「時段」來分割卡路里攝取量，那就有助於我們保留珍貴的精實肌肉組織、改善最重要的代謝激素的功能，而且甚至能夠強化認知能力與延緩老化的跡象。

我們已經探討了難以置信的大量資訊。要是你感到無精打采、感到好奇，或者就是想要學習更多的東西，你絕對可以自行回頭閱讀任何相關的章節或部分，以便溫故知新。當你用新的眼光去重讀時，我敢保證你一定會發現新的事物！

我們現在進入的是讓我們見真章的一個章節，也就是要把從書裡學到的東西放到真實世界付諸實行。不過，你絕對不會是在沒有事前準備的情況下就貿然開始嘗試。這本書也要確保你擁有保證能夠成功的工具和洞見，而且同樣重要的是你同時能享受實行的過程。以下是有助於快速轉型的一些寶貴訣竅。

快速轉型訣竅（F.A.S.T. TRANSFORMATION TIPS）

把某種間歇性斷食納入你的養生法會帶來明顯的巨大好處。而「聰明間歇性斷食法」之所以會如此有效，那是因為我們策略性地處理了常見於一般傳統間歇性斷食和飲食法的陷阱。利用這裡提供的以英文字首為代表所組成的「F.A.S.T.」（行文間以「快速」之意來表達）的策略，讀者將能加快得到想要的結果，並且讓一切符合個人所需，藉此健康地達成目標並在未來持續下去。

F：找出進食與斷食的理想時段（Figure Out Your Ideal Eating and Fasting Windows）

在這個部分的開頭，我們特意提到援引於具同儕評閱機制的《細胞代謝》期刊的一份研究。該研究揭露了，只需讓研究參與者改變進食的時段，也就是從鬆散的每天約十五個小時，變成更限定的十到十二個小時，如此一來就能顯著地減少更多體重、改善睡眠，以及整天更有精力。想要獲得間歇性斷食的最大好處，首要步驟就是要專注於個人的理想進食與斷食的時段。

當人們轉為進行間歇性斷食時，最常犯的錯誤就是做得太極端，從原先的「不論何時」

都在進食，為自己打造出了一個簡短的進食時段，只是實在是時間過短且進行太快。沒有策略性的進食與斷食的時段之前，對大多數的人來說，吃東西是輕鬆愉快且鬆散的一件事。如果我們突然間過快地關閉進食時段，使得吃東西不再讓人輕鬆愉快，那可能會讓人很快就感到相當苦悶。如此一來，許多人就會不再理會斷食時段（大概是馬上跳窗去追快餐車）。真的沒有必要讓自己餓過頭而開始出現想要大吃特吃的反彈情況。因此，請循序漸進地關閉進食的時段，好讓自己的身心能適應新的飲食習慣。

選定每日的斷食時段。斷食時段真的可以是自己想要的任何時間。對大多數人來說，十二個小時的斷食期是很容易開始的時段。很棒的是你的斷食時段也包含了睡眠時間！

先從十二個小時的斷食開始，一星期或兩星期之後再把斷食時段增加為十二半小時或十三個小時，只要你感覺良好，盡可如此增加下去。請務必記得，根據刊載於《肥胖》期刊的資料，做完一段十二個小時的斷食就可以開啟「代謝開關」（metabolic switch），不只能強化許多激素的表現，也能強化調節代謝的器官系統。一段簡短的斷食就能有極大的功效。

有紀律的間歇性斷食的普通做法是晚上八點前就吃完當天的最後一餐，接著就是等到隔天早上八點（或八點以後）才吃下一餐。不用多說，你絕對會開啟許多已經學習到的間歇性斷食的好處。為了強化結果，你可以循序漸進地延長斷食時段。例如，如果晚上八點前就吃完了晚餐，斷食時段可以延長到隔天早上十點、十一點或中午，這麼做會為許多人帶來更為顯著的結果。對許多人來說，經證實最有效果的斷食時段是十六個小時（只要遵照本書提供的額外訣竅，這是很容易做到的）。最有效用的一段斷食時段是介於十二個小時到十八個小時。斷食時間比這還長是沒有必要的。

保羅．B

當我開始進行為期三十天的挑戰時，我對自己並沒有太大的信心。我從來沒有成功地遵照一個營養計畫超過兩個星期以上，而且自從小學之後，我從來不曾在晚上十點之前就上床睡覺。當我是全日制大學生，不只要兼職打工，還要參加和輔導田徑比賽，同時開始了一段新的關係，生活總是讓我很難那麼做。我算是吃得很健康，但是我從來不曾擁有能夠自傲的習慣或身體，足以實際呈現出我在運動方面所投注的心力與時間。

我決定要徹底改變自己的思考方式。與其為了得到夢寐以求的最佳身體而過度擔心細節，我只關注在兩件事情：

1. 進食時段：有紀律的斷食。每一天醒來之後就補充水分和喝一杯咖啡，到了中午時才進食，餐點包括：高品質蛋白質、蔬菜、健康脂質食物和天然的碳水化合物。要慢食，別躁進。

2. 休養生息：到了晚上九點半就要逐漸放鬆下來，並且不再盯著任何螢幕。

我的體重從一開始的九十六公斤減輕到九十二公斤或九十三公斤。我在蹲舉和硬舉取得了七個個人最佳成績，並且跑出了要比體重八十六公斤時還要快的幾次快跑時間。而這一切發生的期間，我花了比較少的訓練時間、睡得更多，以及每週洗三次的蒸氣浴。

我最大的心得就是致力堅持不懈讓我取得小小的進展，但讓我得以從情感上與精神上持續累積下去。我真的都忘了這是為期三十天的挑戰，因為它讓我覺得自己無縫交接到一種新的生活型態。等到一個月的挑戰結束之後，我的體重減少了三公斤。我不需要餓肚子就做到了，而且還改善了我的個人表現。我覺得自己是以正確的方式達成目標。謝謝尚恩讓我擁有了可持續進行的方法！

A：適應自己的生活型態（Adjust to Your Lifestyle）

關於「聰明間歇性斷食法」，另一個最棒的部分就是讓我們可以根據自己的生活型態去調整。不管你的目標是要改善認知功能、提高減脂，或強化對抗疾病的保護力，「聰明間歇性斷食法」都能夠讓你勢如破竹地達成目標。

例如，在寫這本書的時候，我的目標是每天要擁有更清晰的思考、更高的專注力和更大的精神能量，好讓自己在書寫過程中處於最佳狀態。為了達成目標，我安排好了所有事情，都是在斷食期間進行大部分的寫作。這不僅讓我得以有最好的精神狀態來執行寫作計畫，同時也摒除了我過去執行計畫時會干擾而讓我分心的一件事情。

在我的職涯初期，儘管我吃得很健康，但是我卻沒有理解到自己養成了不停地吃東西的習慣。我的日子都是圍繞著下一餐要吃什麼而打轉，但是卻不是花在創作上，因為我總是會為了找食物或吃東西而分心，接著還要處理餐後認知減緩的情形。對我來說，在我寧願享受生命的時刻，「聰明間歇性斷食法」確實幫我排除了打點下一餐的壓力。此外，強化的大腦能量讓我可以更快地完成更多的事情，因而每天有更多時間陪小孩、運動、投入其他熱愛的計畫，以及與親朋好友坐下來一起共餐。我按照自己的生活形態和想要達成的目標來安排一切，而你也可以這麼做。

譬如，倘若你樂於當個夜貓子，常常到半夜或凌晨一點才上床睡覺，你可以把斷食時段設定為晚上十點到隔日中午，那就相當於一段結結實實十四個小時的斷食期。你不需要為了得到好結果而遵照那些經常被推銷得千篇一律的斷食時段。

就這一點的另外一個做法就是根據運動時程和訓練目標來訂定最相符的斷食時段。很棒的一件事就是，如果是在斷食時段進行，有些特定類型的訓練甚至會更有效果（如果讀者想要知道更多資訊，在本書第四七九頁額外飲食祕訣有進一步的說明）。不過，當你接受的是團隊運動的訓練，而你想要取得一些訓練前的營養，並且依然會獲得間歇性斷食的一些好處，若嚴格地從排程的角度來看的話，要是你想在早上七點吃點食物或喝些高蛋白奶昔，以便參加八點的訓練，你可以把斷食時段訂定為從前一晚的晚上六點或七點開始，這麼一來也可以獲得斷食十二個小時到十三個小時所帶來的效益。請特意根據自己所需和想要的目標來訂定符合的斷食時段。接下來，讀者很快就可以得到本書提供的一個有用的排程範本，並可依據自己的時程來調整出最符合所需的斷食時段。

根據個人生活型態來調整一切事物時，以下是要注意的一些關鍵點：

■要堅持不懈，但不要神經質。你的大腦和身體總是在尋找方法讓東西能自動化到成為一種行為模式。只要你能夠堅持執行「聰明間歇性斷食法」的時程，整個過程就會愈加順遂且更讓人享受其中。只不過人生難以預料！因此，如果你無法完全遵循正常的固定時程（或許是上班要遲到了，或許是旅行而轉化了時區，或許是要與家人一起吃個不常發生的早午餐），說真的，不用擔心。你只需盡最大的努力恪守基本原則，在接下的幾天回復到固定的時程即可。固定時程被偶爾打亂是可以預期的事，你要從容應對，並繼續享受計畫為你帶來的好處。

■了解飢餓和習慣之間的差別。在延長的斷食時段期間，有一小部分的人會在頭幾天發現自己會感覺比較餓，但是他們的身體很快就會適應。因為我們的身體天生就會探詢自動化行為，只要我們做一件事做得夠久，我們實際上可以訓練自己在某些時候才感到飢餓或想吃東西（即使我們其實並不餓）。因此，舉例來說，如果你讓自己在很短的時間內開始在晚上六點吃東西，你的身體也會在六點左右開始生產激素、釋放神經遞質和分泌消化液，做好迎接食物的準備（不管你到底有沒有吃東西！）。你的身體已經被編好程序了。這已經成了習慣。好消息是情況反過來的話也行。當你的斷食時段已經建立完成之後，你的身體很快就會適應不同的進食時間。對於大多數採行「聰明間歇性斷食法」程序的人來說，他們會發現自己不會像在採行這個計畫前那樣經常感到飢餓。只要納入許多有助激素健康的食物來幫助你在本書裡了解到的微生物群系，你的生活就不會再經常出現感覺自己超餓的情況。排除過度飢餓感讓我們得以滋養習慣並讓習慣升級，而這個計畫能夠幫助你達到這兩個目標。

■牢記基本原則。許多人都具有一個令人難以置信的天分，那就是能把事情搞得更困難。我對此很清楚，因為我自己就是自我破壞（self-sabotage）粉絲俱樂部的總裁。我後來終於放棄了這個職位，那是因為我理解到我們為了「勤奮努力」所付出的許多心力，其實都是我們不自覺地為自己設下的阻礙。就讓我們以管理飢餓感的目標為例，不管是傳統的卡路里限制飲食法，還是更有效用的「聰明間歇性斷食法」，當我們沒有涵蓋到諸如獲得充足睡眠的基本生理需求，我們就會讓飢餓感成為更大的阻礙。我們在前一個部分已經談論過，美國史丹佛大學的科學家已經發現，睡眠不足會減少飽足感激素瘦素的濃度，並且會提高飢餓素的濃度。這兩種情況同時出現肯定會造成我們更掙扎於食物選擇方面的問題。

- 採行「聰明間歇性斷食法」多年之後，我只會在前一晚沒有睡好的情況下才會在隔早感到飢餓。除此之外，我還注意到自己可能會更想要吃比較甜的東西，就像是「貝蒂妙廚」（Betty Crocker）試著要偷偷溜進我的心理私訊之中。幸運的是我採行「聰明間歇性斷食法」的時間已經夠久，讓我了解到身體所傳送的那些微妙訊息。當不規律的飢餓感向我襲來之時，我的眼前就會跳出彷彿電影《關鍵報告》（*Minority Report*）中的科技螢幕，讓我得以檢視一遍心理檢查表：「我現在怎麼會覺得餓呢？真奇怪……我是不是沒有睡好？還是說我有很多壓力呢？我是不是需要慰藉才讓『貝蒂妙廚』想趁機與我共餐呢？」當然，我做完了自我檢查並確保自己營養良好且適當補水，但是我知道飢餓感可能是受到我們攝取的東西之外的其他因素的驅動。我從自己和過去其他採行規定飲食的好幾百萬人所犯下的錯誤中得到教訓。那就是要確定涵蓋所有基本原則，如此一來就能避免為自己帶來不必要的難題。我們需要讓身體獲得所需的修養生息、關注壓力的管理，並杜絕與「貝蒂妙廚」有任何接觸。吃得更聰明帶來的最美好事情就是有助於改善睡眠、減輕壓力，並讓有助人體的東西符合自己的代謝時間軸。

S：利用輔助性營養保障成效（Safeguard Your Results with Supportive Nutrition）

人們進行間歇性斷食所犯的最大錯誤並不是顯而易見。因為我們有特定的進食時段，許多人因此自然而然就會出現整天吃得比較少的傾向，箇中原因並非是他們必須這麼做，而是他們覺得自己很強壯且感到滿足。

問題並不是人吃了比較少的食物，而是人確實吃下的食物並沒有提供身體所需的必需營養素。誠如我們先前在本書的討論，只是營養素缺乏就足以暫停減脂、壓抑認知功能，以及甚至會打亂睡眠週期。在進食時段，極為重要的就是要攝取能滿足身體高層次表現所需的營養素。

例如，在本書的第一部分，我們特意提到刊載於具同儕評閱機制的《環境健康視野》期刊的資料，該研究證實了微量營養素（如維生素、礦物質和類胡蘿蔔素）能以許多方式來調節基因表現。該研究說明：「食物中的許多微量營養素和生物反應化學物質都會直接影響到代謝反應，其決定了激素平衡、免疫能力、排毒過程，以及利用巨量營養素來做為能量與成長之用等一切事物。」至於飢餓感的驅動力，其中之一就是尋找和消化那些控制了所有體內細胞功能的主要巨量營養素與微量營養素。身體缺少了它們就會導致暴飲暴食和過度飢餓。這就是許多飲食法（包含了千篇一律的間歇性斷食計畫）會失敗的主因之一，而且也是「聰明間歇性斷食法」與眾不同之處。

我們在進食時段的任務就是吃美味的食物，藉此傳送巨量營養素與微量營養素給體內細胞，以便幫助減脂、認知功能和能量平衡。在《吃得更聰明》這本書中，我們從頭到尾都強調了這些食物，並為讀者匯集了美味食譜。

除此之外，你也可以在進食時段的期間納入一些營養！有些食物和飲品確實能夠強化間歇性斷食的好處。營養研究員和暢銷作家奧里・霍夫梅克勒（Ori Hofmekler）曾告訴我，有一類「模擬壓力營養素」（stress-mimicking nutrients）能夠產生如同節食和運動的許多益處。食物中的這些模擬斷食化合物（fasting-mimicking compounds）能夠輔助許多可見於間歇性斷食的過程，像是改善自噬作用、增強腦力和提高減脂效果。

以下且讓我們來檢視可以在斷食時段納入的模擬斷食營養素的一些來源：

咖啡

咖啡具有許多能夠提供模擬斷食特性的營養素。就基本層次來說，因為咖啡的卡路里含量可說是微不足道（每杯只約含兩卡），因此啜飲咖啡嚴格來說並不會破壞斷食。除此之外，咖啡可以提高飽足感脂聯素的分泌，故而有助於斷食時段的飽足感。另外，刊載於《美國臨床營養學期刊》的一份研究則揭露，咖啡也能夠刺激另一種飽足感激素膽囊收縮素的分泌。膽囊收縮素主要是由腸道細胞所生產，而這種多產激素對脂肪的新陳代謝的諸多面向起著相關作用。

然而，相當值得玩味的則是我們可以在咖啡中發現的綠原酸（chlorogenic acid），因為研究發現這種營養素不僅能夠提高體內囤積脂肪的分解，同時也會提升對肌肉組織的保護。根據刊載於《生化藥理學》期刊的資料，咖啡之所以能夠達到這種效益是通過AMPK（腺苷單磷酸活化蛋白激酶）的活性。讀者可能還記得本書第二部分就已經提過，AMPK對人體健康具有幾個很棒的影響，包括：改善傳送到腦部細胞的葡萄糖數量、調節發炎狀況，以及強化清除細胞廢物的自噬作用。

任何有助於維持寶貴的人體肌肉組織的東西都是極為重要的。咖啡（在不添加糖等有問題的添加物之下）之所以能夠幫助和模擬間歇性斷食的好處，那就要感謝其對於AMPK的效應，以及其有助於維持珍貴的人體肌肉組織。不過，請務必了解，選擇提供這些益處的咖啡時，極為重要的就是咖啡的品質。我在「吃得更聰明」額外資源手冊與讀者分享了我的咖啡建議清單（並且會隨著發展而定期更新）。要是想讓咖啡比較好喝和彰顯間歇式斷食的益處的話，那就可在咖啡裡加些MCT油。

MCT油

我們先前就已經揭露了 MCT 油（一種中鏈三酸甘油脂的濃縮物）能夠如何為大腦和新陳代謝帶來許多驚人好處。嚴格來說，在斷食時段的期間納入少量中鏈三酸甘油脂確實會為身體提供些許卡路里。然而，中鏈三酸甘油脂能以幾個方式去實際模擬和延展間歇性斷食的結果。

間接性斷食所帶來的最令人渴望的好處之一就是能夠提高極佳的酮體生產。沒錯，這些酮能做為神經元的燃料，而且這些酮確實也能被用來幫助人體的無數代謝過程。不過，酮所具有最有價值的屬性之一就是對肌肉組織有極佳的保護作用。《營養與新陳代謝》期刊的一份重點報告就證實了，酮能夠防止肌肉蛋白質分解，並且調升胺基酸被肌肉細胞所吸收。實在是讓人讚嘆！

我們現在都知道相當低醣／高脂的飲食可以提高酮的濃度，而且斷食也可以提高酮的濃度，但是攝取中鏈三酸甘油脂也能夠提高酮的濃度（即使沒有斷食或採行高脂飲食）。在斷食期間，攝取中鏈三酸甘油脂就能以此方式模擬和幫助斷食所帶來的好處。此外，根據刊載於《國際肥胖與其他代謝失調期刊》的資料，研究發現中鏈三酸甘油脂能提振囤積脂肪的氧化作用，並同時提高飽足感。該研究也提到，中鏈三酸甘油脂讓研究參與者在減重過程保留較多的肌肉量。「聰明間歇性斷食法」所關照的就是要……達成四大目標：提高脂肪氧化、改善認知功能、強度防止肌肉組織流失，並同時維持飽足感。

至於 MCT 油品方面，我們必須注意的是，切勿因為標籤寫了 MCT 就貿然購買了任何混雜產品。購買隨便做出來的產品，那就像是我有一次請我母親幫我買雙Puma牌的新鞋子，結果她買給我的卻是Panther牌（這是千真萬確的事）。那絕非是一樣的東西。你的身體就像是學校裡的其他同學——都知道兩者的差異。

務必確定你購買的MCT油是百分之百取自椰子且富含高比例辛酸（caprylic acid, C8，由八個碳所組成）。在斷食期間，你可把這種油加入咖啡、茶，甚或是像是在城裡最健康的酒吧般直接一飲而下。市面上有未經乳化（基本）的MCT油，也有看起來混得像是非乳製奶精的乳化MCT油。你絕對有許多種類的MCT油可以買回家嘗試，但是重點就是要讓你感覺舒服且能享受整個過程。

綠茶

綠茶果不其然又上榜了，我們只能說綠茶的好處就像是傑米・福克斯（Jamie Foxx）的演藝生涯一樣顯得多才多藝。醫學研究的文獻精妙地記載了綠茶含有大量的抗氧化物。綠茶中的兒茶素（EGCG）等化合物能對脂肪細胞產生作用而促使其燃燒。綠茶還含有茶胺酸，具有提升腦力的益處，而這在近年來備受矚目且受到主要媒體的廣泛報導。不過，真的很有趣的是，綠茶確實顯得與眾不同之處是在於其有助於間歇性斷食期間的能量和新陳代謝的效益。

刊載於《臨床營養學》期刊的一份研究揭露了，比起攝取安慰劑的人，飲用綠茶的研究參與者會有顯著較低濃度的飢餓素和較高濃度的滿足感激素脂聯素。綠茶有助於「聰明間歇性斷食法」的另一個方式是有助於斷食期間升級人體的自噬作用。刊載於具同儕評閱機制的《營養素》期刊的一份新資料表明了，綠茶含有的多酚會促進自噬作用來幫助人體移除細胞廢物，「如此一來就能讓攝取綠茶（的個人）重振整體健康。」

我在本書先前的章節就已經提過，每天飲用兩杯到四杯綠茶似乎是最理想的飲用量。可能的話，請購買有機綠茶，而你將會發現身體將會被提名幾個大獎，讓你更成功和更長壽。

普洱茶

在所有食品中，名稱最怪異的並不是只有這種長久知名的茶，其他還有迦納的「虛脫辣椒醬」（shitto spiced pepper sauce）、「濕底派」（wet bottom pie）和「掐捏奶油蘭姆糖」（Nips butter rum candy）——真的有這些東西！不過，不同於其他擁有怪名的食品，普洱茶是富含不容錯失的一些極佳營養好處的傳奇茶品。

普洱茶是中國各地有著悠久飲用歷史的一種發酵茶。普洱茶現在備受讚譽的是其能為新陳代謝和整體健康帶來的深刻益處。根據刊載於《草本療法研究》（*Phytotherapy Research*）期刊的一份研究，普洱茶是相當罕見營養素來源之一，對於能解開脂肪細胞中脂肪的激素敏感性脂酶（我們在本書第一部分已經談論過這一點），普洱茶具有直接的顯著影響。

普洱茶是間歇性斷食的一個有效輔助品，這是因為它能夠同時幫助減脂和維持肌肉組織，刊載於《老化的臨床干預》（*Clinical Interventions in Aging*）期刊一份新近的主題研究就對此提供了文獻證明。讓普洱茶更火紅的是，研究證實其具有強化身體並有清除自由基和排除細胞廢物方面的能力。

至於普洱茶好喝到什麼程度，我只能說普洱茶的味道自成一格。就我個人來說，普洱茶並不是太好喝，但有些人則似乎很愛（尤其是熱愛它的益處）。讀者可以找到方便飲用的一次一杯的普洱茶包，或者是購買要使用喜愛的泡茶器來浸煮的傳統茶「餅」。

南非國寶茶（Rooibos Tea）

因為南非國寶茶含有足以自豪，甚至比綠茶高五〇%的抗氧化物，而且富含了一些令人驚喜的益處，因此可以說是「聰明間歇性斷食法」的極佳良伴。

原生於非洲南部，南非國寶茶被用來做為健康飲品的歷史已有好幾個世紀。不像其他茶類的味道需要一段時間才能習慣，南非國寶茶是微甜中帶著些許香草味。然而，南非國寶茶最突出的部分就是對於新陳代謝的效應。研究發現這種不含咖啡因的發酵茶能夠改善胰島素敏感性，甚至能阻止新脂肪細胞的形成，對此的詳細說明可見刊載於《草本醫學》（*Phytomedicine*）期刊的一份新近研究。

南非國寶茶也能維護肌肉組織。日本東京農業科技大學（Tokyo University of Agriculture and Technology）科學家發現，南非國寶茶含有抗氧化物天然類黃酮素（aspalathin），而這種化合物能夠促進葡萄糖被肌肉細胞所吸收，並正面地影響體內的葡萄糖平衡。許多雜貨店的茶區都有販售南非國寶茶的散裝茶或即用型茶包。這是你在斷食時段或日常任何時間皆可以飲用的一種很棒的茶！

其他茶品或草本茶（不能加糖）都可在斷食時段善加利用。以上是我推薦的一些種類，值得一提的其他選項包括了抹茶、瑪黛茶、絞股藍（gynostemma）、靈芝和白茶。請記得這些都不過是提供額外好處和促使斷食過程更有效益的小工具。不過，你在斷食時段所攝取的輔助性營養素，會確保自己得到間歇性斷食極多的驚人益處。

T：持續觀察目標的進展（你的外觀、感受與表現）（Track Your Goals〔of How You Look, Feel, and Perform〕）

你可能聽過這句話：「你無法管理自己無法衡量的事物。」從許多方面來說，這就是生命的真相。追蹤你的體格度量指標（physical metrics）對建立大腦與身體的神經連結是很重要的，如此才能確定你為了健康所採取的行動是否奏效。我們需要這樣的反饋才能成長茁壯。

體格度量指標是客觀量度（由個人或第三方所測量而得的具體數據）。你需要監測的體格度量指標包括了腰圍、體重、體脂肪率和（或）照片記錄。還沒有開始執行計畫前，你該追蹤的最有價值的度量指標就是你的腰圍和首日照片。你絕對會為自己能在接下來三十天達到的成果感到驚喜萬分，而你不需花多少時間就能記錄下自己開始進行的最初數據，如此一來你才能知道自己達到什麼樣的成果。如果你想要一點輔助的話，在「吃得更聰明」額外資源手冊，我有一些關於體格度量指標的額外追蹤祕訣。不過，你還需要知道同等重要的另外一種量度。

主觀量度（Subjective Measurements）

在研究中，人們通常認為主觀量度的重要性不如客觀量度，而我明白箇中原因，畢竟客觀量度涉及的是不容爭辯的事實，而主觀量度則是關於個人的意見與感受。不過，縱然主觀量度並不是受到重視的傳統數據，但是請告訴我有什麼是比你的感受還重要的東西？我可以靜心等你的回答……

事實是我們的感受是生命中最珍貴的禮物之一。感受是一種內部的導引系統，總是指引著我們生活於世的思想、行動與結果。決定我們客觀結果的往往就是我們的主觀感受。因此，個人感受是重要的，甚至是至關緊要。

沒有人可以告訴你該如何感受，那是做為獨立個體的你才有能力去監控的東西。身處於這個過度繁忙且讓人嫉妒分心的世界中，我們很容易擱置自我監控和關注自身感受。我們很容易不注意或根本就忽略身心的重要反饋，而我認為這就是今日的我們會有這麼多困難的根源。

要是經常有胃部問題、情緒低落和精力不足，這些都是很小但表示有些不對勁的主觀症狀。當這些細微的警告信號響起，但我們卻因為「很忙」而忽略它們，這些警告信號到頭來就被置之不理。不過，警告信號依然響著，只不過我們接受了它們而將之視為正常的現象。如果我們不斷忽視身體的反饋，那些胃部的小問題可以演變成免疫系統問題，情緒低落可以演變成憂鬱症，精力不足可以演變成長期疲勞。我們往往都是因為不處理這些小問題，要等到整個系統出現問題時才感到意外。

吃的更聰明的部分做法就是要讓個人與自己的內部反饋重新連結，並關注自己的感受。讀者在本書應該已經了解到，食物是我們的外觀、感受和表現主要驅動力之一。這裡羅列了一些需要自我檢查的主觀度量指標，有助於我們獲得自己真的想要擁有的健康與活力。

1. **追蹤你的飢餓感和想吃的慾望**。如果你的營養很好的話，想吃的慾望就會很小且不會經常出現，同時飢餓感也會不明顯且不擾人。如果你在某些時刻很想吃東西或出現了飢餓感，請稍歇片刻關注這些感受！自我詢問：「這個飢餓感是想要告訴我什麼訊息？」倘若你檢視自己，你可能會理解到飢餓感表示了你在上一餐沒有攝取足夠的蛋白質、你前一晚沒有睡得很好、你可能需要更努力攝取更多微量營養素，或者是你承受了高度壓力。強烈的飢餓感發出的信號絕對不是你缺少杯子蛋糕而需要馬上買來吃。那通常是表示你的營養有點不對勁，而你需要做點自我分析把問題找出來。

2. **追蹤你的睡眠品質**。儘管市場上現在有無數的客觀睡眠追蹤裝置，但是你個人主觀經驗才是最珍貴的。我們已經在第八章討論過，關於睡眠品質如何影響食物選擇，以及食物選擇如何影響睡眠品質的密切關聯性。因為睡眠品質會影響生活的其他每個領域，因此追蹤睡眠品質的資料極具價值。

你只需每天關注一下自己，記下自己每天早上醒來時的感受。如果你發現自己比平常要睡得好一些，回想一下自己最近有什麼不同的行為？那就是很棒的回饋！倘若你發現自己睡得不好或者白天會感覺比較累，請把這種情況也記下來。那是可供你用來進一步改善情況的珍貴資料。你在早上醒來時有何感受呢？你一整天的精力程度有何變化？你在晚上是否會很想睡並準備好要一夜好眠呢？這些全是你每天該注意且能善用的主觀線索。

3. **追蹤你的消化**。你的排便情況如何呢？你是否每天像郵差般規律排便呢？還是說你像個用叉子來吃披薩的人那樣不正常呢？如果你每天都有吃東西，那就應該每天都要排便。這根本連複雜的邊都談不上。每天要排便幾次則是依個人而異且沒有定論。重點是你每天都要排除體內廢物。如果你很少排便或排便不正常，你從中得到的反饋可能是水喝得不夠、沒吃足夠的正確類型的纖維量，或者是壓力過高（壓力可以讓一些人出現便祕或甚至是腹瀉的狀況）。

追蹤你的消化是兼具主觀和客觀的事。沒錯，你可以客觀地監控排便的頻率和糞便的「品質」（我很確定品質和糞便並不是經常會被放在一塊的字眼）。然而，從主觀方面來看，當你吃了某種食物或餐點之後，監控自己對整個消化過程的感受是很重要的。整個消化過程是否讓你感到自然、健康和強勁呢？還是說你感覺不舒服、遲緩，或甚至會疼痛呢？消化不適是不正常的，但是我們卻可能會忽視這個微妙的回饋而接受這是正常的情況。當你排便時，過程應該是規律的，而且消化過程不該有任何疼痛。倘若你的情況並非如此，那就該調整以便輔助你個人獨特的微生物群系，遵循本書提供的建議可以大幅改善你的消化健康。

4. **追蹤你整天的精力**。你的個人精力經驗是整個宇宙中最主觀的事情之一，但是那是很真實的！因為混雜了許多可測量和不可測量的因素，精力程度是無法計算的。從我們針對三磷酸腺苷的討論，我們知道它是細胞的「能量貨幣」，只是那並不足以讓我們了解日常生活中精力經驗的全貌。例如，心理和情緒的精力成分就不屬於三磷酸腺苷的範疇。重要的是要與我們的精力程度同步運作，利用它來做為輔助我們做出最佳版本自我選擇的導引系統。

感謝本書第二部分所討論過的研究，我們現在確實知道的是自己攝取的東西會對自身心理和情緒狀態產生極大影響。話雖如此，很好的做法就是要偶爾關心一下自己，並且注意自己吃完某些東西後是否會感到認知能力驟降、是否發現自己感到飢餓，還是說有某樣東西讓你特別感到平衡或充滿活力。你的實質精力程度和性慾與在健身房表現的關聯性又是如何呢？這些都是提供我們有助於符合身體所需相當珍貴的資料。請記得有幾個因素會影響我們的精力程度（如睡眠品質和壓力），但是我們每天攝取的食物才是精力表現的主要驅動力。

目標量度（Goal Measurements）

追蹤並將之用來獲得大腦獎賞系統的另一個重要手段就是要善用預先設定目標的力量。最新資料清楚顯示，我們設定目標的方式對於自己成就的事物有著深刻影響。

無論我們是否理解，目標控制了我們的人生。不管目標是要準時上班、去健身房運動，或是想輕鬆地躺在沙發上看電視，我們的目標和意向驅動了所有行為。

每一個大目標都會在我們的心裡被分割成數個小目標。就以準時上班為例，其中就包含了要在某個特定時間起床、沖個澡、穿好衣服、喝杯咖啡、走路去開車、安全駕駛、準時打卡，以及其他好幾十個小目標。這些絕非只是我們要做的事情；這些是我們設定好的目標，而我們的目標（不管明不明確）都會促發相對應的行為。

我們總是依照目標行事。不過，大多數的人都是利用巨大目標的成就力量來達成平淡無奇的微小目標。不想要完成大目標的最好做法就是不要設定任何大目標。《哈佛商業評論》

（*Harvard Business Review*）一份新近報告就揭露了，為人生設定了特定清晰目標的人會比其他人有高出許多的成功率。許多專家因此都談論著設定目標的重要性，但是我認為那無法說服大多數的人，畢竟那並不合情合理。「為我想要的任何事情設定目標，我們就能得到它？是哦，真的假的！除非我進入了電影《阿拉丁》（*Aladdin*），而且除非真的有個從來不放過胸肌訓練日的巨大藍色精靈會來實現我的願望，不然的話，我是不可能想要什麼就能夠得到什麼的。」

談到設定和完成目標，其中還有個核心問題，那就是目標和願望是兩個極為不同的東西。目標是遵循一套有科學背書的清楚步驟；願望是遵循一套由妖精、聖誕老人和牙仙所背書而在週末進行的清楚步驟。雖然目標達成的科學是很真實的，但是要是你沒有做到任何步驟的話，你可能倒不如去追尋彩虹，因為其中碰運氣的程度是一樣的。你絕對可以達成一些卓越的目標，而我的工作就是要確保你徹底明白這一切實際上是如何運作的。

首先要做的要緊事就是，如果你有一個大目標，但是你並沒有將它寫下來，而是選擇讓想法在腦海中像是零錢般噹啷作響，那麼你就犯了一個代價會很高的錯誤。心理學家蓋爾・馬修斯博士（Dr. Gail Matthews）所進行的一項研究比較了寫下個人目標和沒有寫下的人，藉此檢視了兩者的目標成就率。研究納入了涵蓋年齡、種族和職業的多元群組。研究隨機分配參與者為寫下目標的群組，以及只思考想要達成目標但沒有寫下目標的群組。經過四週的研究之後，結果發現寫下目標的這個簡單動作可以提高三三%的目標成就率！

到底為什麼會這樣呢？為何只是寫下目標就能夠提高達成的可能性？是這樣的，寫下目標往往會促使較高的清晰度和特定性，而這通常是僅只在腦海中臆測目標所缺乏的東西。寫下目標也提供了我們實際看到目標存在於外在世界並且可以經常重新溫習的機會。此外，寫下目標的這個小動作實際上是極具鼓勵性的做法。寫下目標會迫使我們面對腦袋裡的負面聲音，因為那樣的聲音隨即就會訴說著我們無法達成目標的種種理由。然而，當我們選擇把目標寫下來，那就表示：「我們要讓自我懷疑安靜地靠邊站。這就是我想要的，而且我的立場很堅定！」

與其老是想著自己做不到的原因，寫下大目標給了我們一個輕鬆的機會去寫下隨之而來有助於讓目標成真的小目標。就像是你無意識地設定了每天要去上班的目標，那些小目標（如某個特定時間起床和選擇要穿哪一件衣服）就是讓你能夠確實去上班的步驟。該研究還有一個群組是除了寫下目標外，同時也會寫下實現目標所要採取的行動步驟。這個群組也比不寫下目標的參與者要有顯著更好的表現。假設目標是要在三十天中減少二公斤的體重，三個輔助性小目標可以設定如下：

目標	達成這個目標需要做的三件事	預定達成目標的實踐
	*每天走路三十分鐘	

減重五磅	*執行「聰明間歇性斷食法」 *不吃加了糖的食物	日期（從今天開始計算的三十天）

你設定的小目標是專屬於你個人和你的生活型態。根據你的強項和難處，你知道自己需要升級的是什麼。你的小目標讓事情更可行，並讓你的願望轉變為真實世界的行動來達成你的目標。在採行我的三十天計畫的人之中，對期間寫下目標的力量所震撼的一個極佳例子就是曼蒂．C。

寫下你的主要目標和寫下輔助性小目標的做法，這有著科學和無數個人報告的背書。不過，讀者還需要知道與目標達成有關但經常為人忽視的一件事。

在前文提到有關比較了不寫下目標和寫下目標的研究中，達成目標率的別是提高了三三％。然而，當研究對象不只寫下目標，而且還有社會支持和問責制，成功率就會躍升至驚人的四二％！除了寫下目標，找到能夠幫助你的人可能是邁向成功之路最重要的步驟之一。

在目標達成的研究中，取得最佳結果的參與者都是會把自己的小目標和主要目標寄送給某個支持他們的友人，而且該友人會每週聯繫確認進度。曼蒂也告訴我，她認真地把態度

曼蒂．C

我至今依然對於自己的改變感到驕傲。我的腰圍從二十七吋半減為二十五吋，大腿也從二十吋減為十九吋（我的目標量度），並且手臂也減了半吋，而這是我先前不曾達成過的！我的體重總共減了近四公斤。我感覺棒極了，而且開始喜歡看著自己在鏡中的模樣。

除了達成我的度量目標，我還完成了其他許多目標；我真的無法置信只是寫下目標竟然會讓結果如此不同！我有更多的時間與家人相處、更常到戶外走動、更愛惜我自己，並懂得以正面思考而不是負面想法來督促自己。謝謝你，尚恩，感謝你幫助我改變了我的生活！

正面且會給予鼓勵的人納入自己的社交圈。不管是能夠給予支持的親朋好友，或者是如「吃得更聰明社群」（Eat Smarter Community）等網路社群，這兩者都是你分享目標和報告進展的好地方。

美國訓練發展協會（American Society of Training and Development）所進行關於問責制

的另一份研究也發現，如果你向某人許下承諾，你有六五%的機率會完成目標。如果你告訴某人自己要在某個特定期限前完成目標（這一點很重要！），完成的機率甚至會更高。因此，請與你的生活中和（或）網路社群中支持你的人一起分享你的目標。其他的人還能夠以一個更寶貴的方式來幫助你大幅提高成功率，那就是遵照那些已經達成你渴望完成之事的前人的步驟。這適用在每一個生活領域！你可以詢問這樣的問題：誰已經達成了這件事？至於是什麼事，那可以是健康和健身目標、財務目標、人際關係目標，或者是其他任何的事。請特意找出是誰已經完成了這件事，並研究那些人。你可以讀他們的著作，聆聽他們的訪談，你要是有機會的話也可以親自向他們提問。你不需要私底下認識他們，而是找個人當榜樣。當你可以簡單地把現成的東西重新調整符合自己生活所需，為什麼要試著去做多此一舉的事呢？倘若你想要成就某件事，務必要學習前人已經為你開創出來的道路。成功不只是會留下線索而已，也會留下屬實的定位導航座標。

雖然人們為目標設下時限往往會有顯著較好的結果，但是有些人卻會因為沒有在時限前達成確切目標而感到不知所措。如果你設定了時限但沒有達到確切目標的話，那其實沒有什麼大不了的。只要你不是像流行天后瑪麗亞·凱莉般行為慵懶而幾乎沒有出場表演，而是堅持朝著期限努力，並且採取任何必要行動，那你絕對會更接近想要達成的目標。茱莉·G就是很好的例子。她的目標是要減重二一公斤，但是她卻「只有」減了一·八公斤而且養成了讓自己日後可常保多年健康的新習慣。她並沒有達到確切的目標，但還是盡力達成了許多值得興奮的事情。大多數的成功人士都會修正自己的目標、設定新的期限，並持續進行下去，一直到達成目標為止。

茱莉・G

我在日誌裡記下了曾在尚恩的 Podcast「模範健康秀」聽到的一句話：「健康並不是你苦苦追求的東西；健康是吸引你成為自己想成為的人的東西。」雖然我距離自己挑戰要減輕二公斤多體重的目標還差一點，但是我變得有很大的力氣和柔軟度。我在過去三十天裡減少了三吋腰圍和兩吋臀圍。我成功地養成了許多運動和營養的習慣。我已經打造出了健康與健身的框架，並且感到自己可以輕鬆地繼續做下去。

我對生理方面的結果感到驚喜，但是我最自傲的是自己卓越的心智轉變，並且變成了一個積極向上的人。

想要維持長期轉型，重要的部分就是要追蹤自己的外觀、感受和表現，而這就要從建立一些明確的目標開始做起。請拿起一本日誌開始為自己做這件事，或者是使用我為讀者準備好極佳的目標達成範本（請至網站：eatsmarterbook.com/bonus）。說真的，力量是掌握在你自己的手中！你是自己人生故事的作者、製作人、導演和主角。你必須引導這個故事從這一刻起的走向……而你需要做的就是下定決心。

為了幫助你做下決定，並讓你掌握關於如何讓自己的身心力量發揮重要功效的更多洞見，我接下來將與你分享有助於長久成功的五個強大工具。

聰明飲食的五個內在祕辛

以英文字首組成的「S.M.A.R.T.」飲食計畫（行文中以「聰明」來表達）概述了你的心理能夠發揮以小搏大的效用，只不過一般飲食計畫大多忽略了。雖然我們可能會看到自己的結果反映在外在世界，但是所有的成功其實是一場內在的賽局。這裡涵蓋的五大關鍵不僅有助於讓你獲取更好的結果，同時也能夠讓你更有自信、更加幸福且更為滿足。

S：嚴肅地面對節食中的自我（Solemnly Know Thy Dieting Self）

節食對美國人來說是像籃球一樣的一種消遣活動，而且像籃球一樣，節食也展現出一系列的人格類型，各自具有進行賽局的不同手段。談到節食時，了解你的人格類型將會讓你有更好的準備，讓你避免陷入反覆出現的陷阱，並幫助你把自己的強項發揮出最大功效，以便發揮更大的潛能。

「認識自己」（know thyself）的古老格言是個重要的原則，提供了有助於我們成功完成旅程的寶貴的告誡和激勵。這裡介紹了你可以用來辨識出個人傾向的四種節食人格類型。一旦你有意識地辨識出自己的處事方法，你就可以開始用自己的方式來參與賽局。

第一種類型——全力以赴型

開始進行新的節食或運動計畫時，這種人格類型的人一出場就會奮力一搏，全力以赴到六親不認的地步。不能放輕鬆慢慢來嗎？才不要呢！這種人格類型的人會傾注全力投入，而這是他們的最大優點和潛在弱點。

全力以赴可以讓人很快就得到卓越的結果。不過，因為這種人格類型的人往往是盡心盡力，他們因此很容易極度疲勞而過早就退出了賽局。我最近與一個人有了一次交談，而她似乎是個只要是她所到之處都會變得比較好的人。雪莉．莎娜塔（Sheri Salata）是個傑出的作家、製作人和說故事的人。她曾擔任哈博多媒體公司（Harpo Studios）和歐普拉電視網（Oprah Winfrey Network, OWN）的聯席總裁之一，並且曾長達約二十年是《歐普拉脫口秀》（*The Oprah Winfrey Show*）的執行製作人。她的能量足以讓滿室生輝，而她全力以赴的態度大力地促使她在事業上的努力取得了極大的成功。然而，當她進行諸如運動等事情時，這種全力以赴到六親不認的拚勁反而讓她無法達到目標。

她與我分享了自己投入密集全身大改造的一次經驗。她傾盡全力加入最熱門的健身房，不只上了最困難的運動課程，而且也進行了最密集的運動時程。儘管奮力一搏讓她或許達到了幾個大目標，但是她終究讓自己的身體受了一些大傷。揮之不去的舊傷迫使她有幾次都無法上場運動，而只能花許多時間在場邊觀望。在她還沒有意識到之前，計畫就結束了。她那段短暫（但熱情投入）的上場經驗竟讓她完全退出了計畫。這樣的情況是否也曾經發生在你身上呢？你是否有全力以赴的傾向？你是否曾經傾全力投入某件事情而致精疲力竭，以至於在還沒完成前就提早退出？

全力以赴的人的最佳特質就是會勇氣十足地採取大動作，而他們的潛在缺點就是往往會太過且太快投入。懂得全力以赴的最佳打擊手則會培養出耐性的特質。他們通常不只是會瘋狂地揮棒，而且不會在打擊區之外做出不需要的擊球動作。他們會讓自己做好準備，他們會練習基本技巧，他們只會在適當時刻才快速出手。他們依舊會奮力一擊，但是取得的是更一致的結果。他們或許不會每次都擊出全壘打，但有著較高的平均成功率，而最重要的就是他們比較不容易精疲力竭。

雪莉現在懂得把她充滿熱情的方法運用在比較小的持續性行動上，而不再想要全速奮力一擊就把事情做到最好。如果你是個全力以赴的人，請把這種奮力一擊的態度化為比較小的持續性行動，而拜你擁有的力量之所賜，這依然能夠讓你大獲全勝。這麼做的差別就是你將會擁有更長期的成功。

在吃得更聰明方面，全力以赴的人應該要考量以下幾件事：

- 專注於每天攝取足以發揮最大效用的一餐或兩餐，而不是要求每一次的餐點都要全面改進到完美的地步。
- 選擇一個小行動（關鍵字是「小」這個字）並每天持續性地把它做到最好。這個行動可以是確保自己喝了適量的水、也可以是確保自己吃了五份不含澱粉的蔬菜，或者是攝取了至少三公克的 DHA omega-3。選擇一件事並好好掌握幾個星期，要放鬆自己想要一次做所有事情的心態。（對這種人格類型的人來說，放鬆可能會是個挑戰，但是這可以做到的……尤其是當自己知道正在徹底完成一個有針對性的行動！）如此進行一段時間之後，你可以為自己的強棒出擊增加更多動作，但是千萬別想一次到位，如此一來，你終將獲取傳奇性成功。

第二種類型——輕鬆以對型

如果你沒有密切注意，這種人格類型的人可以打出比時數一百零一哩還要快的快速球。他們經常今天出現，但當天就走了。這種輕鬆以對的人格類型很容易投入新的節食或運動計畫，但也很容易就將之捨棄。如果情況不如他們的意，或者是他們感到不舒服，你能夠看到的就是穿著球衣的他們轉做下一件事的背影。

這種迴避困難人格人的最佳特質就是往往不會執著於過去犯下的錯誤和過失。他們捨棄之後就會帶著自信轉向下一件事，狀似沒有任何事情發生一樣。容我離題談一下棒球比賽，對於過往錯誤只有短期記憶是很好的事。事實上，最佳打擊手每三次打擊就會有兩次失敗。擁有 .300 的平均打擊率（稍低於三分之一的成功率）其實保證了你將會有很棒的球員生涯、極大的成功，並且最後會進入名人堂。

失敗發生的次數要比成功還多，但依然要堅持做好準備上場打擊，而這正是輕鬆以對人格類型的極佳潛能。具有輕鬆以對人格類型的人之中，最佳的人會明白「失敗」只不過是表面上暫時顯現的東西。每一次的失敗都含有一點有助於完成下一次努力的資料（端看你是否要選擇使用！）。對於輕鬆以對人格類型的人來說，他們必須學習處理突如其來的最大問題則是，他們要決定是否要把樂觀的取向放回自己原先承諾要參與的計畫。想要獲取最大的成功，他們必須學習自己不能夠這麼快就轉向另一個比賽、球隊或運動。

如果你往往會很快開始做某件事，但也放棄地很快的話，你大概可以辨識出自己是屬於輕鬆以對的人格類型。輕鬆以對人格類型的人會熱切地加入新健身房或新節食計畫。只不過不到幾天、幾週或甚至幾個月的功夫，某件事讓他們亂了方寸，他們就會潛意識地認為：「我要閃人了！」可能是工作上的問題、與小孩或伴侶出了問題、財務問題，或者是時間衝突。問題是一定會有什麼事情發生，只是輕鬆以對人格類型的人卻不會進行調整，反而是離開計畫，直到他們又受到了啟發，然後才會以輕鬆的態度去進行下一件事。

在吃得更聰明方面，輕鬆以對的人應該要考量以下幾件事：

■為麻煩事做好準備。人生絕對會有突如其來的事，但是只要你下定決心，有能力去反擊的不是其他人而是你自己。要以輕鬆以對的態度來面對出現的難題，而不是隨意就舉白旗投降，在等到狀況好轉時又要嘗試其他的東西。如果你始終在開始和停止做事情的循環中，你將永遠無法展現自己的真正天分。事情偶爾就是會變得困難，請務必記得這句箴言：「這會幫助我成長」，要以你特有的樂觀心態來面對難題並從中找到良機。

■倘若你失敗了，請不要放在心上，要馬上起身再次出手。如果你整天隨時都很忙且有壓力，以至於無法遵循自己的營養目標，那又怎樣！那並不表示你的賽季必須要結束。那只表示你在擊球方面有困難或這是有困難的賽事。從你的經驗學到教訓，並把它做為自己的樂觀優勢。例如，如果你通常會到一家健康餐館吃午餐，但是你知道自己整天要開會而不可能去吃，與其去吃你可能上一次跑去吃的麥當勞問題餐（McProblem）和薯條，這可以是讓你這個星期從家裡帶午餐的機會。唯有麥當勞問題餐變成了麥當勞標準餐（McStandard），那才是真的出現問題的時候。

第三種類型——猶豫張望型

與全力以赴的人正好相反的就是那些往往在猶豫張望的人。與其迎難而上奮力一擊，猶豫張望的人反而是分外小心。這樣的人通常會想等到萬事俱備才開始嘗試。在確實出擊之前，他們希望做好全部準備事項、備妥所有輔助品，並且擁有一個完美的環境。

猶豫張望的人有個令人欽佩的地方，那就是他們會關注細節。他們對於自己知道該怎麼做而自傲，而且都是準備好了才上場——當他們真的上場的時候。然而，這種人格類型的人所面對的挑戰就是準備的時間太長，以至於往往延遲了（甚至會錯失了）自己獲得極大成功的機會。就以運動為例，猶豫張望的人下了決心：「我要讓自己的健身到另一個層次，去做個有趣且具挑戰的運動。我要開始上踢拳（kickboxing）的課程！」然而，猶豫觀望人格類型的人卻不是上網搜尋「住家附近的踢拳課程」並選一堂課去試上一星期，他們反而會花超多時間尋找踢拳課程和健身房（甚至只是參觀幾間健身房但一堂課也沒有上），而且還會上網搜尋和研究最好的拳擊手套、特別的拳擊鞋護脛、護齒套和拳擊服。等到他們終於在三個星期後去上第一堂踢拳課程的時候，他們看起就像是動作明星尚—克勞德·范達美（Jean-Claude Van Damme），而課堂上的其他同學就只是身穿簡單健身服和運動鞋享受著上課的樂趣，而且已經有了一些成果。

這並不是說猶豫觀望型的人上場時不能夠像「再造戰士」有著厲害的矯健身手，而是他們接近新事物時會像是要來一場血腥運動而準備過頭，卻不能直接採取行動來達到雙倍的效果。花了過多的準備時間，那只會大幅提高讓你分心、失去動力，或是還沒開始就乾脆放棄的可能性。

你是否曾經想要嘗試新的節食或運動計畫，可是當你試著要讓萬事俱備以便開始進行時，你卻分了心終究沒有進行多久呢？美國作家雷蒙尼・史尼奇（Lemony Snicket）曾寫下一句很棒的話：「如果我們總是等著自己做好準備，那麼這輩子可能都會在等待中度過。」如果你覺得自己很像是猶豫觀望人格類型的人，重點就是要知道，想要等到一切完美是個致命的弱點，以至於許多人都沒有發揮出自己的潛能。關注細節是這種類型人的天賦，他們的眼光可以找出會造成重大差異的東西。不過，要是不參與投入的話，那其實一點也不重要！

情況幾乎不可能會臻於完美，而且你實際上無法為任何新事物做好萬全準備。所有的真正經驗都是場上見真章的訓練。你需要上場才能夠獲勝。因此，切勿琢磨於細節，你的任務是要快一點採取行動。

在吃得更聰明方面，猶豫觀望的人應該要考量以下幾件事：

■ 把你對細節的關注和力求完美的慾望放在正式計畫而不是周邊事物。請不要試著當范達美的接班人，你該做的是選個住家附近的課程，穿上鞋後就去上課！追求完美事物和關注細節的特質將幫助你即時明白自己需要改善的地方。只要你能夠實際去展現自己的雄心壯志，而不是坐等一切都臻於完美的話，你能比大多數的人獲得更好和更快的結果。

■要懂得立即採取行動。掌握這樣的思考方式：「永遠不要還沒有採取任何行動就離開一個自己需要下決定的場合。」是的，你可以訂出提前準備餐點的日期。當然，你可以有新的採買清單。不過，我現在要你做的是選擇一個你在本書中學到的新食物或新飲品，不要多想就去買來吃到自己的體內系統中。再次重申，場上見真章的經驗要比好幾個星期的規畫來得更有價值。你肯定要利用自己的規畫技能來達成長期目標，只是千萬別等到自己失去了動力才要動身，因為那可能會讓目標更難以達成。

第四種類型——全能球員型

我不久前曾與美國棒球名人堂游擊手奧齊．史密斯（Ozzie Smith）見面交流，他告訴我做為一個全能型球員是多麼重要的事。奧齊素以在棒球場上的防禦能力而聞名。他在擔任游擊手時似乎能做到神奇的事情，而這也讓他理所當然地贏得了「游擊魔術師」（Wizard of Oz）的暱稱。他告訴我那並不是他與生俱有的東西，而是努力的結果，大概付出了要比前人更多的心力。他在練習時所建立的肌肉記憶令人讚嘆的展現在賽事之中。

他對那心存感激，但是他其實想要的是以全能型球員而為人所知。他不想要別人認為他能做得很棒的就只有一件事，但其他事就完全不行。因此，他努力讓自己變得更強壯，在舉重廣受棒球球員歡迎之前就已經開始進行，他與打擊教練一起努力，他在跑壘方面下了功夫，同時也持續精進守備和傳球。除了以最佳游擊手而連續贏得了十三次的美國職棒大聯盟的金手套獎（Gold Glove awards），奧齊也收集了獎勵作為最佳打擊手的游擊手的銀棒獎（Silver Slugger award）、五百八十四盜壘成功、打擊出了近兩千五百次，以及美國職棒歷史中最經典的全壘打之一。他絕對是個不折不扣的全能型球員。

全能球員人格類型的人或許沒有最擅長的一樣東西，但是他們相當在行的卻很多。或者，就如同奧齊那樣的人，他們可能專精某件事，接著再提升其他方面的表現。整體來看，如果全能型球員能夠始終堅持基本功，他們往往會在節食和運動計畫有較佳表現。他們會到場、他們會準備、他們會蓄意展現自信，而且最重要的是他們會採取行動。如果你是個全能球員人格類型的人，你有信心自己可以投入並讓事情成真。你需要的不過就是一個機會。你可以讓任何計畫都奏效，就算那是個壞計畫。不過，要是你手裡有正確的計畫，你將戰無不勝。

對所有人格類型的人來說，練習基本功是很重要的，而這對全能型球員更是如此。因為全能型球員的人對許多事都在行，他們可能會陷入不知道什麼會最管用的問題。他們的五個基本工具可能是七小時的高品質睡眠、每天一開始喝二十盎司的水、每日運動、每週與家人共進晚餐五次，以及每天吃四份到五份的蔬菜。然而，或許是因為看到自己在新的運動計畫中有很大的進展，他們就決定要多做三十分鐘到四十五分鐘，可是這反而會減少了他們的睡眠時間。如此一來，睡眠的基本工具開始拖垮了其他領域的表現。無所不能的自信讓他們一開始時會在健身房有超棒的表現，但是因為他們決定做眼前炙手可熱的事而不是繼續做長期管用的東西，於是後來就會看到自己的結果大不如前。談到這裡，我就想到了得過好幾次終極格鬥冠軍賽年度最佳教練（UFC Trainer of the Year）的邁克·多爾契（Mike Dolce）。他告訴我他充分控制著自己的營養、水分補充和運動，而且展示了不錯的成果。不過，一直要等到他得到了充足的睡眠，他才由不錯的成果變成極佳。邁克絕對是全能球員人格類型的人。對於自己的基本功多加關注之後，他就進一步鞏固了自己的傑出表現。

吃得更聰明方面，具全能球員人格類型傾向的人應該要考量以下幾點：

- 請注意不要讓自己過度停留在某個領域。當然，你絕對可以花更多的時間去享受新鮮、有趣且令人興奮的某件事物，但是要記得不要花太多時間嘗試，才不會讓自己像是跑過頭越過球場邊界而跌到選手休息區。
- 出席。當全能型球員能確實到場，他們肯定會有實質的進展。想要有長期的成功，你需要做的就是持續到場。奧齊現在已經六十五歲左右，但我一直以來都看到他在健身房，而且他的強壯與健康真的是讓我深受鼓勵。他向所有人展現了可能性，而這就是全能型球員有機會達成的事！

任何人格類型的人都可以致力於讓自己變成另一種人格類型。事實上，每個人的身上都有著些許的各種人格類型。最重要的就是要辨識出自己的人格傾向，以便善用自己的強項，並不再對自己的傾向感到驚訝。不管是要吃得更聰明，或者是在生活之中，一旦我們「認識自己」之後，一切就會變得比較容易多了。

M：關照你的心靈（Mind Your Mind）

美國哈佛大學研究人員企圖揭露我們對食物的信念是否會影響新陳代謝。為了檢驗理論，他們找來了研究對象，並且打出了一大堆奶昔裝杯完成。接下來，在把奶昔交給研究參與者飲用前，他們在杯子上貼了準備好的兩個標籤的其中一個，其中之一標示為含有一百四十卡路里的「明智」（sensible）奶昔，另一個則標示是含有六百二十卡路里的「放縱」（indulgent）奶昔。不過，在參與者不知情的情況下，每一杯奶昔事實上含有的實際卡路里都是三百八十卡。

研究人員監控了每位實驗對象飢餓素的血液濃度，想要知道參與者對於自己飲用的飲品的信念會如何影響到他們的新陳代謝。讀者應該還記得，當飢餓素濃度提高，我們的飢餓感就會增加而想要吃更多東西。等到我們吃了東西，飢餓度濃度就會下降，並向身體發出我們已經吃飽了，以及生理系統可以加速燃燒能量的信號。我們的飢餓感和新陳代謝的反應端視於食物的營養密度。一般而言，我們攝取的能量越多，飢餓素濃度就會下降越多。彙整了所有資料之後，結果發現那些相信自己喝的是較為「放縱」的六百二十卡路里奶昔的研究參與者，他們的飢餓素濃度會下降，就好像他們喝了比自己實際攝取超過三倍的卡路里！從生理方面來說，只不過是因為他們的想法作祟，他們的細胞、激素和器官系統似乎會有比較長期持續的滿足感。

這些結果讓研究人員感到訝異，而且也讓科學社群恍然大悟。這個研究揭示了，對於飲食與生活型態的選擇，營養安慰劑的效應可以有不該再被忽視的廣泛可能影響。我們的心理是很重要的！

艾莉雅・克魯姆醫師（Dr. Alia Crum）是該研究的首席研究員，她說到安慰劑和人的想法「建立了一個神經生物效應的全然機制」。不只是因為相信奶昔有較多的卡路里且是「放縱」的飲品而導致飢餓素濃度下降地比較多，相信奶昔是卡路里較低的「明智」飲品則幾乎對飢餓素濃度沒有任何效應。換句話說，如果我們相信自己吃的不是具有相當營養密度的東西（就算實際上是如此），飢餓素濃度會維持較高，而且我們不會感到滿足。對我們來說，這對真實世界能有巨大的可能影響。不過，在我們談論一些對此的實際應用之前，我們需要很快地檢視一下安慰劑效應。

安慰劑效應已經有幾十年的妥善研究。安慰劑的設計基本上是沒有具有治療價值的一種惰性物質或療法，包括了惰性藥物、惰性針劑、假手術（開刀的病患沒有得到實際的治療改變就被縫合）和其他程序。研究發現每一種被提及的醫療性安慰劑都在臨床實驗中發揮了效用。事實上，安慰劑療法極為奏效，以至於每年的藥物發展和實驗都損失了好幾百萬美金，而這是因為新的藥物都無法產生比安慰劑更好的效應。根據哈佛醫學院所出版的一份研究，安慰劑（假的藥物、手術和其他治療）都被證明能有效改善諸如偏頭痛、憂鬱症和骨關節炎（osteoarthritis）等一切病徵。

血壓、感染、皮膚病，甚至連巴金森氏症都有研究證明能夠以安慰劑療法來加以改善。事實上，美國芝加哥大學若許醫學中心所進行的一份統合分析就揭露了，大多數的巴金森氏症臨床試驗都出現了與安慰劑相關的改善情況。這極為重要。現在是廣泛的大眾都該知曉這個資訊的時候了。

我們也需要知道的是，安慰劑效應的反面是同樣強大所謂的反安慰劑效應（the nocebo effect）。被視為安慰劑的東西，一般是指會引起正面的、有益的或值得嚮往的期望與反應。反安慰劑則是被歸類為一種給定的負面預期，結果就是造成了比原本應該有的還要更糟的負面效應。例如，有位醫師或權威告訴一位病患會出現負面的負作用或極可能不會改善。克魯姆醫師及其團隊所做的另一個研究正是反安慰劑效應的極佳範例。該研究的實驗對象接受了一次組織胺皮膚刺點檢測（histamine skin-prick test）。在檢測對象刺點的部位，組織胺會引起一種過敏反應和小皮疹。研究人員接著會測量皮疹隨著時間演變的大小變化。我們就此可以看到饒富興味的情況。

做完皮膚刺點檢測的六分鐘之後，有位醫師會為不同的參與者塗抹護膚霜並給予不同的兩個指示：1）塗抹的是能減輕皮膚過敏讓皮疹消失的含抗組織胺藥的護膚霜，或是2）塗抹的是會增加過敏讓皮疹更糟的組織胺促效劑（histamine agonist）。雖然塗抹的是沒有治療成分的完全惰性護膚劑，當患者被告知塗抹的是有助皮疹消失的護膚霜，他們的皮疹在十分鐘內就會縮小。而被告知護膚霜會讓皮疹更嚴重的參與者的皮疹則會在十分鐘之內變大！單就這一點就足以斷定，患者對治療的生理反應是取決於他們對於護膚霜的信念。獲得醫師告知情況會好轉的安慰劑期望的那組患者真的就變好了！獲得醫師告知情況會更糟的反安慰劑警告的那組患者則真的出現變差的經驗。

反安慰劑效應讓人如臨大敵，以至於刊載於具同儕評閱機制的《藥理學研究與觀點》（*Pharmacology Research & Perspectives*）期刊的一份研究表明了，醫師的語言溝通與非語言溝通包含了可能會引起反安慰劑效應無心的負面示意。這提高了對醫師的重要要求，也就是醫師應該要更注重且更謹慎自己選擇的用語，以及他們與病患溝通的方式。克魯姆醫師的皮膚刺點檢測研究就發現，當醫師在病患眼中顯得越有魅力和能力，安慰劑效應和反安慰劑效應就會越強。

不過，就本書的意圖和目的來說，更重要的是必須要了解你的心理有多大的力量，因為那驅動了本書的計畫（或其他任何計畫）在你今後生活中的成功。只要你懂得聰明地善用自己的心理，那可以是最有價值的資產。這個吃得更聰明的另一個面向通常會被主流的節食和運動建議所忽視。例如，如果你在遵循飲食計畫方面沒有太好的成績，你等於是在還沒有開始前就搬石頭砸自己的腳，因為你可能會根據自己的過往經驗，但不是依照自己的真正能力或計畫的品質，而不自知地為自己施加了反安慰劑效應。如果你有了夠多的失敗經驗，你可能會發展出一種習得的無助感（learned helplessness）的狀態，導致你接觸新的飲食計畫時會有一種潛意識的想法，像是「那個計畫看起來很不錯，但是沒有任何東西對我是長期管用的」。這就像是對著一輛已經停好的車還不斷地踩煞車。這種對改變的無力感會引起反安慰劑效應，進而實際地改變體內的激素和細胞的運作方式。這並不是說因為你不相信而讓事情不奏效，而是表示你對事情的看法可能會讓事情更管用，或者是因為缺乏信念而減緩了自己的進展。

我們表面上可能會說：「是的！開始做吧……我已經等不及要展開這個新計畫了！」可是我們的既定程式卻讓自己會無意識地這麼想：「又要再來一次了……我嘗試飲食計畫的次數要比他們繼續拍的《星際大戰》（*Star Wars*）系列電影還多。對於飲食計畫和《星際大戰》，我現在都感到很困惑。請給我那個肉桂卷。它讓我想到了電影裡的萊婭公主（Princess Leia）的髮型。」

我們可以讓自己出現反安慰劑效應而對飲食感到比較不滿足、更感到飢餓，且更可能會自我破壞。不過，要是我們懂得選擇發揮心理的真正力量，我們知道自己肯定也能有絕地武士（Jedi）般的安慰劑效應。針對新的飲食計畫，我們可以熱烈讚揚計畫讓我們有多棒的感覺、那是個多令人愉快的計畫，以及我們得到的多棒的成果。懂得善用肯定的陳述，我們可以讓自己有實際的安慰劑效應，並讓身體和大腦改變對於我們正經歷的變化的回應方式。如果你以為我只是像《星際大戰》中的聰明的伍基人（Wookiee）才這麼說，那就讓我們檢視一下刊載於《社會認知與情緒神經科學》（*Social Cognitive & Affective Neuroscience*）期刊的一份新近研究。

此研究是加州大學洛杉磯分校、賓州大學和密西根大學的科學家通力合作的成果，他們發現自我肯定會啟動與自信和獎賞有關的腦部系統，並強化未來的行為與信念。實質上，研究人員發現自我肯定能夠實際改變大腦和我們可在真實世界察覺的結果。因此，請關照你的心靈。練習改變自己在腦海中的自我對話。請把你將要吃的健康餐點視為美味的放縱。以肯定和鼓勵的態度來與自我對話。讚揚自己的結果與進展，就算你還沒有完全向外界展現出來。這並非是「弄假直到成真」（fake it until you make it）；這是「接受直到完全體現」（be it until you see it）。請讓自己的心理有安慰劑效應，因為那統治了你的整個銀河星系。但願本書能成為與你一同前往的力量。

A：詢問正確的問題（Ask the Right Questions）

沒有其他的心理工具能夠比改善你詢問自己的問題更能夠改善你要的結果。我們在本書前言中就已經討論過，人類大腦有幾個特定區域是由我們詢問自己的問題所控制。問題會觸發所謂本能深思（instinctive elaboration）的心理反射。當人的大腦被提問了一個問題，大腦會立刻想要找出答案（不論人們是否對此有所意識）。大腦受到驅使而想要找出問題的答案。因此，我們詢問問題的品質會決定獲得結果的品質。

才二十歲的我就得到無法治療的骨骼與脊椎的診斷，那確實傷害了我的心理。當我失去了健康，連帶也失去了希望。我不斷向自己問著這樣的問題：「為什麼會是我？」「為什麼這會發生在我身上？」以及「為什麼沒有人要幫助我呢？」本能深思是一種反射，意味著那是自動出現的想法。因此，當我每一次詢問這些問題時，我的大腦會詳查我的內部與外在環境，以便找出問題的答案。結果就是我越來越孤立，同時還不斷地問著：「為什麼沒有人要幫助我呢？」當我繼續問著：「為什麼這會發生在我身上？」我就越來越感到自己是個壞人或不值得的人，當我繼續問著：「為什麼會是我？」我感覺自己越來越像是個受害者。

就像是收音機不停播放著那首我們不喜歡的歌曲，這些問題不斷重複，以至於我們終究會發現自己竟然跟著唱和。我們的大腦於是會不斷對「為什麼會是我？」回饋肯定的訊息。我感到這是自己應得的可怕處境，因為我跟周遭的人是那麼不同，因為我大部分的人生是成長於一個麻煩的家庭，因為我沒有太多自信，而且是因為我辜負了自己的潛能。我的大腦會出現這樣的想法：「你想要知道為什麼你的人生這麼糟嗎？好的，這就是我給你的答案！」

那些年頭是我人生中最糟的歲月。然而，當我有天晚上問了自己一個不同的問題之後，近乎奇蹟的事情就發生了。我看了一連串醫生並希望得到一些好消息，但是就連最近看的這一位……我得到的還是老掉牙的無用清單：臥床休息、背部支撐腰帶、藥物、可能會做的手術，以及這將是我這輩子要與之共存的狀態。我已經與讀者分享過我的故事，關於我在床邊準備吃下藥丸時所做的最終決定。不過，關鍵是我第一次詢問了自己一個特定的問題：「我到底應該做什麼才能讓這種情況轉好？」讓我在兩年多之後下定了決心。

就像是有個心理開關被我開啟了，我開始思考的是解決之道而不再是問題本身。不論是在睡眠中或是醒來時，我都想著可能的解決之道。我想著的是像這樣給予我力量的問題：「既然他們說我的脊椎在退化，我的脊椎實際上是什麼組成的呢？」「什麼食物含有我需要而且能讓不足的組織再生的營養素呢？」以及「誰真的相信我和相信我能夠變好呢？」所有的這些問題促使我決定了我學習的東西、我吃的東西，以及我選擇花時間相處的人。要是說問題就是答案，這其實算是說得保守了。我們詢問的問題是我們生命的核心動力。我們有科學去證明這會如何觸動大腦，但是實際應用才能見其強大的效用。

對我來說，儘管我詢問的是那些看似讓人氣餒的問題，但是我終究找到了其價值之所在。「為什麼沒有人要幫助我呢？」那是因為你必須學會幫助你自己。「為什麼這會發生在我身上？」那是因為你需要成為一個更好的人。你需要啟動那些連自己都不知道其存在的塵封的天賦和能力。你需要覺醒過來。「為什麼會是我？」那是因為你夠強壯。因為你有心且有勇氣用自己的經驗去幫助他人。因為這比你想的更龐大。這些是我從自己問的問題中找到的東西。想要改變結果和培養成功的心態，最必要的第一步就是要懂得詢問正確且讓自己有力量的問題。以樂觀的角度來詢問困難的問題，這是幫助我們從悲痛中找到極大天賦的第一步。

特別是在你面對挑戰時，以下是你可以經常練習詢問自己的一些問題範例：

- 這個處境想要讓我學到什麼教訓呢？
- 我有什麼天賦能力能夠幫助我找出解決之道呢？
- 我要怎麼做才能讓這變得很棒？
- 我要如何利用這個處境來幫助別人？
- 這可能變得多好呢？（我喜歡在事情順利進行的時候問這個問題。）
- 為什麼我有這麼多需要心存感激的事情？
- 我今天能夠提出什麼樣的服務呢？（將近十年的時間，我都會在開始每一天的時候問這個問題，而這已經成為了我的生活指令。所謂的服務可小可大，但是我們每天都有機會做出正面的貢獻。）

R：重新定義你面對的挑戰（Reframe Your Challenges）

你認為誰是有史以來最偉大的籃球員？有史以來最偉大的？是勒布朗・詹姆斯（LeBron James）？麥可・喬丹？科比・布萊恩（Kobe Bryant）？還是另有其人呢？到頭來，爭辯會繼續爭論不休，但是所有的這些人都肯定發生過這樣的一件事：他們選擇了一條路，沿路跌倒了許多次，但是每一次都會重新站起，從不放棄。

不論是運動、商業、人際關係和生活中的其他方面，包括我們的飲食，這個祕訣都是正確的。你不該因為某天過得不如意就放棄。當科比・布萊恩十歲的時候，有一天在籃球場的一對一鬥牛比賽中，一個年紀較大且較有經驗的人把他打得落花流水之後，他可以決定要開始唱義大利饒舌歌（你知道的，這是科比會做的事）。年輕的科比很容易會這麼想，不，籃球不是我要的東西。我要去學西班牙語，然後出一張三種語言的饒舌歌唱片來征服音樂世界。（我們的耳朵）真要感謝科比，幸虧他沒有因為籃球之路出現障礙就決定放棄。確實有比他更有經驗的球員有比他更好的表現。他確實一路上遭遇阻礙和受了傷。而且他失敗和跌倒的次數確實要比人們知道的還多。但是他都會重新站起來，將之拋之度外，又回到球場比賽。

毫無疑問，當你做出了要改變生活型態和改善健康身心的決定之後，你將會沿途遭遇阻礙。事實上，沒有才怪呢！不管是什麼原因，大多數的飲食計畫都試圖讓人們信服他們的計畫是世界上最簡單的事，像是只需要吃紫色食物（這是一個真實的飲食計畫）、帶著藍色鏡片眼鏡吃東西就可以降低食慾（這是另一個真實的飲食計畫），或者是吃罐裝嬰兒食品（這又是另一個真實的飲食計畫，要是還有人餵食的話，那你肯定會讓人感到更加瘋狂）。傳統飲食計畫吹捧的是能夠輕鬆遵循，而且只要按照他們的簡單建議，通往你夢想的途徑將會一路平坦。不過，資料顯示至少有八三％的傳統飲食法都以失敗告終。即使為之背書的是科學而不是紫恐龍巴尼（Barney the dinosaur）的紫色菜單，大多數飲食法都不成功。然而，這些計畫之所以失敗並不是因為計畫本身或施行者付出的努力，而是其中往往忽略了關於成長的事實。

你不可能讓舊版的自己來達成新成果。新的飲食和生活型態改變所帶來的挑戰是你能夠得到的最好禮物，即便大多數的人連禮物都不曾打開過。但是我們接下來就要為你改變這種情況。

吃的更聰明並不是只與你所吃的食物有關，同時也涉及你面對食物的關係的心態。沒錯，我們的食物選擇能改善新陳代謝、強化認知功能，以及延年益壽。不過，透過我們與食物的關係，我們可以變得更有韌性、更有自信和擁有更豐富的資源。吃得健康的挑戰提供了一個機會，讓我們變成更好的人，並且改善許多生活領域。我們需要學習的是如何重新定義我們面對的挑戰，利用它們來證明我們的能耐。

你會有能夠輕鬆選擇聰明的食物的日子，但也會有感到困難的一些日子。你會有日子是放鬆的，但是也會有匆忙的日子。你會有感到深受啟發的日子，但也會有感到士氣低落的日子。你會有感到事情如你所願進行的日子，但是有些日子也會感覺到似乎生活給予你的已超過你的負荷。你可以把它們視為好日子和壞日子，或者是好時刻和壞時刻，只不過是好是壞則真的要端視你怎麼看。

如同缺少經驗的年輕科比．布萊恩，我們在進行新的生活型態改變時都會遇到這樣的問題。由於我們沒有經驗，我們因此不該期望自己能完美達成。如果你抱有從一開始就要萬事完美的看法的話，你就注定了讓自己放棄的可能性。對許多節食者來說，一兩餐的「壞」餐點可能表示自己的飲食計畫正在失敗當中。既然他們不能完美地執行計畫，那就乾脆放棄算了！這種缺乏經驗的情況會制止你得到自己所需的正面經驗。而這就要求你要重新建構自己的看法。

首先，我們該檢視的是所謂「壞」食物或「壞」餐點的看法。當我們賦予了食物一種道德觀，把食物標示出與生俱來的好壞之分，我們等於是為自己打造了一個極大的心理陷阱。我們先前在本書就已經討論過，某些被標榜為「壞」的食物可能在正確的情境中是救命之物。確實如此，有些食物對人體有不利影響是再清楚不過的。然而，因為你吃了某種被視為不健康的東西，那並不表示天就要塌下來了。如果天真的塌了而你身邊沒有其他食物，一盒奶油甜心可頌可能能夠救你一命。

吃了所謂的「壞」食物，你是否曾經考慮這對你自己的信念代表的是什麼呢？對許多人來說，壞東西會在心理上連結在一塊。吃了壞食物是種壞行為，而這可能會讓你變成一個不好的人（至少在節食情況中是如此）。當我們賦予了食物一種道德觀，千萬別忽視這對我們賦予自己的道德觀會有的可能影響。想要避開這樣的心理陷阱，我們可以透過改變自己標示事物的方式來重新建構對於食物的看法。與其是如此黑白分明的好壞之分，我們可以把各種食物放在涵蓋從比較不理想到比較理想的光譜中來檢視。當你吃了比較不理想的一餐，那並不表示你變成了一個不好的人或做了一件壞事。你盡可以更優雅地選擇吃更理想的下一餐，而不是因為這一次的罪行就把自己關入牢籠，並且想當然地連鑰匙都吞下肚。

以科比．布萊恩的例子來說，他失敗跌倒了好多次，但是他總會重新站起來。那並不是因為他與生俱來就有「曼巴精神」（Mamba Mentality），而是因為他堅持不懈地度過每個遭逢的難關。難關可能是車子出了問題、家裡出現沒有預期的困境，或者是工作出現壓力很大的處境，以至於你被迫無法運動或取得符合計畫品質的食物。我們很容易把這些處境視為失敗而放棄了計畫。然而，要是我們能夠重新定義它們，把它們視為外表不是那麼光鮮亮麗的禮物，如此一來，我們就可以利用它們來加強決心並讓自己走得更遠。

突然車子出了問題或者是家裡有事，這可能會打亂你一整天的生活。我看過有人因為車子送廠維修就失去了動力。他們無法去做幾次運動，而且時間和財務限制讓他們得到了裝上危險警示燈的許可證明，完全破壞了自己的目標。如果你有意識到自己具有重新定義身處處境看法的能力，你將不僅能夠突破眼前的阻礙，而且也會更有能力去面對未來遭逢的類似不幸事故。刊載於《行為改變》（*Behavior Modification*）期刊的資料清楚表明了，重新定義挑戰性經驗能夠讓我們有更好的成果。

與其當個不幸事故的受害者，你可以花點時間讓自己遠離眼前的處境。與其把這個處境視為健康目標的路障，你可以重新定義將之視為一個機會。請腦筋急轉彎，並回想我們談過要詢問讓自己有力量的問題的策略，你可以這麼問：「這個處境帶有怎樣的一份禮物？」或「這個處境為我帶來了怎樣的機會？」你可以重新定義眼前的處境，將之視為讓你有了一個機會，不僅可以明天搭優步（Uber）或計程車上班，而且能計畫好一整個星期的採買清單和餐點。你可以將之視為探索健康食物外送選項的機會，讓你不論何時需要使用都是唾手可得。你可以將之視為讓自己拋開過往找藉口的歷史（就算那些藉口可能有正當的理由）的機會，不再像過去一樣阻擋了自己想要的進展。你可以培養一種凡事皆有出路的態度，以便在事情不順利的時候，你依然可以繼續前行。誠如我的大兒子在遭逢艱困阻礙時總是會說：「退一步海闊天空。」

你有能力去立即改變對事物的看法，進而開始思考的是解決之道而非問題本身。千萬別誤解我的說法，那就是當明顯負面的處境首次出現時，要這麼做絕非易事。畢竟你是個人！你絕對可以發洩、生氣和陷入自我感受之中。不過，一旦到了你可以的時候，就要盡快讓自己意識到眼前的挑戰其實暗藏著機會。如果你能夠如此練習一段時間，那將會有助於你的所有生活領域。有句明智的格言說得好：「我們不會提升到自己期望的水平，我們只會滑落到自己訓練的水平。」讓我們遵從曼巴精神的另一個指引，那就是要每日練習、善用挑戰來做為讓自己變得更好的能量，以及持續不懈地朝向更好的自己而努力。羅馬不是一天造成的。人總是會有輸有贏。最重要的事就是要從中學習、堅持參與其中，並尊重自己。

T：尊重自己（Treat Yourself with Respect）

尊重一詞是英語中最強大的字彙之一，而這個字彙與尊敬、欽佩、贊同、賞識，甚至是崇拜有關。不過，重要性（significance）才是我喜歡的與尊重有關的字眼。我們都有一種內在的人性需求，想要感到受重視、感覺到自己是重要的。然而，比起以往的任何時候，現在的我們都轉向外在世界來滿足這個需求。在我們身處的高度連結社會中，我們不再只是尋求所屬地方鄰里、部落或家庭圈人們的認可，而是往往尋求自己網路上的朋友、舊識和無數根本不認識的人們的贊同。與身邊的人比排場已經轉變成如同真人秀《與卡戴珊一家同行》（*Keeping Up with the Kardashians*），而且這種愛好比較的程度現在已經在美國極為氾濫。

除此之外，我們對於他人（就算我們根本不是很了解對方）的尊重通常要遠遠超過對於自己的尊重（即使我們這輩子都知道我們自己）。一邊觀看和稱許網路上別人的行為，一邊卻看輕自己，我們有多常會這麼做呢？要是我們有欽羨、嫉妒和「他們自以為有什麼了不起」的感受，這依然是因為我們給予了對方有關重要性的力量，但卻通常不會給予我們自己。

就連是在日常行動中，一般人不會如尊重他人一樣來對待自己。我們和善地與他人說話，但是自我對話時卻將自己視若敝屣。我們會尊重他人的感受，但是鮮少會如此尊重自己。我們尊重別人的期望、目標和別有用心的意圖，但是會為了不要麻煩別人而放棄了自己該有的東西。我可以聽到女歌手艾瑞莎・弗蘭克林（Aretha Franklin）正試著用歌聲說服我們……尊重。

除了缺乏自重外，人類又愛比較，而許多專家都同意這就混合造成了人們會感到不快樂和表現不佳。翻轉這個內在祕密正是讓我們獲得長期成功的巨大關鍵。要這麼做很簡單，但是絕非易事。因此，我們要處理不快樂的所有成分，讓讀者擁有突破它的洞見。

美國老羅斯福總統曾說過：「比較是偷走快樂的賊。」而他甚至是身處沒有社群媒體的年代。人們現在愛比較的巨大程度就像是電影《瞞天過海》（*Ocean's Eleven*）情節般的有效程度。把自己拿來與他人比較是人類原始構成的一部分。這可以起很好的作用，讓我們得以建立自己融入部落結構的切入點、決定威脅的對象到底是誰，以及辨識出誰能夠舉辦最好的洞穴派對（每個世代都有該世代的吹牛老爹〔P. Diddy〕）。然而，老實說，我們的大腦還沒有連線到足以處理這種程度的比較，甚至也無法辨別虛擬與真實之分。我們的心智要比我們想得來得脆弱。不到一分鐘，你可以快速瀏覽社群貼文，並把自己拿來與其他好幾十個人比較了一番。在表面上，這真的不過是控制了你的感受的手持裝置上的像素。但就更深的層面來說，我們所看到的影響都在訴說著故事，只不過大多數的故事都不是真實的。

當我們看了來自認識的人和陌生人在社群媒體上的貼文，我們通常看到的是他們突顯的生活畫面，而不是他們的真正生活。在我與許多擁有好幾千萬的社群媒體追隨粉絲的人的交談中，許多人都告訴我，他們在生活的不同領域都遭遇到問題。如同大多數的一般人，他們苦於健康問題、財務問題、關係問題、職涯問題、感到不快樂、不安全和恐懼。然而，要是你只看他們在杜拜旅行的自拍，你可能會相信他們的生活很完美，至少要比自己的生活來得好，就算通常是與真相差了十萬八千里。

關於社群媒體，我們真的需要徹底公開指出的是其中盡是幻象。我們總是不安於現狀，很容易會覺得別人家的草比較綠，只是沒有理解到那有時是假草！（我曾經不知道草地可以是假的，但是等到我後來去了拉斯維加斯，我才知道真的有假草。）我們現在會拿來與自己做比較的甚至通常不是真的東西。我們看到的盡是別人要我們看到的東西。利用濾鏡、相機角度、特別打燈和一些剪輯，最終的成品可以與事物的實際樣貌大相逕庭。沒錯，所有的人都希望別人看到的是自己最好的一面，而這並沒有錯。我們只是要小心看守自己的心智大門，要記得有些東西想要持假身分證明溜進去。

自我比較時，人們會否定自己。除了要減少自己與他人隨意比較，我需要讀者真的去做的就是要了解自己的真正價值。投入認識自身的真正價值可以說是世界上最重要的事情。

你的所思所為，每一件事都是根據你對自己是怎樣的人的想法。就飲食的情境來說，我們會通過所吃的食物來確定關於自己是怎樣的人的想法。換句話說，我們會想吃的東西等同於我們對自己的想法。如果你相信自己是個有健康意識且會特意攝取有機食物的人，你極有可能就不會每天早上到甜甜圈店卡卡圈坊（Krispy Kreme）報到。如果你認為自己無法好好消化乳製品（事實可能真是如此），你在冰淇淋店會購買的就極有可能是不含乳製品的冰淇淋（不然的話，與你一起搭車回家的人可要小心了）。

有件事要留心：我們構成對自己的看法可以是根據真實的經驗，也可以是根據曾經做出的內在決定。沒有法律規定有健康意識的人就必然要吃有機食物。不過，如果你決定那是自己要秉持的信念，你逕可這麼想。你的確要讓自己的信念站得住「腳」。因此，閱讀有機食物與傳統培育食物的比較研究，了解有機農作實踐，以及與在地農民市集的農夫交談，這些都有助於確定自己秉持信念的方式。你同時也必須確定的是要認識自己所擁有的極好價值。要做到這點，你可以主動積極地讓身邊盡是重視和尊重你的人，每天用日誌寫下你對自己的領會和你欣賞自己的一件事，以及對於自己在生活中所成就的事情向自己表達謝意——褒揚自己至今的成就、先前的進展，以及對未來的期許。這種比較的問題不只是要停止與他人比較而已，而且也涉及了自己與自己的比較。前後的對照照片是極有價值的工具，但是要是沒有正確對待的話，那也會是阻礙。

先前的那張照片裡的人是某人的父親、兒子、兄弟和朋友。他是個總是會為自己生活中每個人付出的一個人。他是個中流砥柱，是別人可以仰賴的人，而且如果他有東西可以付出的話，別人就可以擁有。他對別人極為慷慨，但是他在某個時刻卻失去了自己的身心健康。他理解到是該改變的時候了。他想要健康以便能為自己所愛的人繼續付出。那張先前的照片裡的人不該被人看不起——那是個值得獻上極大敬意的人。他是個很棒的人，擁有你可祈求的一些最棒的特質。他也是做出要改變自己健康的人。請向他致上謝意。他實在是太棒了。

先前的那張照片裡的人也可能是個擁有幾個世上最棒小孩的母親。小孩是她身體之外的心肝寶貝。她從來不知道自己原來可以從注視某人的雙眼得到這麼多讚嘆與喜悅。她驚人的身體把這些小傢伙帶到這個世界，她值得無盡的尊敬和讚賞。她的皮膚變得不同，新陳代謝不再像從前那樣運作，而且她並沒有出現與社群媒體上看到的其他人一樣的「快速恢復」的情況。然而，她並沒有任何問題！她很美，她是地球上最偉大的賜予生命的力量，而她現在也決定要好好照顧自己。請向這位女性表達感激之情。她極為重要。

健康的自我比較並讚賞自己做到的正面改變是很好的事。不過，要不是帶著敬意來觀看舊照片，或者是想要「回復」到自己的身體有所不同的某個時刻，那就不是讚揚自己曾有的經歷，而且也不是表彰現在的自己。當下是你開始邁向更光明未來的時刻。懂得以健康的自重來著手進行甚至會讓整個過程更好。要是你討厭自己的身體到不得不屈從，你不可能妄想自己會感到快樂，就算你日後真的達成。長期持續的改變需要共同的努力，是來自於本書已經討論過的成長、實踐、自重和其他內在洞見的協作結果。而且不要忘了你拍了後來的照片之後還會繼續拍照。整個過程並不會因為你達到了一個目標就停止了。你必須決定自己是否每一天都要繼續有所進展。你大概聽過這樣的說法，那就是不繼續成長的話，人只有死路一條。想要繼續享有極佳的健康，並持續讓自己變得最好，你就必須要關注並升級自己的內在對話。

我們的想法是很強大的，而且也是自動出現的。我們每天有成千上萬的想法，而其中大多數都是我們已經被制約去思考的慣性想法。這些自動出現的想法是來自於我們對自己和周遭環境的信念。如果你對自己和世界往往是帶著負面信念，你自然而然就會產生出更多神經科學家丹尼爾・亞曼醫師所謂的自動化負面思維（automatic negative thoughts, ANTs）。他告訴我會鼓勵人們做以下三件事來杜絕自動化負面思維：

1. 開始意識到自動化負面思維的存在——套用特種部隊（GI Joe）的話：「知道就等於贏了一半的戰役。」
2. 挑戰自動化負面思維——挺身面對這些想法，別讓它們限制自己的生活。
3. 以正面肯定思維（positive affirmative thought, PAT）來加以取代。

你的腦袋裡就像是有個DJ工作台，不斷播放著你並不是總會愛聽的那些事先錄好的音樂清單。你有跳到工作台去播放自己想要的音樂的力量。要當個好DJ是需要練習的，但是你可以因此為自己和生命中的其他所有人帶來一場更棒的派對。

多年以前，我在生活中所奉行的一項強大的正面肯定思維，是受到艾爾伯特．愛因斯坦啟發的一句引言：「我們所做最重要的決定，是我們到底相信自己生活在一個友善的，還是一個敵意的宇宙。」當我感到失落、覺得孤單，以及感覺自己像個受害者的時候，食物是重要的救生索之一，有助於我去真正控制自己的生活。然而，我終究理解到，食物只是我餵養心靈飲食的一小部分。我所吸收來自於周遭世界的心靈食物也給予我營養。最重要的是，比起其他事情，我對於自己和身處世界的信念起著更大的決定性作用。我決定要秉持相信我們身處的是一個友善宇宙的真言，而不是將之視為充滿敵意的地方。這不是一蹴可幾的事，但是對於這個曾經讓我一度感到無助的世界，我終究感到更加自在。我更投入幫助這個友善世界裡的其他與我有著相同經驗的人。不論事情在表面上看起來多麼困難，我期望讀者都能秉持這樣的一種信念，那就是這些事物並非是發生在你身上，而是為了你而發生。你擁有無法丈量的強大力量，而我希望這本書裡的工具和洞見能夠幫助你在人生的旅程上繼續前行。

在此預祝你健康與成功

尚恩．史蒂文森

聰明行動計畫

歡迎參與「吃得更聰明三十天計畫」！

這個計畫能讓你客製出滿足自己獨特目標和生活型態的個人飲食。請利用本書第四一二頁所敘述的「快速轉型訣竅」，即可配合你的進食時間來擬定最適合你的計畫！不僅如此，下文還會與讀者分享進食／斷食時間表範例、每週膳食計畫和美味的食譜，予以支持。

你可以依循「聰明間歇性斷食法」，以便取得所發現的間歇性斷食的驚人益處，亦或採用常見飲食法來吃早餐、午餐、晚餐（但食用的是更聰明的食物和營養素）。我高度建議要在十二個小時的進食時間之內吃完所有餐點，如此就能盡量吸取「聰明間歇性斷食法」的益處。

我在下一小節為讀者收錄了美味的食譜，主要食材都是我們先前介紹過許多很棒的食物。此外，我在「吃得更聰明」額外資源手冊中，還提供納入了以更聰明的食物和營養素為食材的更多食譜（所有食譜都附有精美的全彩照片！），因此你如果還沒有瀏覽過，請務必前去取得資訊（網址：eatsmarterbook.com/bonus）。

在「吃得更聰明三十天計畫」期間該吃些什麼

《吃得更聰明》這整本書已經為讀者介紹了大量的非凡食物和營養素。接下來的列表彙編了書裡所認可的食物（但包含了不僅是本書的重點食物而已）。你的任務就是按照分量和隨後的額外祕訣，每日食用這些不同的食物。

蛋白質

我們已經討論過，這個主要營養素是人類大腦、激素和全身新陳代謝的重要燃料。要謹記的是蛋白質需求是體內代謝藍圖的獨特部分。溫習一下本書第四七頁的蛋白質計算訣竅，也要時時刻刻提醒自己在第十章所談論的主觀度量（你自身的感受！）。倘若你突然感受到飢餓、輾轉難眠，或是精神不濟的話，通常第一步就是要多補充一點蛋白質。

- 草飼牛肉
- 草飼羊肉
- 草飼野牛肉
- 放養豬肉
- 放養雞蛋
- 放養雞肉
- 野生捕撈的魚
- 野生捕撈的貝介類
- 蛋白粉（不含人工成分）
- 螺旋藻、綠藻（富含蛋白質的藻類）
- 野味

說明：堅果、種子、豆類、乳製品和特定穀物都含有相當高比例的蛋白質。我們已經討論過，儘管這些不同食物的主要成分其實是脂肪或碳水化合物，但是我們還是可以把其中多樣食物加入飲食中來滿足蛋白質的需求。

脂肪

包括了認知功能和性激素分泌等方面，我們已經了解到這個巨量營養素是讓人有最佳表現的重大關鍵。請每日務必至少要食用四份到五份的健康脂肪。

杏仁（和無糖杏仁醬）	酪梨	酪梨油	巴西堅果
巴魯卡斯堅果（Barùkas）	草飼奶油	原生可可碎粒	腰果
椰子（椰肉、椰脂和椰油）	魚子醬	栗子	奇亞籽
草飼乳製品	蛋	高脂肪魚類	亞麻籽
榛果	夏威夷果	MCT 油	橄欖油
花生（和無糖花生醬）	橄欖	胡桃	松子
開心果	南瓜籽	鮭魚卵	芝麻籽
葵花籽	核桃	及其他	

碳水化合物

根據《吃得更聰明》書裡所提供的臨床數據，你應該已經明白，碳水化合物是對人體健康和強健極為重要的營養素。本書的一個重要揭示就是，碳水化合物的種類要遠比女神卡卡的表演裝束還要多變。把所有的種類一併歸類為碳水化合物（對女神卡卡來說，就是她的生肉裝），進而認定所有的碳水化合物都是不好的，這是個天大的錯誤。碳水化合物是重要微量營養素的主要來源，舉凡基因表現和能量生產等一切的運作都受其左右。要在此清楚說明的是，我們需要聰明地使用被歸為碳水化合物的巨量營養素。

富含碳水化合物的食物中，非澱粉類蔬菜是其中最沒有被充分利用的種類。要多食用如羽衣甘藍、甘藍葉菜、菠菜等葉菜類蔬菜，還有像是青花菜、小白菜和甘藍等十字花科蔬菜。每日務必最少要攝取五份至七份這類的食物。你若能確實讓餐盤中五〇％到六〇％都是非澱粉類蔬菜，那就可以放心自己絕對能夠大幅提升營養表現。

被視為蔬菜的水果也能算入你的非澱粉類攝取分量之中。至於其他富含碳水化合物的食物，我在此提供一些經驗法則。每日要將甜水果的攝取分量控制在零份到兩份之間。像是漿果等升糖指數較低的水果，每日的適當攝取分量是一份至三份，澱粉類蔬菜的食用量亦是如此。而且倘若你的身體系統能夠妥善吸收穀物和豆類的話，每日適當的食用量則是攝取零份至一份的穀物，以及零份至兩份的豆類。

非澱粉類蔬菜包含：

芝麻葉　小白菜　青花菜　抱子甘藍　甘藍
花椰菜　芹菜　芥蘭　甘藍葉　香菜（Cilantro）
羽衣甘藍　芥菜　菊苣　蘿蔔　菠菜
蕪菁　西洋菜　海洋蔬菜（海帶、食用紫紅藻、紫菜等等）
豆芽（像是青花菜芽、苜蓿等等）　及其他

澱粉類蔬菜包含：

甜菜　馬鈴薯　南瓜　甘藷　蕪菁
蒲芹蘿蔔（Parsnips）印度南瓜（winter squash）　及其他

被當成蔬菜的水果包含：

黃瓜　甜椒　辣椒　番茄　櫛瓜
及其他

穀物包含：

莧菜籽　玉米　燕麥　藜麥　發芽穀物
米（糙米、白米、野米）　及其他

甜水果包含：

香蕉　芒果　柳橙　鳳梨　西瓜

及其他

升糖指數較低的水果包含：

黑莓　藍莓　櫻桃　葡萄柚　檸檬
萊姆　覆盆子　及其他

豆類和扁豆包含：

黑豆　綠扁豆　腰豆　海軍豆　斑豆（pinto beans）
及其他

飲品

你所喝入的飲品有可能是最快速抵達體內細胞的東西。前文中已經強調過，啜飲正確的飲品能帶來一些影響廣泛的立即益處。簡單的做法就是在飲食中增加一份到四份的下列液態營養素來源。盡可能飲用有機或是野生收成的飲品，並依隨著自己的喜好自由混搭。

紅茶　大骨湯　咖啡　綠茶　印度奶茶（Chai）
絞股藍　各式草本茶　抹茶　烏龍茶　南非國寶茶
白茶　瑪黛茶　蔬果汁（不含超過十二公克的糖）
藥用菇茶和咖啡（含有白樺茸〔chaga〕和猴頭菇之類的飲品）及其他

益生元與益生菌

透過本書對微生物群系與代謝的關聯的討論，希望讀者都受到啟發和激勵。目標攝取量～每日兩份至三份含益生元的食物，以及每週四份至五份含益生菌的食物和（或）飲品。以下分別列出這兩類中的一些食品。

含益生元的食物包含：

- 蘆筍
- 青香蕉
- 洋蔥
- 可可／原生可可
- 菊芋
- 大蒜
- 豆薯
- 抗性澱粉
- 及其他

含益生菌的食物包含：

- 辛奇
- 康普茶
- 味噌
- 非乳製品優格
- 醃菜
- 德式酸菜
- 草飼全脂優格
- 克菲爾（奶、椰汁、水）
- 及其他

草本植物與香料

你的香料櫃現在可能已經儲藏了大量的營養寶物，諸如具補腦效益的肉桂和促進代謝作用的生薑，而在本書的啟發之下，希望你從現在起能夠更常利用這類食材。不管是新鮮的或是乾燥的，你盡可以大量使用這些食材。常言道，變化是調味生活的香料，而香料也在變化之下才能充滿生氣！請務必每餐都要添加一些草本植物或香料。

羅勒	肉桂	黑胡椒	丁香	小茴香
薑	薄荷	奧勒岡草	薑黃	鹽
卡宴辣椒（Cayenne）		及其他		

選擇你的基本飲食時間表

「吃得更聰明」的標準模式
（進食時間十二小時）

午夜	睡覺和（或）斷食
凌晨四點	
上午八點	進食
正午	
下午四點	
晚上八點	睡覺和（或）斷食
午夜	

聰明間歇性斷食模式 I
（進食時間十小時）

午夜	睡覺和（或）斷食
凌晨四點	
上午十點	進食
正午	
下午四點	
晚上八點	睡覺和（或）斷食
午夜	

聰明間歇性斷食模式II

（進食時間八小時）

時間	
午夜	睡覺和（或）斷食
凌晨四點	
上午十點	
正午	進食
下午四點	
晚上八點	睡覺和（或）斷食
午夜	

聰明間歇性斷食模式＋仿斷食營養素

（進食時間八小時）

	星期一
午夜	睡覺和（或）斷食
凌晨四點	
凌晨六點	喝茶或咖啡斷食：咖啡、茶、MCT 油和（或）超級英雄咖啡
正午	進食
下午四點	
晚上八點	睡覺和（或）斷食
午夜	

膳食計畫的額外訣竅

■ 這些進食／斷食時間表和食譜之所以如此設計，為的就是要讓你獲得從《吃得更聰明》書裡所了解的顯著益處，而你只需要在選定的進食時段食用這個章節所推薦的食物、餐點或飲品。你要是覺得吃飽喝足且精力充沛，大可自行減少進食時間之內的餐點和點心的數量。你也可以自行逐步延長斷食的時間。

■ 在此要提醒一點，你無論如何都可以調整斷食時間來配合自己的獨特生活型態。例如，你要是因為上班時間而往往會提早就寢的話，那就可以選擇調整「聰明間歇性斷食模式I」，把斷食時段改成晚上六點至隔早八點。請遵照上述的模式進行，但要調整時段來妥善契合自己的生活！

■ 請留心一件事，那就是早餐並不一定要吃。你可以選擇只喝水、茶和（或）其他推薦的仿斷食營養素（見第四二二頁），一直到稍晚想要停止斷食為止。請記得，超級英雄咖啡（見第五二〇頁）提供了仿斷食營養素，基本上能夠讓你盡可能延長斷食時間，直到你想要吃當日的第一餐。

■ 你不需要在一般約定俗成的時間吃早餐，也不需要吃典型的「早餐食物」。在斷食後第一次進食時，如果你決定不要吃傳統的早餐餐點，你可以把那一餐就稱為第一餐。你的第一餐可能想吃的是本書中建議的美味漢堡或一盤熱炒，或者是你很想吃個歐姆蛋。反正只要能夠為你的身體和大腦提供奧妙的營養就好，要怎麼稱呼這一餐根本無關緊要。

■ 良好的運動計畫是間歇性斷食的輔助利器。你要在什麼時候運動都可以，但是要是能在斷食時間健身的話，提升減脂的效果就會特別顯著。你可以在早晨完全斷食的狀態（只喝些水、茶和〔或〕咖啡）之下運動。不過，如果你先前沒有過斷食時運動的經驗，只需要關注身體的感受並控制運動強度，直到身體完全適應為止。或者，你可以使用仿斷食營養素，如 MCT 油運動前補充品，甚至是補充一些支鏈胺基酸。

■ 如同本書前文中的討論，所謂吃得更聰明，其中其實包含了要充分明白到生活總是事與願違！大部分的人都不可能徹底遵行這樣的膳食計畫範例。因此，要有在一些時日需要叫外賣或出門用餐的準備，只是請點選與這個計畫相當的膳食。比較好的方式是做好心理準備，主動讓自己休息幾天而讓別人掌廚，如此一來才不會讓自己壓力過大。你應該會因為這樣的經驗而更加快樂且身體健康。無時無刻都力求完美是不健康的。落實這個計畫之餘，也要容許自己有喘息的空間。

■ 談到做好準備，騰出一天的時間來預先準備一些食物是個不錯的主意。我的建議是要秉持簡約原則。可能是利用週末的幾個小時來準備當週午餐食用的一頓或兩頓的不同餐點。我超級喜歡按照食譜先做好兩倍，甚至是三倍的餐點分量，這樣就可以把多的部分留著之後吃。這就像是邂逅了喜愛的膳食，還要二度約會似的。

■ 讀者應該已經了解到，倘若真的想要優化人體的大腦和代謝作用，補充水分絕對是關鍵所在。每日甦醒後的三十分鐘內，務必至少要喝二十盎司到三十盎司的水。無論是進食還是斷食的時段，請確保體內擁有充足水分。

「吃得更聰明」標準模式範例：

上午八點到上午十點之間：早餐／第一餐
正午到下午二點之間：午餐
下午三點到下午五點之間：可隨意進食點心
晚上六點到晚上八點之間：晚餐
晚上八點到隔天上午八點：斷食時間

「聰明間歇性斷食」模式I範例：

上午六點到上午十點之間：只喝水和（或）攝取仿斷食營養素
上午十點到下午一點之間：早餐／第一餐
下午一點半到下午四點之間：可隨意進食午餐／點心
晚上六點到晚上八點之間：晚餐
晚上八點到隔天上午八點：斷食時間

「吃得更聰明」膳食計畫範例

接下來的三十天將會讓你獲得足以滋養身心的一些強力營養素。在此再次提醒，本書鼓勵你要按照自己的生活型態和獨特目標來準備飲食。你可以從羅列的食譜隨意挑選餐點替換，而其中關鍵就是一定要攝取充分的健康脂肪、胺基酸，以及珍貴的微量營養素。前十五天，請先遵照以下的膳食建議（包括食譜中的餐點！），然後下定決心開始延長斷食時間（倘若你還沒有開始這麼做的話），並再持續進行十五天，完成最初三十日的更聰明飲食計畫的目標。

第一天

早餐：西南方風味辣香腸炒蛋＋酪梨或超級英雄咖啡／茶

午餐／點心：超級食物沙拉

晚餐：辣蜜汁鮭魚＋草飼奶油蒸青花菜

第二天

早餐：3B 奶昔或超級英雄咖啡／茶

午餐：超級食物沙拉

晚餐：培根野牛肉漢堡或辣味核桃黑豆素漢堡＋甘薯和酪梨

第三天

早餐：超級英雄咖啡／茶

午餐：沒吃完的野牛肉漢堡＋沙拉配菜佐阿桑特薩納醬（或最愛的醬料）
晚餐：慢燉咖哩雞＋自選米飯和草飼奶油蒸青花菜

第四天

早餐：西南方風味辣香腸炒蛋＋酪梨＋德式酸菜或超級英雄咖啡／茶
午餐：沒吃完的咖哩雞＋米飯配自選蔬菜
晚餐：牛肉炒青花菜

第五天

早餐：3B 奶昔或超級英雄咖啡／茶
午餐：夏日雞肉沙拉
晚餐：沒吃完的牛肉炒青花菜

第六天

早餐：料理輕鬆的健身後蛋白質薄煎餅＋蛋或超級英雄咖啡／茶
午餐：夏日雞肉沙拉
晚餐：辣蜜汁鮭魚＋草飼奶油蒸青花菜

第七天

早餐：更聰明蔬果昔或超級英雄咖啡／茶
午餐：沒吃完的鮭魚＋沙拉配菜
晚餐：鄉村培根水牛城雞肉砂鍋＋米飯或藜麥配自選蔬菜

第八天

早餐：超級英雄咖啡／茶
午餐：沒吃完的水牛城雞肉砂鍋＋米飯或藜麥
晚餐：自選的少脂魚＋蒜香抱子甘藍和一個甘藷瑪芬

第九天

早餐：經典早餐佐快炒咖哩甘藍或超級英雄咖啡／茶
午餐：沒吃完的魚＋沙拉配菜
晚餐：三變塔可飯

第十天

早餐：3B 奶昔或超級英雄咖啡／茶

午餐：超級食物沙拉

晚餐：培根野牛肉漢堡或辣味核桃黑豆素漢堡＋超級食物酪梨醬搭配有機玉米薄餅或蔬菜蘸醬

第十一天

早餐：培根鹹派＋酪梨或超級英雄咖啡／茶

午餐：大份沙拉＋自選蛋白質佐阿桑特薩納醬

晚餐：牛肉炒青花菜＋辛奇

第十二天

早餐：更聰明蔬果昔或超級英雄咖啡／茶

午餐：沒吃完的鹹派＋酪梨

晚餐：慢燉咖哩雞＋自選米飯和草飼奶油蒸青花菜

第十三天

早餐：超級英雄咖啡／茶

午餐：沒吃完的咖哩雞＋自選米飯配蒸菜

晚餐：自選的少脂魚＋蒜香抱子甘藍＋巧克力酪梨布丁

第十四天

早餐：經典早餐配辛奇或超級英雄咖啡／茶

午餐：沒吃完的少脂魚＋蒜香抱子甘藍

晚餐：超級食物沙拉

第十五天

早餐：更聰明蔬果昔或超級英雄咖啡／茶

午餐：夏日雞肉沙拉

晚餐：三變塔可飯

在接下來的第十六天到第三十天，延長斷食時間，並重複做一遍這份膳食計畫！

聰明早餐（隨時都可享用！）

西南方風味辣香腸炒蛋（Southwest Chorizo Scramble）

炒蛋早餐是把各種巨量營養素和微量營養素添加到飲食的絕佳方式。這道西南方風味炒蛋超級美味，不只做法簡單，而且使用的都是有益激素健康的食材。

分量2份

營養成分

熱量597大卡　脂肪50公克　蛋白質27公克　碳水化合物12公克

- ¼磅西班牙辣味香腸（chorizo）絞肉
- 4顆有機大雞蛋，攪拌均勻
- ¼小匙薑黃
- 海鹽和黑胡椒酌量調味
- ¼杯自選莎莎醬（salsa）
- 1顆大酪梨，削皮去核且切片

用中火加熱炒鍋。放入辣味香腸絞肉，炒到稍微呈棕色。放入蛋和薑黃，撒點鹽和黑胡椒調味。烹調，用鍋鏟把蛋炒散，炒到自己喜好的熟度。盛盤，上頭再放點莎莎醬和酪梨切片，即可慢慢享用。

變化做法：你喜歡什麼配料都可以加到炒蛋裡（這就是炒蛋是很棒的一道菜的原因！），不管是蘑菇、甜椒、辣椒、菠菜、洋蔥皆可——可以添加的食材真是多到數不完。

培根鹹派（Bacon Quiche）

*這是夏琳・強森（Chalene Johnson）提供的食譜

我們實在是無法在英文裡找到任何字眼足以形容令人讚嘆的夏琳・強森。她是打破世界紀錄的健身教練、商業和行銷巨頭和暢銷書作家，而且樂於隨時下場在舞蹈大戰中來段熱舞。她真的是用這份鹹派食譜達成目標。我的家人愛死了這種鹹派，只要有客人共享早午餐的時候，我們經常會做這道菜。我們會隨意在這份食譜添加菠菜，而如果你想要改做素食蔬菜鹹派的話，只要拿掉培根，再多加一些如黑橄欖、甜椒和（或）煮熟的蘆筍等切碎的蔬菜即可。

分量6份

營養成分

熱量473大卡　脂肪40公克　蛋白質17公克　碳水化合物10公克

派皮

噴霧式食用椰子油　2杯杏仁粉
1顆有機大雞蛋　2大匙融化的椰子油
1小匙細海鹽

餡料

6條100%全草飼、放牧的無硝酸鹽培根
1又½杯（12盎司）罐裝全脂椰奶或濃鮮奶油（請見「小提示」）
4顆有機大雞蛋　¾杯剁碎的新鮮菠菜
¼小匙細海鹽　¼小匙現磨的黑胡椒粉

預熱烤箱至一百七十六度。將一只九吋的圓形派餅盤上噴塗食用椰子油。

製作派皮：將杏仁粉、蛋、椰子油和鹽放入碗中攪拌至完全均勻。將麵團壓入派餅盤中，並推高使其均勻貼附在餅盤側邊。烘烤十三分鐘至十五分鐘，直到派皮微呈金黃色。

製作餡料：用一只大煎鍋以中火煎培根條，煎到兩面酥脆。把煎好的培根放到廚房紙巾上，放涼至可以處理的溫度，即可擦乾，再壓碎。

將椰奶、蛋、菠菜、鹽和黑胡椒粉都放入碗中，攪拌均勻之後，再拌入四分之三的碎培根。將攪勻的混和蛋液食材倒入烤好的派皮，再撒上剩餘的碎培根。烘烤三十五分鐘到三十八分鐘，直到表面微呈金黃色且蛋液定型為止。如果派皮烤得開始變成棕色，此時就用鋁箔紙包覆派餅盤的邊緣。冷卻十五分鐘，即可切片享用。

小提示：若是想做出口味較為清淡的鹹派，就不要使用椰奶，改用濃鮮奶油。

經典早餐＋蔬菜（Classic Breakfast + Veggies）

在典型的雞蛋和蛋白質早餐之中添加一些新鮮蔬菜，原本普普通通的早餐就會變得棒極了！無論是歐姆蛋或炒蛋，就算只是雙面煎的半生荷包蛋，這樣的經典早餐都會因為增添了健康的微量營養素和纖維而變得全然不同。

分量1份

營養成分

熱量413大卡　脂肪28公克　蛋白質31公克　碳水化合物14公克

2顆有機大雞蛋　2小匙椰子油

2杯菠菜　1份蛋白質食材（培根、香腸、火腿等）

海鹽和黑胡椒，調味用　　酌量以大蒜粉調味

按自己的喜好來料理蛋（炒蛋、半生荷包蛋等），加入一小匙椰子油、酌量以鹽和黑胡椒來調味。同時要烹調自己挑選的蛋白質食材。

把剩下的一小匙椰子油倒入大煎鍋，用中火加熱。接著放入菠菜和大蒜粉，並撒點鹽和黑胡椒來調味。翻炒烹煮，炒到菜葉稍微軟爛（不要炒過頭）。

將蛋、菠菜和蛋白質排放在盤中，如此就可以拿根餐叉開始享用了！

變化做法：至於這份早餐的配菜，我的建議是德式酸菜和辛奇等發酵蔬菜或菠菜。要是不想搭配菠菜的話，可以吃快炒咖哩甘藍、櫛瓜等其他菜類，如此一來就可以為這道經典早餐增添一些色彩和營養。

料理輕鬆的健身後蛋白質薄煎餅（Post-Workout Easy Protein Pancakes）

這種低醣熱薄煎餅是很棒的早午餐或是健身之後的點心，做法簡單且富含蛋白質。

分量 2份

營養成分

熱量366大卡　　脂肪22公克　　蛋白質34公克　　碳水化合物26公克

¾杯自選薄煎餅預拌粉（要是想減少碳水化合物的攝取量的話，我建議使用的是採用杏仁粉和（或）椰子粉的低醣預拌粉）

¾杯無糖杏仁奶

2勺蛋白質粉（很適合使用香草乳清）

1顆有機大雞蛋

1大匙特級初榨橄欖油

噴霧式食用椰子油

將薄煎餅預拌粉、杏仁奶、蛋白質粉、蛋和橄欖油放入碗中混合拌勻，攪拌到沒有結塊為止。麵糊黏度必須是可以傾倒的程度，但也不能太稀：若有需要，可以再加一點杏仁奶或預拌粉。

用中小火加熱一只大煎鍋。先離火，噴一點食用油。接著再把煎鍋放回火上，舀四份麵糊到鍋中，煎出約直徑五吋的薄煎餅，煎到表面開始冒泡泡，就可以翻面煎到呈淡棕色即可。

變化做法：可以在薄煎餅上塗抹花生醬、杏仁醬、草飼奶油、巧克力椰子醬或漿果醬，想要嚐點好玩的滋味的話，甚至可以淋點楓糖漿。

進階蔬食

超級食物沙拉（Superfood Salad）

你的沙拉要是被賦予了超能力，那會發生什麼呢？你也能夠得到！原型食物、超級食物和味道的強大組合，可能就足以激起你的超能力。

分量1份

營養成分

熱量370大卡　脂肪33公克　蛋白質42公克　碳水化合物19公克

菠菜、蘿蔓萵苣和（或）其他混合生菜沙拉

2大匙「簡易聰明的醋油醬」（見第五一三頁）

1小匙螺旋藻粉　½顆熟酪梨，削皮去核且切片

1大匙去殼的大麻籽　1小匙蜂蜜

1塊烤雞胸肉（4到6盎司），剁碎或切丁皆可
1顆小番茄，切丁；或是一把櫻桃番茄，切對半
2大匙發芽的南瓜籽或葵花籽（請自行選擇，想多一點硬脆口感的話就可添加）

準備一只大沙拉碗，放入生菜，混入醋油醬和螺旋藻粉一起搖勻，讓生菜沾滿醬汁和粉。接下來放入酪梨、雞肉、番茄、大麻籽和南瓜籽（若想添加的話），再輕輕攪拌一下。在上頭淋上蜂蜜，如此就可拿支餐叉開始大快朵頤！

變化做法：這道沙拉富含植物性蛋白質。只要拿掉雞肉，你就可以做成一道滿足味蕾的素沙拉。我有時也喜歡增添一點辣味（真的就是這樣），此時就會加一些卡宴辣椒。

蒜香抱子甘藍（Garlic Brussels Sprouts）

假使不受歡迎的蔬菜有吉祥物的話，那肯定會是抱子甘藍。我了解箇中原因。只不過這種蔬菜之所以不受人們喜愛，問題其實是出在料理它的慣常方式無法展現其本性。要不是我的妻子做了這道菜，我從來沒有想過會喜歡上抱子甘藍。正因如此，我們實在超愛這種蔬菜，並且滿心期待其所帶來的營養表現。

分量4份

營養成分

熱量116大卡　脂肪8公克　蛋白質4公克　碳水化合物11公克

1磅抱子甘藍，修整並切對半（若是大顆的，可切四等份）

½顆小檸檬，切片　2大匙特級初榨橄欖油

½大匙乾燥的百里香　½小匙海鹽

¼小匙黑胡椒　1大匙大蒜粉；或2瓣大蒜，切片

1大匙切碎的帕瑪森起司（自行選擇是否添加）

在烤箱中，將兩個烤架分別放在距頂部三分之一和底部三分之二的位置，預熱烤箱至二百二十度。

準備一只大碗，放入抱子甘藍、檸檬切片、橄欖油、大蒜、百里香、鹽和黑胡椒，搖拌均勻之後分成兩份，各放入兩只有邊框的烤盤，均勻鋪平。

將烤盤分別放在兩個烤架上烘烤十分鐘，烘烤時都不要攪動。接著把上、下烤盤對調，繼續烘烤，期間也不要攪動，烤到抱子甘藍呈淡棕色且軟嫩即可，需八分鐘到十分鐘左右。

取出後裝盤，撒點帕瑪森起司，即可上菜。

夏日雞肉沙拉（Summery Chicken Salad）

＊這是娜塔麗・吉爾（Natalie Jill）提供的食譜

娜塔麗・吉爾是健身界的一位代表人物，約在四十歲時首次躍登雜誌封面而讓雜誌增色不少！我真的受到了她的鼓舞，而且她還是個寬大為懷的人。她調配出來的這道色彩繽紛、營養豐富的沙拉彰顯著夏日的滋味，可以說是會讓人一年到頭都感到愉悅的餐點。

分量6份

營養成分

熱量395大卡　脂肪29公克　蛋白質24公克　碳水化合物10公克

1把蘆筍
3大匙特級初榨橄欖油
2大匙新鮮檸檬汁
1大匙蜂蜜
2杯修整過的新鮮菠菜葉
2杯新鮮的春季混合生菜葉
2杯新鮮的草莓切片
2杯煮熟的雞絲
2大匙切碎的烤核桃
2大匙巴薩米可醋（balsamic vinegar）
喜馬拉雅山鹽和現磨胡椒粉，調味用

預熱烤箱至一百七十六度。

折掉蘆筍的粗硬末端，切成二吋的切條備用。

準備一只烤盤，將蘆筍鋪排成一層，再淋上一大匙的橄欖油。搖動一下讓蘆筍都裹油，接著酌量以鹽和胡椒粉來調味。放入烤箱烘烤十五分鐘到二十分鐘，烤到蘆筍變得酥脆，放涼備用。

準備一只小碗，倒入未使用的二大匙橄欖油、檸檬汁、龍舌蘭蜜和醋拌勻，用鹽和胡椒粉來調味這份醬汁。

將菠菜和春季混合生菜放入大沙拉碗中攪拌均勻。加入蘆筍切條、草莓切片和雞絲，淋上醬汁。再次搖拌，讓蔬菜完全沾到醬汁。將沙拉分裝到四個碗內，再撒點烤核桃就可上桌了。

變化做法：如果當下不是生產草莓的季節，改用覆盆子或其他漿果也會同樣美味。

快炒咖哩甘藍（Sautéed Curry Cabbage）

這份美味的甘藍食譜相當容易上手，其中富含了增進代謝作用的營養素。

分量 2 份

營養成分

熱量124大卡　脂肪7公克　蛋白質3公克　碳水化合物15公克

⅓杯切碎的洋蔥　½顆有機綠色甘藍，切絲備用
¼杯水　1大匙椰子油
1大匙咖哩粉　1小匙芥末粉（這不是必要食材，但加入後味道很棒！）
些許海鹽

準備一只大煎鍋，放入椰子油以中火加熱。放入洋蔥煎到開始變軟，就加入甘藍，煎個幾分鐘，稍微均勻翻炒一下菜葉。加入咖哩粉、芥末（若有使用的話）和鹽，攪拌均勻，接著再加水翻攪一下。

蓋鍋，將火調為中小火，煨煮十分鐘至十五分鐘，偶爾翻攪一下，煮到菜葉軟嫩（但不要煮到爛！）即可起鍋。

變化做法：想要增加微量營養素含量的話，你可以撒上一些顆粒狀海帶或是食用紫紅藻片。

聰明主菜

鄉村培根水牛城雞肉砂鍋（Bacon-Ranch Buffalo-Chicken Casserole）

*這是喬治．布萊恩（George Bryant）提供的食譜

好吧，既然我們是在這麼安全的空間分享資訊，我必須要招認一件事。那就是我愛上了這份食譜！這份食譜是我的朋友《紐約時報》暢銷作家喬治．布萊恩所送的禮物，我們用這道砂鍋菜款待了幾近所有登門造訪的朋友，而他們離開時也都對這道菜念念不忘。我們與朋友分享這份食譜之後，曾經轉發自己下廚做這道砂鍋菜的照片的朋友，人數可以說是多到我都數不清了。

分量 4份

營養成分

熱量394大卡　脂肪17公克　蛋白質43公克　碳水化合物13公克

1大顆花椰菜，切小朵
3大匙酪梨油
海鹽和黑胡椒，調味用
½杯法蘭克牌辣椒醬（Frank's RedHot sauce）
½杯原始廚房牌（Primal Kitchen）田園沙拉醬，多準備一些，以便用來小量澆淋
½杯罐裝椰奶
½杯蔥花，多準備一些以便用來點綴
4條培根，料理到酥酥脆脆的
3杯煮熟的雞絲（請見「說明」）

預熱烤箱至二百三十二度。

準備一只攪拌碗，放入小朵花椰菜和酪梨油搖拌均勻，酌量用鹽和黑胡椒加以調味。接著就可平鋪在襯有烘焙油紙的烤盤上，放入烤箱烘焙到軟嫩且顏色呈淡棕色，約二十分鐘到二十五分鐘。調降烤箱溫度至一百七十六度。

在同一個攪拌碗內，拌入辣椒醬、鄉村沙拉醬、椰奶、蔥花和培根，要攪拌均勻。接著加入烤好的花椰菜和雞絲拌勻。

將拌勻的配料放入大烤盤，烘烤二十分鐘。烤好後要靜置十分鐘，待其冷卻，再澆淋一點鄉村沙拉醬，撒上蔥花點綴。可搭配米飯或藜麥和一份沙拉一起享用。

說明：在雞肉部分，我們有時候會自行烤雞腿，做法如下：撒上紅椒粉（paprika）、洋蔥粉、大蒜粉、黑胡椒和鹽調味，然後放入預熱至二百一十八度的烤箱烘焙三十分鐘。

有些時候，我們會直接使用從店裡買來的烤雞。

牛肉炒青花菜（Beef and Broccoli Stir-Fry）

*這是德魯．曼寧（Drew Manning）提供的食譜

德魯是《紐約時報》暢銷作家，他因為做了「Fit2Fat2Fit」實驗而聲名大噪。在該實驗中，身為健身教練的他，刻意花了六個月的時間增重了三十公斤，然後再花六個月努力甩掉增加的體重。他坦言那是讓自己徹底對同理心和自我發掘完全改觀的體驗，而許許多多的人都受到他故事的正面激勵。德魯在此與大家分享的是經典的牛肉炒青花菜進階版食譜。翻炒是混搭有益健康的食材的理想方式。想要攝取更多營養素的話，除了添加海洋蔬菜，還可以拌入一些補腦的腰果。

分量1份

營養成分

熱量635大卡　脂肪50公克　蛋白質35公克　碳水化合物10公克

2大匙酪梨油　½小匙芝麻油

海鹽和黑胡椒
½杯小朵青花菜
2小匙椰子氨基（coconut aminos）
1小匙食用紫紅藻片（自由添加）
薑粉，調味用
1杯花椰菜飯
1小匙大蒜末
6盎司平鐵牛排，切條備用

在一只大煎鍋中，倒入一大匙酪梨油和二分之一小匙芝麻油，以中火加熱。加入牛排，並酌量撒上鹽、黑胡椒和薑粉加以調味。把牛排條炒到自己喜愛的熟度，即可起鍋備用。

將青花菜和剩下的一大匙酪梨油放入鍋中，翻炒到青花菜色澤鮮綠且軟嫩，約四分鐘到五分鐘。加入花椰菜飯、椰子氨基和蒜末，並多加一點薑粉調味。翻炒到花椰菜變色，約三分鐘。接著加入備好的牛肉，徹底均勻翻炒一分鐘即可離火。

起鍋裝盤，喜歡的話，可以撒點紫紅藻片或是其他的海洋蔬菜。請立即享用。

辣味核桃黑豆素漢堡（Vegan Chipotle-Walnut Black Bean Burgers）

*這是凱文．庫里（Kevin Curry）提供的食譜

凱文．庫里的使命是要讓料理有趣且美味，同時還要讓人們吃得更健康。在過去幾年

之間，他所打造的宏大的品牌「健康人士下廚」（Fit Men Cook）已經影響了數百萬世界各地的男男女女。凱文在此分享的是他的植物性漢堡，極具風味，但不含素漢堡常見的過度加工食材。你可以為漢堡加層酪梨，多增添一些有益大腦的脂肪。

可做4份豐盛的餡餅

營養成分

熱量252大卡　脂肪12公克　蛋白質11公克　碳水化合物29公克

噴霧式橄欖油
1大匙蒜末
½杯生核桃
½杯洋蔥碎末（紅洋蔥或白洋蔥皆可）
⅓杯香菜碎末
1又¾杯用高壓烹煮的黑豆，需瀝乾和冷卻
½杯生燕麥
3條奇波雷煙燻辣椒（chipotle peppers）
1大匙阿斗波醬（adobo sauce）
2大匙磨碎的亞麻籽和3大匙水
海鹽和黑胡椒，調味用

以中火加熱一只不沾鍋。離火，噴塗橄欖油後放回加熱。加入蒜末和洋蔥碎末，煎煮三分鐘到五分鐘，直到洋蔥呈金黃色且稍微透明，要留意不要煎焦了蒜末。

將洋蔥放入食物調理機，加入核桃，攪打約一分鐘，打碎即可。加入一半的黑豆，再放入煙燻辣椒和香菜碎末，一起攪打一分鐘到二分鐘，直到攪勻為止。

準備一只大碗，放入剩下的黑豆，用叉子輕輕搗碎（這會為漢堡增加一點口感），再加入剛料理好的黑豆混合食材、亞麻籽和水（這就做出了亞麻蛋），攪拌均勻，然後酌量撒上海鹽和黑胡椒調味。用保鮮膜封住碗口，放入冰箱靜置二十分鐘。

餡糰是不是太濕了？那就加入幾大匙的生燕麥。餡糰是不是太「乾脆」了？那就再加個亞麻蛋（一大匙磨碎的亞麻籽混入一又二分之一大匙的水）。

把餡糰均分成四個餡餅，排放在烤盤上，再放入冰箱靜置二十分鐘定型。（餡餅經過這道步驟會比較不容易在料理時散開。）

以中火加熱一只大的不沾鍋。熱鍋後，噴塗許多橄欖油，放入餡餅，每一面要煎六分鐘至八分鐘，煎到餡餅外緣呈棕色且稍微酥脆即可。

餡餅可搭配新鮮沙拉一起吃，或是當作健身後享用的美味漢堡。

培根野牛肉漢堡（Bacon Bison Burger）

*這是德魯・曼寧提供的食譜

這是德魯提供的另外一份備受歡迎的食譜，他用生菜包裹他的「動物風味」。若是很在意自己獨特的碳水化合物攝取量的話，你有時可以選用天然酵母麵包或無麩質麵包。享用這份漢堡時，不妨加點超級食物酪梨醬（見第五一一頁）或是奇波雷辣椒美乃滋，相信你吃完後會感謝我的。

分量 1份

營養成分

熱量692大卡　脂肪52公克　蛋白質49公克　碳水化合物6公克

6盎司野牛肉絞肉
小茴香，調味用
1棵大葉蘿蔓萵苣
2片熟培根
大蒜粉，調味用
紅椒粉，調味用
1大匙原始鄉村牌奇波雷辣椒萊姆美乃滋
1顆煎熟的有機大雞蛋（自由添加）

預熱烤架至中溫，烤箱預熱至一百九十度。

準備一只大碗，放入野牛入肉和調味料，攪拌均勻後就用手捏成漢堡肉餅。炙烤漢堡肉餅，要翻面一次，烤到自己喜愛的熟度。

將漢堡肉餅放到蘿蔓萵苣葉上，上頭加上奇波雷辣椒美乃滋、培根和煎蛋（如果喜歡的話）。搭配自己想吃的蔬菜（如果興致來的話，還可以配炸甘薯條！）一起享用。

辣蜜汁鮭魚（Honey Sriracha Salmon）

富含omega-3的高脂肪魚類之中，鮭魚是貨真價實的王者。有了這份令人垂涎欲滴的食譜，最棒的就是我們現在不需要逆流而上去尋尋覓覓了。這份辣味鮭魚食譜是我的最愛之一。

分量 2份

營養標示

熱量523大卡　脂肪43公克　蛋白質40公克　碳水化合物5公克

2大匙酪梨油味
1小匙生蜂蜜
¼小匙海鹽
2片帶皮鮭魚片，每片約6盎司至8盎司
½顆小檸檬
2大匙是拉差辣椒醬（sriracha hot sauce），準備些許上桌時調味

將酪梨油一大匙、是拉差辣椒醬、蜂蜜和鹽放入小碗中拌勻。

將鮭魚放入淺盤，加入混合辣椒醬料，魚要翻面全裹上醬料，接著就放置室溫下醃泡至少二十分鐘。

將剩下的一大匙酪梨油倒入一只中型煎鍋，以中火加熱。熱油後，放入鮭魚片、帶皮面朝上，煎到底部變成棕色，然後翻面讓帶皮面煎個幾分鐘，或是煎到喜歡的熟度（我的建議是適中即可）。魚的兩面都要擠淋些許新鮮檸檬汁。

將魚盛到盤中，加上少量的是拉差辣椒醬，即可搭配想吃的蔬菜享用。

慢燉咖哩雞（Slow-Cooker Chicken Curry）

我最迷戀的食物就是咖哩了。我愛那樣的香料組合、營養豐富的食材，以及味道濃烈奔放的料理成品。這道慢燉咖哩雞是我們家的家常菜。

分量6份

營養成分

熱量240大卡　脂肪10公克　蛋白質21公克　碳水化合物14公克

¾杯椰奶　1罐（6盎司）番茄醬

3瓣大蒜，切碎備用　4到6大匙咖哩粉（我喜歡加很多，總是會用超過這樣的分量）

海鹽和黑胡椒，調味用　3顆甜椒（我用的是黃椒和紅椒），去芯並切丁（約1吋大小）

1顆黃洋蔥，切薄片　½杯雞湯

2磅去骨雞肉（包含了去皮的雞腿肉和雞胸肉），切成約1吋到2吋的肉塊

拿出慢燉鍋，放入椰奶、番茄醬、蒜末、咖哩粉、鹽和黑胡椒，將食材拌勻。放入甜椒和洋蔥，再放入雞肉，淋上雞湯，混勻所有配料，要讓咖哩混料完全淹蓋雞肉。蓋鍋，用低溫燉煮六小時到八小時，或是高溫燉煮四小時到五小時。

可搭配米飯或藜麥跟蔬菜一起享用。

三變塔可飯（Three-Ways Taco Bowl）

這道料理有三種做法，一種做法是用雞肉或牛肉等傳統蛋白質食材來製作塔可飯，另一種做法是使用白肉魚完成一道海味塔可飯，第三種則是用辣味核桃塔可「素肉」做出植物性塔可飯。

分量 1份

營養成分

熱量670大卡　脂肪33公克　蛋白質39公克　碳水化合物14公克

½杯米飯（自由添加——可以不加米飯，或改用醣類含量較低的花椰菜飯）

½杯炙烤雞絲或是其他自選蛋白質食材，如牛肉、白肉魚或是核桃製成的「素肉」（請見「說明」）

墨西哥炙烤蔬菜（fajita veggies）

2大匙墨西哥沙拉（pico de gallo，也可以選用莎莎醬）

生菜絲

2大匙超級食物酪梨醬（第五一一頁）

舀些米飯到碗裡，接著加入蛋白質食材、蔬菜和生菜絲，上頭澆淋墨西哥沙拉和酪梨醬即可。

說明：想自己做出辣味核桃塔可素肉，先將一．五杯核桃放入水中，浸泡至少一小時之後瀝乾，放入食物調理機中，再加入一大匙辣椒粉（chili powder）、一大匙小茴香粉、四分之一帶梗香菜、一顆小番茄切丁和二大匙椰子氨基，瞬間轉速攪拌到如碎肉質地即可。

變化做法：可以隨喜好添加黑豆（最好是以高壓燉煮過）、酸鮮奶油、碎起司和（或）有機玉米碎片（想要增添一點酥脆的口感的話）。

醬料、蘸醬和淋醬

超級食物酪梨醬（Superfood Guacamole）

沒有一份酪梨食譜可以做出像這樣既簡單又營養豐富的超級食物酪梨醬。這是我的必備點心和配料之一，而且這份食譜中的祕密食材把蔬食提升到了另一個層次！

分量4份

營養成分

熱量317大卡　脂肪30公克　蛋白質3公克　碳水化合物15公克

- 3顆酪梨，去核並削皮
- ⅓杯最愛的莎莎醬（我們使用的是超市買的有機中辣莎莎醬）
- 1小匙螺旋藻粉
- ¼小匙卡宴辣椒粉
- 2小匙現榨檸檬汁
- ½小匙海鹽

將酪梨放入碗中，用叉子搗碎到呈泥狀為止。接著放入莎莎醬、螺旋藻粉、卡宴辣椒粉、檸檬汁和海鹽，一起攪拌均勻，這就做出了立即可食的新鮮醬料，也可以放置冰箱冷藏後再上桌。

阿桑特薩納醬（**Asante Sana Dressing**）

我以前一直認為沙拉淋醬都是要買瓶裝的。直到有一天，我美麗的岳母做了這種淋醬讓我品嚐，我隨後就上癮了！岳母來自肯亞，她告訴我 asante sanay 是斯瓦希里語，意思是「謝謝」。我很感謝擁有這份食譜，也對她心懷感激。

大約可做2杯（分量為4至6份）

營養成分

熱量117大卡　脂肪10公克　蛋白質0.9公克　碳水化合物8公克

¼杯特級初榨橄欖油　2瓣剝皮的大蒜
2大匙紅洋蔥碎末　2顆椰棗，去核並浸泡
1大匙鮮薑末　1杯生杏仁醬
1大匙生蜂蜜　1顆小檸檬或中檸檬的汁液

¼小匙卡宴辣椒粉

1大匙日式生食醬油（nama shoyu）或是椰子氨基

準備一台高速攪拌機，放入所有的食材和四分之一杯水。以高速打成泥狀，需要的話，可以多加一些水來達到所需的黏稠度。（我們喜歡做得很稠，但還是可以傾倒的程度！）

做好的醬料可以放入冰箱保存最多四天。

變化淋醬：如果你喜歡辣一點的口味，那就放一些新鮮的墨西哥辣椒（jalapeño），或是乾脆增加卡宴辣椒粉的分量。

簡易聰明的醋油醬（Simple and Smart Vinaigrette）

這種快速易做的沙拉醬使用了有益大腦和腸道的食材，而且味道百搭，幾乎你能想到的沙拉用蔬菜加了這種醬料都會很好吃！

大約可做1.5杯（分量8份）

營養成分

熱量121大卡　脂肪13公克　蛋白質0.1公克　碳水化合物2公克

½杯特級初榨橄欖油

¼杯椰子氨基

2瓣大蒜，切碎備用

½杯蘋果醋

¼杯鮮榨檸檬汁

只需要把所有的食材倒入瓶中，搖勻再使用。做好的醬料可以放入冰箱保存四天或五天。

聰明零嘴點心

地瓜瑪芬（Sweet Potato Muffins）

*這是麥可．莫雷利（Michael Morelli）提供的食譜

地瓜派遇上了瑪芬，地瓜派遇上了優化的食材！麥可．莫雷利是當今世上最受歡迎的健身專家之一，而他最重要的洞見就是指出了地瓜的力量，以及我們可以用這種營養豐富的食物所達到的一切美妙事物。我們全家真的都愛死了他的瑪芬。我大力推薦添加一些葡萄乾或有機巧克力脆片到瑪芬麵糊之中！

12個瑪芬

營養成分

熱量114大卡　脂肪3公克　蛋白質2公克　碳水化合物20公克

1杯煮熟的地瓜泥
1顆蘋果，去核切絲
½杯楓糖漿
2顆有機大雞蛋
2大匙融化的奶油
1小匙香草精
1杯麵粉（想要的話，可以使用低醣和〔或〕無麩質的麵粉）
1又½小匙小蘇打粉
1小匙肉桂粉
¼小匙肉豆蔻粉
½小匙海鹽

預熱烤箱至一百九十度。將十二連杯馬芬烤模鋪上襯紙。

準備一只大碗，混拌地瓜泥、蘋果絲、楓糖漿、雞蛋、融化奶油和香草精。在另外一個碗中，放入麵粉、小蘇打、肉桂粉、肉豆蔻粉和海鹽，同樣加以混拌。接著就可以把乾的混拌食材包入濕的混拌食材。

將麵糊舀入鋪有襯紙的瑪芬杯，裝至三分之二滿，放入烤箱烘焙十五分鐘，或是烤到自己喜歡的熟度。

腰果奶油球（Cashew Butter Planets）

這種小點心美味極了。當你到廚房翻找冷凍點心時，你會發現腰果奶油球不只會讓人味蕾大開，還能夠提供大量的微量營養素。

10顆（分量5份）

營養成分

熱量378大卡　脂肪30公克　蛋白質12公克　碳水化合物21公克

- 1根熟香蕉，切丁備用
- 2杯腰果奶油
- 2大匙脫殼的大麻籽
- 2大匙生蜂蜜（可傾倒的稠度）
- ¼小匙海鹽
- 2大匙浸泡過的亞麻籽（請見「說明」）

將以上食材放入大碗中混合均勻。混好之後，取適量用雙手搓揉出約高爾夫球大小的圓球（不必在乎揉出來的小球是不是很完美！）放入鋪有烘焙油紙的食譜級儲存盒。重複以上步驟做出約十顆小球，注意不要把小球放得太緊密。（如果儲存盒不夠大，放完第一層腰果球之後，可以在上頭放一層烘焙油紙，然後再疊放第二層。）

用足以密合的蓋子蓋好儲存盒，放置在冷凍庫至少四小時，風味獨特的點心就完成了。當你自己或心愛的人想吃的時候，就可以從冷凍庫取出腰果奶油球大快朵頤！

變化做法：就像是冰淇淋一樣，你可以添加許多不同的食材來做成混合球，如原生可可碎粒、椰子醬和（或）蜂花粉等都是不錯的選擇。

說明：要浸泡亞麻籽時，在一只碗或杯中放入小量（四分之一杯就是滿適當的量）的亞麻籽，再倒入足以覆蓋亞麻籽的水，稍微混合一下，放置浸泡至少一小時。這樣可以產生一層漂亮的亞麻籽「凝膠」，可以讓腰果奶油球有適中的黏稠度。

巧克力酪梨布丁（Chocolate Avocado Pudding）

*這是娜塔麗・吉爾提供的食譜

如果你跟我一樣，你也會對巧克力搭配酪梨竟然可以做出如此美味的點心而訝異不已。不僅健康的脂肪、微量營養素和益生元會帶來充分的營養，而且你的味蕾也會因為遇見了這美妙的滋味而不禁翩翩起舞。娜塔麗・吉爾的巧克力酪梨布丁是經典點心的升級版，而且你可以自行添加水果或其他的配料。

分量4份

營養成分

熱量205大卡　脂肪10公克　蛋白質3公克　碳水化合物31公克

1顆熟酪梨，去核並剝皮

1杯無糖杏仁奶

6顆去核椰棗

½小匙純香草精

¼杯天然的無鹼化原生可可粉或可可粉

將所有的食材放入強力攪拌機，以高速打成濃郁滑順的泥狀，必要時，請刮下黏附在攪拌缸內壁的食材。

將打好的混合食材分裝入四個碗中，冷卻後再食用，裝入儲存盒加蓋儲放可保鮮最多兩天。

聰明飲品

超級英雄咖啡（Superhero Coffee）

大約是在十年前，我看到了我的朋友丹尼爾．維塔利斯動手製作一種「靈丹妙藥」的影片，而他所混用的食材讓我大吃一驚。儘管他使用的都是我極為熟悉的茶和草本植物，如靈芝和保哥果（pau d'arco），但是他卻指出只要在茶飲中添加優質脂肪，那就可以變成一頓「餐點」。不需多做解釋，人類幾百年來就已經會在茶和咖啡中添加牛奶和鮮奶油，但是讓我大開眼界的是，我們竟然還可以放入草飼奶油、椰子油、椰子醬以及腰果奶和杏仁奶等堅果奶之類的東西。我通常也不會喝普通咖啡。我喜歡含有如藥用菇等強力促進大腦和新陳代謝成分的咖啡。讀了《吃得更聰明》的人應該已經了解到，我們飲用的咖啡品質實在太重要了！在《吃得更聰明》額外資源手冊中，我也為讀者列出了我最愛的咖啡和茶飲資源。

分量1份

營養成分

熱量160大卡　脂肪18公克　蛋白質0公克　碳水化合物0公克

1杯熱騰騰剛沖泡好的有機咖啡（種類自選，但最好是放入了白樺茸和猴頭菇之類的藥用菇）

1大匙MCT油（盡量選用乳化油）

1大匙草飼奶油或酥油

5滴到10滴的調味甜菊糖（巧克力或英式太妃糖口味為佳），請自行決定是否添加

將所有的食材放入咖啡馬克杯，用手動攪拌棒攪拌均勻，或放入果汁機攪拌五秒至十秒。

變化做法：

＊這份食譜可以使用茶來取代咖啡，瑪黛茶、紅茶和南非國寶茶都是很好的替代品。

＊如果你想要多補充一點肽來維護皮膚、骨骼和關節的健康，不妨加入一分量的膠原蛋白肽。

＊我一般都會添加肉桂到自己的飲品中，不只是因為肉桂具有強健大腦的特性，而且加了之後飲品會變得非常好喝！

＊你也可以添加堅果奶、卡宴辣椒粉和（或）原生可可粉來獲得額外的益處。

3B奶昔（Triple-B Milkshake）

這種具有補腦功效的藍莓奶昔是我在健身後最愛喝的東西之一，不但可以補給大腦養分，並且有助於恢復體力，好讓我每一天都處在最佳狀態。

分量 1 份

營養成分

熱量 460 大卡　脂肪 20 公克　蛋白質 28 公克　碳水化合物 40 公克

½ 杯冷凍藍莓　1 根中型香蕉

1 勺香草口味蛋白粉（vanilla protein，至少 20 公克的蛋白粉）

1 大匙浸泡過的奇亞籽　2 大匙全脂優格

1 大匙乳化 MCT 油（這裡我喜歡用香草或草莓口味）

¾ 杯無糖杏仁奶　一把冰塊

將所有的食材放入果汁機中打勻，即可倒入杯中享用！

更聰明蔬果昔（Smarter Green Smoothie）

更聰明蔬果昔是有助你達到綠色蔬菜攝取量的絕佳法寶。這是我的必備食譜，做出來的蔬果昔滋味絕佳且營養豐富。

分量 1份

營養成分

熱量374大卡　脂肪15公克　蛋白質27公克　碳水化合物38公克

- ½根中型香蕉
- 1大把菠菜
- ½杯冷凍藍莓
- 1大匙無糖花生醬（含鹽）
- 1勺巧克力或香草口味的蛋白粉（至少20公克的蛋白粉）
- ¾杯無糖杏仁奶
- 一把冰塊

將所有的食材放入果汁機中打勻，即可倒入杯中享用！

變化做法：這份食譜有許多很酷的變化做法。我極力推薦添加一分量的超級食物「蔬果粉」（greens blend），如此一來就可以補充大量的微量營養素。我也建議多變換綠葉蔬菜的種類，不妨試試羽衣甘藍、甘藍菜葉或是蘿蔓萵苣（這也是我的最愛）。想要變換一下健康脂肪的話，你可以使用杏仁醬或核桃醬來取代花生醬，甚至是將杏仁奶換成全脂椰奶。
不只是如此，還有好多不同的食材組合可以嘗試看看！

致謝

像這樣的一本書是得到了許多人的指引和心力付出才得以順利出版。首先，我要感謝我的家人，他們給予了我無止境的啟發和健康的創作空間。沒有你們的話，我就不會有今日的影響力！

我要感謝利特爾&布朗出版社（Little, Brown）的出色團隊，他們是《吃得更聰明》得以誕生的推手。我還要向我的經紀人史考特・霍夫曼（Scott Hoffman）和史蒂夫・特羅哈（Steve Troha）致上謝意，謝謝你們在這個過程中的付出、智慧和支持。每一次都是一場冒險，而能夠有你們在一旁為我加油打氣真好！

不僅如此，這樣的一本書之所以能夠問世，仰仗的不只是投入寫書的時間和精力而已，還有在教育方面（研究、實驗、教學和學習等）的許多年經驗，以及經過漫長時間才建立起來的關係（師生情誼、友情、粉絲和支持者等等）。我對我的節目聽眾和書籍讀者心懷感激，謝謝你們敦促我不斷地成長、探索和創造事物。此外，對於那些不可思議的朋友、導師和同仁，我要感謝你們啟發我要永遠胸懷大志！我們都是因為朋友、家人和經驗的相互影響而造就出了今日的自己。不論是你們給予我的溫暖，還是你們讓我做出的深遠改變，這一切我都感激在心。

點擊即得的參考資料

《吃得更聰明》書中的改造資訊是根據眾多經過同儕評閱的研究所得出的尖端證據。讀者若想參閱本書所參考的任何研究，請至網站：eatsmarterbook.com/references，鍵盤一按即可輕鬆獲取資訊。

i 健 康 0 6 4

吃得更聰明：運用食物的力量促進新陳代謝、提升腦力與改變人生的飲食聖經

Eat Smarter: Use the Power of Food to Reboot Your Metabolism, Upgrade Your Brain, and Transform Your Life

國家圖書館出版品預行編目 (CIP) 資料

吃得更聰明 : 運用食物的力量促進新陳代謝 提升腦力與改變人生 / 尚恩 . 史蒂文森 (Shawn Stevenson) 著 ; 周佳欣譯 . -- 初版 . -- 臺北市 : 健行文化出版事業有限公司出版 : 九歌出版社有限公司發行 , 2023.09

面 ; 公分 . -- (i 健康 ; 64)

譯 自 : Eat smarter : use the power of food to reboot your metabolism, upgrade your brain, and transform your life

ISBN 978-626-7207-36-9(平裝)

1.CST: 健康飲食 2.CST: 營養 3.CST: 減重 4.CST: 新陳代謝

411.3 112011969

作 者——尚恩．史蒂文森（Shawn Stevenson）
譯 者——周佳欣
責任編輯——曾敏英
發 行 人——蔡澤蘋
出 版——健行文化出版事業有限公司
台北市 105 八德路 3 段 12 巷 57 弄 40 號
電話／ 02-25776564・傳真／ 02-25789205
郵政劃撥／ 0112263-4

九歌文學網 www.chiuko.com.tw

印 刷——晨捷印製股份有限公司
法律顧問——龍躍天律師 ・ 蕭雄淋律師 ・ 董安丹律師
初 版——2023 年 9 月
定 價——650 元
書 號——0208064
I S B N ——978-626-7207-36-9